IMMUNOLOGY

普通高等教育"十一五"规划教材

简明免疫学原理

吴石金　孙培龙　主编

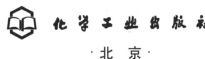
化学工业出版社
·北京·

免疫学作为一门自然科学，在最近 100 年中获得了快速的发展，已经成为生命科学最活跃的研究领域之一。

本书参考了大量最新的免疫学理论和技术编写而成。全书共分十八章，包括免疫学的发展及在生物学中的地位，免疫系统所包含的组织结构和各种免疫活性细胞，执行非特异性免疫功能的细胞和补体成分，抗原结构的特点，抗体结构、功能和基因调控，细胞免疫和体液免疫及它们在免疫应答中的作用，各种细胞因子及相互关系，抗原、抗体反应的特性和免疫学常用检测方法及实验技术。

本书适用于理工科生物类、药学类专业学生，也可供从事免疫学的工作者参考。

图书在版编目（CIP）数据

简明免疫学原理/吴石金，孙培龙主编．—北京：化学工业出版社，2008.4（2023.9重印）
普通高等教育"十一五"规划教材
ISBN 978-7-122-02304-9

Ⅰ．简… Ⅱ．①吴…②孙… Ⅲ．医药学：免疫学-高等学校-教材 Ⅳ. R392

中国版本图书馆 CIP 数据核字（2008）第 031394 号

责任编辑：赵玉清　　　　　　　　　　　文字编辑：马丽平
责任校对：宋　夏　　　　　　　　　　　装帧设计：风行书装

出版发行：化学工业出版社（北京市东城区青年湖南街 13 号　邮政编码 100011）
印　　装：北京印刷集团有限责任公司
787mm×1092mm　1/16　印张 16¾　字数 435 千字　2023 年 9 月北京第 1 版第 8 次印刷

购书咨询：010-64518888　　　　　　　　售后服务：010-64518899
网　　址：http://www.cip.com.cn
凡购买本书，如有缺损质量问题，本社销售中心负责调换。

定　　价：39.00 元

《简明免疫学原理》 编者名单

主　编　吴石金　孙培龙

编　者　（排名不分先后）

陈尉青（浙江树人大学　生物与环境工程学院）

张华星（浙江大学　宁波理工学院）

黎观红（江西农业大学　动物科学技术学院）

孙培龙（浙江工业大学　生物与环境工程学院）

陈建澍（浙江工业大学　药学院）

杨　开（浙江工业大学　生物与工程学院）

吴石金（浙江工业大学　生物与环境工程学院）

陈　效（浙江工业大学　生物与环境工程学院）

前 言

免疫学作为一门自然科学，只有 100 年左右的历史，最早只是细菌学的一部分，随后又作为微生物学的一部分来看待。它是以研究抗微生物感染而发展起来的一门科学，随后发现与微生物无关的抗原物质也引起机体的免疫应答，使得免疫学内容得到扩充，就有了现代免疫的概念，即"识别自己和对非己物质的清除"。

随着近代分子生物学的发展，免疫学已成为生命科学最活跃的研究领域之一，受到广泛的关注。免疫学、分子生物学和细胞生物学被称作推动现代生命科学前进的三驾马车。如今，免疫学理论和技术在深度和广度上都有了长足的发展。从深度上看，它已从整体水平、细胞水平，发展到分子水平，甚至基因水平；从广度上看，它已渗透到许多相关学科，形成了内容丰富多彩的分子免疫学、细胞免疫学、免疫生物学、免疫组织学、免疫生理学、免疫化学、免疫药理学、免疫病理学、免疫分类学、免疫遗传学和临床免疫学等学科。

免疫学本身是一门具有一定理论深度的课程，免疫学教材要么专业性很强，重点面对医学院校的学生，要么内容深邃难懂。但理工科院校几乎没有很合适的教材。

本书主要为理工科生物类、药学类专业学生学习免疫学而编写，是在使用多年的自编讲义《简明免疫学》的基础上，参考了大量最新的免疫学理论和技术成果汇编而成。免疫学检测技术因其具有高度的特异性和灵敏度，成为生物学研究中超微量分析的重要手段和医学临床中快速、准确、简便的检测方法。因此，免疫学在生物学中的地位的提高，就决定了理工科生物类专业的教学安排：由微生物学中的一个章节变为独立的一门课程，本教材也是为适应这一发展而编写的。

本书共有十八章，包括免疫学的发展及在生物学中的地位，机体执行免疫功能的免疫系统所包含的组织结构和各种免疫活性细胞，非特异免疫功能的细胞和补体成分，抗原结构的特点，抗体结构、功能和基因调控，细胞免疫功能及在免疫应答中的作用，各种细胞因子及相互关系，最后还介绍了抗原、抗体反应的特性和一些免疫学检测方法与实验技术。本书也可作为综合性大学理科各相关专业本、专科生选修课，研究生各相关专业的教材或教学参考书，也可供从事免疫学的工作者参考。

本书是在收集国内外最新文献资料的基础上，结合多年的教学、科研经验编写而成的。本书的编写和出版得到了浙江工业大学重点教材建设项目资助，同时，还得到了相关单位领导、各位同仁和化学工业出版社的支持和帮助，在此表示诚挚的谢意。

限于篇幅和作者水平，书稿疏漏和不当之处，恳请广大读者和专家批评指正。

吴石金
2008 年 3 月

目录

第九章　炎症与抗感染免疫

第十章　超敏反应

第十四章　基因工程抗体

第十五章　催化性抗体

附录　免疫学实验指导

参考文献

第 一 章

免疫学概述

生命存在着许多奥秘，自然界在长期进化过程中产生了生命形式的多样性和生物功能的复杂性。万物能在世间生存离不开免疫功能，免疫是除了神经系统以外的最智能化的生命系统，是生物进化、生存、适应的必然性。免疫学（immunology）是研究生命免疫现象的一门科学。免疫学最早起源于中国，免疫学作为一门独立的学科，历史很短。其实，很早以前人们就观察到了机体发生的免疫现象，并将其应用到疾病的预防实践中去，但在日常生活实践中，人们经常会遇到以下复杂现象，但又很少去思考发生这些现象背后的原因。自然界存在着引起人类感染致病的微生物，人们对这些微生物的易感性不同；乙肝病毒侵入人体后，不同的机体，可表现为不同的发病形式，如急性肝炎、慢性肝炎、重型肝炎或病毒携带者；人类在患麻疹、流行性腮腺炎等疾病后，一般终身不再患同类疾病；当春暖花开，人们在花丛中散步时，个别人会发生哮喘；鱼、虾、蛋、蟹是美味佳肴，可有人食用后却会发生急性胃肠炎症状；引起 SARS（严重急性呼吸综合征）的病毒异常猖狂；亲子鉴定、个体识别的依据等。所有这些，都属于免疫学研究的范畴，可用免疫学的理论来解释。免疫学如今已是一门富有活力、欣欣向荣，具有巨大发展潜力的新兴学科。

第一节　免疫的概念与功能

一、免疫概念的演变

免疫（immune）这一名词衍生自拉丁文，起初只是一个法律概念，意即免除课税、免除奴役。很早以前，人们就注意到传染病患者痊愈后，对该病即产生不同程度的不感受性，即能够抗御病原微生物在机体内生长繁殖，解除毒素或毒性酶等有害代谢产物的毒害作用。因此，在相当长的时期内，就将这种不感受性称为"免疫"，意即免除瘟疫，对感染有抵抗之意。换言之，免疫是指机体对传染因子的再感染有抵抗力，即在初次感染后，对传染因子产生了免疫应答，而所谓传染因子是指细菌、病毒等病原微生物。可见，免疫学从一开始就是伴随着抗传染病的研究而发展起来的，如传染病的诊断和病原微生物的分离鉴定等常借助于一些免疫学方法提供的结果来解决；有些传染病的预防和治疗也是以免疫学的理论和方法为依据实施的。所有这些，使得免疫的内涵与微生物学更为密切相关，使人们长期误认为免疫仅指机体抗感染的防御功能，而且免疫对机体都是有利的。20 世纪中期以后，随着对更多现象的观察，这种传统的观念逐渐动摇了，人们逐渐认识到上述免疫的概念不能确切反映免疫的实质，如与传染病无关的超敏反应，器官移植排斥，肿瘤的发生、发展，不育，衰老等都与免疫有关。又如注射异种动物血清引起的血清病，血型不符输血引起受者的输血反应，以及有些物质引起的过敏反应等。现代免疫的概念是指机体识别"自身"和"异物"的活动，即机体识别和清除抗原性异物，维护自身生理平衡与稳定的一种功能。改变的观念包括：①免疫应答不一定由病原因子引起，免疫功能也不局限在抗感染方面；②免疫应答不一定对机体都有利，也可以有害。综合观察到的各种免疫现象认为，免疫是机体接触"抗原性异物"或"异己分子"所发生的一种特异性生理反应；其作用是识别自己和排除异己物质，以维持机体的动态生理平衡。这种维持机体动态平衡的生理反应，通常对机体是有利的，但在某些条件下也可以是有害的。由上所述，现代免疫的概念可以概括为：机体识别自己，排除异己，保持机体生理活动相对稳定的功能。作为抗原的传染因子，只是众多异己分子中的一大类而已，更有许多非传染性异己分子亦是抗原，免疫传统概念和现代概念的比较见表1-1。

表 1-1　免疫传统概念和现代概念的比较

项　　　目	传 统 概 念	现 代 概 念
异物抗原	抗感染(清除病原微生物)	识别和清除异物抗原
自身成分	耐受(不发生免疫应答)	耐受(发生免疫应答)
对机体有用	有利(有保护机体的作用)	有利,也可能有害

二、免疫系统的基本功能

机体是由多个器官和系统组成，各自执行专职功能，如呼吸系统主要执行气体交换，呼出 CO_2、吸入 O_2，供新陈代谢需要；免疫系统则执行免疫功能，保护机体免受抗原性异物的侵害。免疫功能由机体内的免疫系统执行，免疫系统具有如下功能。①免疫防御功能：免疫防御功能是机体排除病原微生物和其他外来抗原性异物的功能。在异常情况下，此功能可对机体产生不利的影响，例如，若免疫应答过于强烈或持续时间过长，在清除抗原的同时，也可能导致组织损伤或生理功能异常，即超敏反应；若免疫应答功能缺陷或过低，则出现免疫缺陷病，或对致病菌甚至条件致病菌易感性增加，导致反复、严重的感染。②免疫监视功能：免疫监视功能是机体清除体内突变细胞和病毒感染细胞的功能。一旦此功能低下，易发生肿瘤或病毒持续感染。③免疫耐受功能：免疫系统对自身组织、细胞表达的抗原不产生免疫应答，不导致自身免疫病；反之，对外来病原体及有害生物分子表达的抗原，则产生免疫应答，予以清除，从这层功能上说，免疫系统具有"区分自我及非我"的功能。④免疫稳定功能：指机体识别和清除自身衰老、残损的组织、细胞

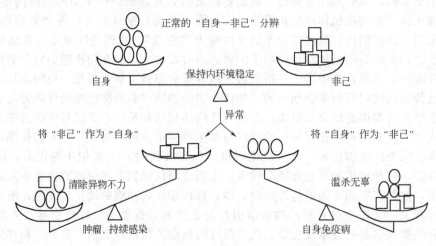

图 1-1　自身和非己分辨的失误与疾病的发生

的能力，这是机体维持正常内环境稳定的重要机制。这种自身稳定功能失调易导致某些生理平衡的紊乱或者自身免疫病。⑤免疫调节功能：免疫系统参与机体整体功能的调节，与神经系统及内分泌系统连接，构成神经-内分泌-免疫网络调节系统，不仅调节机体的整体功能，亦调节免疫系统本身的功能。

自身和非己分辨的失误与疾病的发生见图1-1。

上述免疫系统功能可由两种方式获得：①由先天遗传获得的免疫力。主要由皮肤、黏膜及其他屏障，吞噬细胞，自然杀伤细胞以及多种体液成分（如补体、溶菌酶等）构成。面对病原体的入侵，人体出现的这两类免疫反应，亦可称为两道防线（图1-2）。这些因素能非特异地阻挡或清除入侵体内的微生物及体内衰老、死亡、突变的细胞，故称为非特异性免疫、先天性免疫或固有性免疫。这种免疫的特点是能识别多种病原体的共有成分，如细菌脂多糖。非特异性免疫在感染早期发挥作用，不产生免疫记忆。②个体出生后因感染了某种病原微生物或受其他抗原物质刺激而获得的免疫力，主要由T淋巴细胞和B淋巴细胞执行。T淋巴细胞、B淋巴细胞针对某一特定病原体或其他抗原物质发挥作用，称特异性免疫、获得性免疫或适应性免疫。这种免疫的特点是识别某种病原体的特定成分，特异性免疫继非特异性免疫应答之后发挥作用，可产生免疫记忆。

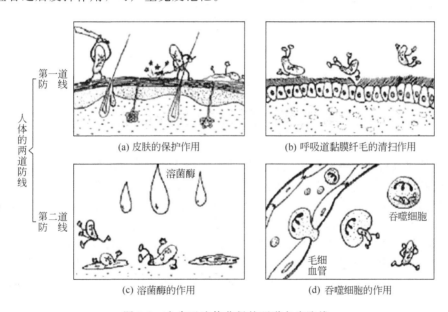

图 1-2 由先天遗传获得的两道免疫防线

固有性免疫和适应性免疫并不是孤立地存在，而是相互关联和相互作用的（图1-3）。

免疫系统的功能是机体的免疫系统在清除病原微生物等抗原性物质的过程中所产生的各种生物学作用的总和，主要包括5个方面的内容（表1-2）。

表 1-2 免疫系统的功能

项 目	生 理 功 能	病 理 表 现
免疫防御功能	清除病原微生物及其他抗原性异物	超敏反应(强)
		免疫缺陷病(弱)
免疫监视功能	清除突变细胞和病毒感染细胞	肿瘤、病毒持续性感染
免疫耐受功能	区分自我及非我	自身免疫病
免疫稳定功能	清除损伤或衰老的细胞	自身免疫病
免疫调节功能	机体整体功能的调节	功能失调,各种免疫系统疾病

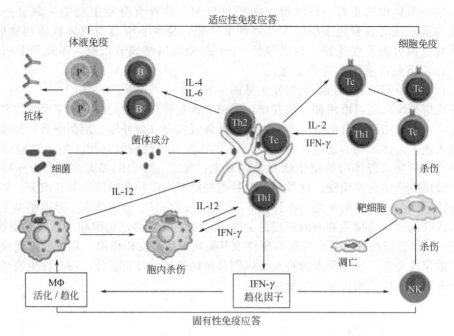

图 1-3　固有性免疫和适应性免疫的关联和作用

第二节　免疫学发展简史

免疫学是研究机体免疫系统识别并消除有害生物及其成分（体外入侵、体内产生）的应答过程及机制的科学；是研究免疫系统对自身抗原耐受，防止自身免疫病发生的科学；是研究免疫系统功能异常与相应疾病发病机制及防治措施的科学。对免疫的认识是人类在与传染病斗争过程中发展起来的。从中国人接种"人痘"预防天花的正式记载算起，到其后的 Jenner 接种牛痘苗预防天花，直至今日，已经历了三个半世纪。免疫学和其他自然科学一样，都是经历着经验阶段、实验阶段和理论阶段，螺旋式地发展上升。发展的各阶段，有所重叠，难以截然分开，前后走过经验免疫学时期、科学免疫学时期、现代免疫学时期。

一、经验免疫学的发展（16 世纪至 19 世纪末叶）

人们很早以前就认识到天花是一种烈性传染病，传染性强，病死率高。在欧洲，17 世纪中叶，患天花死亡者达 30%，是主要致死原因之一。但人们发现，一旦病愈康复，就不会再患天花。传说我国早在宋朝（11 世纪）就利用吸入天花痂粉来预防天花，到明代，即公元 17 世纪 70 年代左右，则有正式接种"人痘"预防天花的记载（图 1-4）。当时是将粘有天花疱浆的患者的衣服给正常儿童穿戴，或将天花愈合后的局部痂皮磨碎成细粉，经鼻给正常儿童吸入。这些方法在现在的北京地区较为流行，且经陆上丝绸之路西传至欧、亚各国，18 世纪传至英国；经海上丝绸之路，东传至朝鲜、日本及东南亚国家。英国于 1721 年流行天花期间，曾以少数犯人试种人痘预防天花成功，但因当时英国学者的保守，未予推广。种"人痘"预防天花虽有一定的危险性，使这一方法未能非常广泛地应用。然而，其传播至世界各国，对人类寻求预防天花的方法有重要的影响。

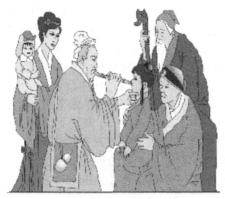
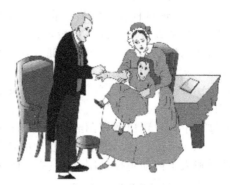

(a) 我国古代种人痘   (b) E.Jenner 种牛痘

图 1-4　古代种痘图

 历史上天花曾经肆虐：

①3000 年前在古代中国、印度和埃及的古医书及僧侣经文中，就有了天花这种急性传染病的相关记录。

②公元前 1160 年统治古埃及的法老拉美西斯五世，从其木乃伊考证出他面部就有天花瘢痕。

③公元 3～4 世纪罗马帝国出现大规模天花流行，饱受天花的肆虐。

④大约到了 6 世纪，非洲暴发天花，8 世纪欧洲也难逃一劫。

⑤17～18 世纪天花传入大洋洲，在西半球肆虐；

⑥18 世纪末在欧洲的所有盲人中，1/3 以上是由天花引起的失明。

到了 18 世纪末，英格兰乡村医生 E.Jenner 从挤奶女工多患牛痘、但不患天花的现象中得到启示。E.Jenner 观察到牛患有牛痘（一种轻型的局部痘疹），局部痘疹酷似人类天花，挤奶女工为患有牛痘的病牛挤奶，其手臂部亦得"牛痘"，但却不患天花。于是他意识到接种"牛痘"可预防天花。为证实这一设想，他将牛痘接种于一 8 岁男孩手臂，2 个月后，再接种来自天花患者的痘液，只致局部手臂疱疹，未引起全身天花。经过一系列实验后，于1798 年成功地制出牛痘苗，并公开推行牛痘苗接种法。这是世界上第一例成功的疫苗，在 19 世纪初至中叶，在欧洲广泛推广，为人类最终战胜天花做出了不朽的贡献。他于 1798 年公布了他的论文，把接种牛痘称为"Vaccination"（拉丁语中，牛写为 Vacca），即接种牛痘，预防天花。但当时微生物学尚未发展起来，人们尚不认识天花和牛痘的病原体，对病原体及获得免疫的道理却全然不知，所以这种孤立的成功并未得到理论上的升华。此后一个世纪内，免疫学一直停留在这种原始的经验状态。

二、实验免疫学的发展（19 世纪末叶至 20 世纪初叶）

经过了经验免疫实践后，免疫学的发展进入了以实验为主的第二阶段。Jenner 的牛痘苗预防正是这两个阶段的过渡和联系。19 世纪中叶，显微镜的改进使放大倍数得以提高，可直接观察到细菌，导致病原菌的发现。法国科学家巴斯德（Louis Pasteur，1822—1895）和德国科学家柯赫（Robert Koch，1843—1910）奠基的微生物学从一开始就与传染病发生了紧密的联系，为发现各种传染病的病原提供了实用的方法学。1880 年，法国微生物学家 L. Pasteur 偶然发现接种陈旧的鸡霍乱杆菌培养物可使鸡免受毒性株的感染，将鸡霍乱病原培养物在室温长期放置而减毒，将炭疽杆菌培养于 42～43℃，制成人工减毒活菌苗；以及将当时尚不知的病原体——狂犬病病毒，经兔脑传代，亦能获减毒株，制成减毒活疫苗，进行预防接种，从而成功地创制了炭疽杆菌减毒疫苗和狂犬病疫苗，并开始了人工主动免疫机制的研究。1883 年，俄国动物学家 E. Metchnikoff 发现了白细胞的吞噬作用并提出了细胞免疫（cellular immunity）学说。1890 年，德国医师 E. von Behring 和日本学者北里在研究病原菌的过程中，发现白喉杆菌经其分泌的白喉外毒素致病，进而发现再感染者的血清中有"杀菌素"（bactericidins），此为最早发现的抗体，开创了人工被动免疫机制的研究。人工主动免疫机制和人工被动免疫机制见图 1-5。1894 年比利时血清学家 J. Bordet 发现了补体。这些发现支持体液免疫（humoral immunity）学说。两种学派曾一度论战不休，直到 20 世纪初英国医师 A. Wright 发现了调理素，德国学者 P. Ehrlich 提出侧链学说，才将两种学说统一起来。1901 年，"免疫学"一词首先出现在"Index Medicus"中，1916 年"Journal of Immunology"创刊。作为一门学科，免疫学至此才正式为人们所承认。与此同时，研究抗原、抗体反应的学问——血清学（serology）也逐渐形成和发展起来。1896 年 H. Durham 等人发现了凝集反应，1897 年 R. Kraus 发现了沉淀反应，1900 年 K. Landsteiner 发现了人类 ABO 血型，J. Bordet 发现了补体结合反应。这些实验逐渐在临床检验中得到应用。应用动物来源的抗体作临床治疗，可引起患者的血清病，它是一种超敏反应性疾病，严重者可致休克。后来 von Pirguet 证明在结核病患者中，进行结核菌素的皮肤划痕试验，能致局部显著的病理改变。他总结这类由免疫应答而致的过敏性疾病，称之为变态反应（allergy）。从而揭示，不适宜的超敏免疫应答对机体有害的一面，即变态反应病。在正常情况下，免疫系统对自身抗原耐受；在感染及炎症条件下，免疫系统会对自身抗原发生病理性免疫应答，致自身免疫病。故在免疫应答异常情况下，可致免疫性疾病。

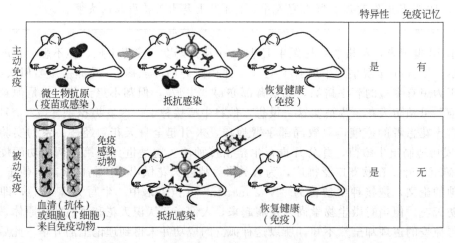

图 1-5　人工主动免疫机制和人工被动免疫机制

　　总之，经历一个世纪的发展，免疫学研究揭示了免疫系统结构组成及功能，固有免疫及适应性免疫，体液免疫及细胞免疫，T 淋巴细胞、B 淋巴细胞的特异免疫应答过程，以及免疫调节及免疫应答异常与疾病，并在免疫学理论指导下，形成了独立的免疫学科。

三、现代免疫学的发展（20 世纪初叶至中叶）

　　从第一次世界大战后，免疫学由于相关学科发展的促进，有了质的飞跃。在理论上出现了崭新的理论体系，在方法学上更是出现了许多新仪器和新技术，使免疫学充满了生机，渗透至许多生物医学学科中。有的成果获诺贝尔奖，具体见表 1-3。20 世纪中期以后，免疫学众多新发现频频向传统免疫学观念挑战。1945 年 R.Owen 发现同卵双生的两只小牛的不同血型可以互相耐受，1948 年 C.Snell 发现了组织相容性抗原，1953 年 R.Billingham 等人成功地进行了人工耐受试验，1956 年 Witebsky 等人建立了自身免疫病动物模型。这些免疫生物学现象迫使人们必须跳出抗感染的圈子，甚至站在医学领域之外去看待免疫学。

表 1-3 20 世纪获得诺贝尔生理学或医学奖的免疫学家

年 代	学 者	国 家	获 奖 成 就
1901	Behting	德国	发现抗毒素,开创免疫血清疗法
1905	Koch	德国	发现病原菌
1908	Ehrlich	德国	提出抗体生成侧链学说和体液免疫学说
	Metchnikov	俄国	发现细胞吞噬作用,提出细胞免疫学说
1912	Carrel	法国	器官移植
1913	Richet	法国	发现过敏现象
1919	Bordet	比利时	发现补体
1930	Landsteiner	奥地利	发现人红细胞血型
1951	Theiler	南非	发明人黄热病疫苗
1957	Bover	意大利	用抗组胺药治疗超敏反应
1960	Burnet	澳大利亚	提出抗体生成的克隆选择学校
	Medawar	英国	发现获得性移植免疫耐受性
1972	Edelman	美国	阐明抗体的化学结构
	Porter	英国	阐明抗体的化学结构
1977	Yalow	美国	创立放射免疫测定法
1980	Dausset	法国	发现人白细胞抗原
	Snell	美国	发现小鼠 H-2 系统
	Benacerraf	美国	发现免疫应答的遗传控制
1984	Jerne	丹麦	提出免疫网络学说
	Kohler	德国	用杂交瘤技术制备单克隆抗体
	Milstein	英国	单克隆抗体技术及免疫球蛋白基因表达的遗传控制
1987	Tonegawa	日本	发现抗体多样性的遗传基础
1990	Murray	美国	第一例肾移植成功
	Thomas	美国	第一例骨髓移植成功
1996	Doherty	澳大利亚	提出 MHC 线执行,即 T 细胞的双识别模式
	Zinkernagel	瑞士	发现细胞介导免疫的特征

于是一个免疫学的新理论——克隆选择学说（clone selection theory）于 1958 年由澳大利亚学者 F.Burnet 提出（图 1-6）。该学说认为：体内存在识别各种抗原的免疫细胞克隆；抗原通过细胞受体选择相应的克隆并使之活化和增殖，变成抗体产生细胞和免疫记忆细胞；胚胎时期与抗原接触的免疫细胞可被破坏或抑制，称为禁忌细胞株（forbidden clone）；部分免疫细胞可因突变而与自身抗原起反应。这个理论虽不十分完善，但解释了大部分免疫现象，为多数学者所接受并被后来的实验所证明，可以说是一个划时代的免疫学理论。

嗣后，细胞免疫以一个崭新的面貌再度兴起。1956 年 B.Glick 发现了腔上囊的作用，1961 年 J.Miller 发现了胸腺的功能，1966 年 H.Claman 等人区分出 B 细胞与 T 细胞，并且发现了它们的免疫协同作用，以后又相继发现了 T 细胞中不同的亚群及其鉴定方法，以及免疫细胞间朴素作用的机制和主要组织相容性复合体限制性。

同时，体液免疫继续向纵深发展。自 20 世纪 40 年代初确认抗体是血清丙种球蛋白之后，1950 年 R.Porter 用蛋白酶水解获得了抗体的片段，G.Edelman 用化学断裂法得到了抗体的多肽链，共同证明了抗体的分子结构；60 年代统一了免疫球蛋白的分类和名称；1957

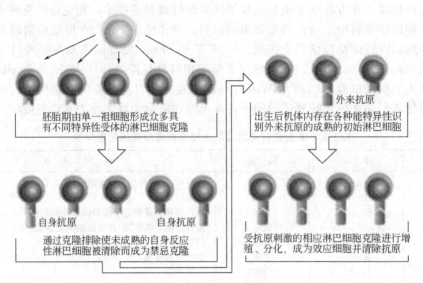

图 1-6　克隆选择学说

年 G. Köhler 和 C. Milstein 等人用 B 细胞杂交瘤技术制备出单克隆抗体；1978 年 S. Tonegawa 发现了免疫球蛋白的基因重排。

20 世纪 80 年代以来，众多的细胞因子相继被发现。对它们的受体、基因及其生物活性的研究促进了分子免疫学的蓬勃发展，有人称之为"分子免疫学时期"，但从理论上并未突破克隆选择学说，只是从技术手段上把免疫学研究推向一个新水平。

第三节　免疫学的分支学科

免疫学的发展日新月异，涉及的领域越来越广，学科分支也越来越细，主要可分为基础免疫学和临床免疫学两大类。

一、基础免疫学

基础免疫学（basic immunology）主要研究引起机体发生免疫应答的始动因素——抗原物质，机体发挥免疫应答的物质基础——免疫系统组织结构，免疫应答的过程、生理机制和调节，免疫耐受的形成机制及意义，免疫遗传的规律等几个学科分支。包括以下几个方面。

（1）免疫生物学（immunobiology）　是研究免疫系统组成、免疫应答发生的机制、类型及其调节的学科。目前已经大体清楚了淋巴样细胞各类群和单核-巨噬细胞的发育过程、主要特征、免疫功能与检测方法，以及它们在免疫应答中识别与递呈抗原、相互识别与协作的基本过程及机制。免疫生物学的成果可望能够对免疫应答进行特异性的人工调节，克服超敏反应对机体的损害，抑制器官移植的排斥反应，使自身免疫病患者重返对自身抗原的免疫耐受状态。

（2）分子免疫学（molecular immunology）　是研究免疫分子及其受体的化学结构、基因表达、生物活性及其检测的学科，免疫化学（immunochemistry）的大部分内容可以包含在这个学科中。免疫球蛋白基因的研究、独特型抗体的发现、杂交瘤单克隆抗体技术的创立、基因工程抗体的制备、免疫细胞因子的进展等使得分子免疫学成为整个免疫学中最活跃的一个分支。从微观入手研究整体效应可望取得意想不到的效果，不久将会有更多的免疫分子应用到临床诊断、治疗以及疾病预防中。

（3）免疫遗传学（immunogenetics） 是从遗传学角度研究免疫应答发生及其调控的学科。人类的免疫应答主要受控于人类白细胞抗原（HLA）基因组——人的主要组织相容性复合体（MHC），机体对某抗原是否产生应答、应答过程中免疫细胞间的相互识别与合作、Tc 细胞的杀伤活性等都受 MHC 的限制。器官移植排斥反应和某些变态反应都与 MHC 有关；MHC 还与多种疾病、与母胎关系和衰老等多种临床和生物学现象相关联。免疫遗传学的研究正日益受到重视，许多免疫学上的难题可望从遗传学方面找到答案。

（4）免疫病理学（immunopathology） 是研究免疫相关疾病的发生、发展和转归及其机制的学科，是基础免疫研究通向临床医学的桥梁。目前对免疫炎症的发生机制已经基本了解，过去许多原因不明、机制不清的疾病都已证明是自身免疫病或免疫相关性疾病。这些成果为有关疾病的诊断和治疗提供了理论基础。另外，免疫系统本身的异常，例如免疫缺陷病（包括艾滋病）和免疫增殖病等，也都得到了较为深入的研究。

（5）营养免疫学（nutrient immnology） 营养免疫学是一门独特的科学，它专门研究有关人体抵抗疾病和健康长寿的必要条件。它主要探讨营养与免疫系统之间的关联，并提倡预防胜于治疗。免疫系统就像汽车引擎一样需要充分的保养才能保持最佳状态。因此，适当地摄取预防疾病的营养，如抗氧化剂、植物营养素能够滋养人体，让免疫系统能够有效地保护人体不受病毒、细菌和其他危险疾病的威胁。

二、临床免疫学

临床免疫学（clinical immunology）是利用免疫学理论与技术研究与人体健康和疾病密切相关的各种免疫现象，用免疫学理论来阐明相关疾病的发病机制和诊断、防治方法，如抗感染免疫、超敏反应、免疫缺陷病、自身免疫病、肿瘤免疫、移植免疫以及免疫学在疾病的诊断、预防和治疗中的应用。

（1）感染免疫学（infection immunology） 是研究病原微生物与宿主相互关系从而控制感染的学科，是传统免疫学的核心。现在已经对大多数传染病的诊断和治疗建立了一系列的方法，尤其是在预防传染病方面取得了辉煌的成就。传染与免疫的研究进展将为人类最终战胜传染病做出巨大的贡献。

（2）移植免疫学（transplantation immunology） 是研究移植物与宿主相互关系从而选择移植物和延长移植物存活时间的学科。目前已经能够通过检测 HLA 或其基因的办法来选择移植物，并且可以通过一定的免疫学方法延缓排斥反应的发生；移植器官的长期存活最终还要依赖移植免疫的研究。

（3）肿瘤免疫学（oncoimmunology） 是研究肿瘤与宿主的免疫相关性及其实验诊断和生物治疗的学科。免疫系统有免疫监督功能，这种功能的降低与宿主发生肿瘤有很大的相关性，有关这方面的研究尚未取得实用性成果；但肿瘤的免疫诊断方法已经广泛地用于临床，免疫治疗的研究也取得了令人瞩目的进展。

（4）免疫性疾病（immunologic diseases） 包括变态反应病、自身免疫病、免疫缺陷病和免疫增殖病等，是各种原因引起的机体免疫应答异常所致的疾病。现在已经明确了许多免疫性疾病的发病机制和诊断方法，但对多数这类疾病的治疗和预防尚需进一步深入研究。

此外，尚有免疫药理学（immunopharmacology）、预防免疫学（prophylactic immunology）、衰老免疫学（aging immunology）和生殖免疫学（reproductive immunololgy）等免疫学分支学科。所有这些分支学科都从不同角度促进了免疫学的整体发展，已经并仍将为人类健康事业做出积极的贡献。

第四节　21世纪的免疫学

　　分子生物学、免疫学和细胞生物学被称为现代生命科学前进的三驾马车。免疫学已成为生命科学的前沿领域和现代医学的支撑学科之一。如今，21世纪伊始，以人类基因组计划完成为标志，小鼠基因组序列测定亦已基本完成，病原体，如痢疾杆菌、结核杆菌、艾滋病病毒（HIV）及最近的致严重急性呼吸道综合征（SARS）的新型冠状病毒的基因组序列均已测出。进入后基因组时代的基本任务是研究功能基因在时空上的表达顺序及其功能。基因组的揭示已成为免疫学发展的新动力，反向免疫学（reverse immunology）应运而生，即以基因序列推测功能基因，再以生物实验验证阐明，这也加快了有效重组疫苗的研制，如成功制成新型的结核菌苗及更为有效的HIV疫苗等。应用cDNA微阵列法（microarray）及蛋白组学，结合生物信息学，用于研究基因表达谱与细胞处于不同状态（静息、活化）下的功能特点，更深入理解免疫应答机制。新世纪免疫学的研究，将更重视体内的免疫细胞间在时间与空间的动态相互作用及功能表达，这种研究远较体外实验更为复杂，但更符合生理的、在整体调节下的实际情况。在免疫学技术上，创立的多种转基因动物、基因敲除及基因缺陷动物都为体内功能研究提供了基础。免疫学的重要任务，仍为预防和治疗传染病。人类的多种疾病，如自身免疫病、超敏反应、移植物排斥、肿瘤、多发性硬化、动脉粥样硬化等均与免疫学相关。对于在发病上可能与免疫不直接相关的疾病，如Alzheimer病（老年性痴呆）及疯牛病，亦可望以免疫学手段，清除有害致病蛋白，而得以治疗。今后的免疫学防治，将以免疫应答的特异性及免疫应答的可调节性为根本，寻求有效的措施，而不损及整个机体的免疫功能。自然界生物物种间的共同进化，使人类总会有新的传染病发生的危险，如艾滋病及2002年发生的SARS，免疫学的使命是早期发现和消灭传染病。目前在人类的各个器官、系统中，以免疫系统的组成及其功能研究最为清楚，今后，仍要以免疫细胞及免疫学方法为主要手段，研究并开发功能基因及功能蛋白，以防治疾病、提高健康、预防生物恐怖。在新的世纪中，免疫学对医学及生命科学的发展，必将有更大贡献。

 阅读材料：衰老与免疫

　　衰老是人体发展的自然规律，它的形成机制十分复杂。人们早就发现细胞免疫功能是随年龄的增加而降低的。例如，产生T细胞的中枢免疫器官胸腺随着年龄的增长急剧萎缩，致使与T细胞增殖、分化和成熟密切相关的胸腺素活性滴度降低。研究表明，人到60岁左右，在血中已检测不到胸腺素的活性。因此，免疫的衰老过程就表现在T细胞生长因子即细胞白介素-2（IL-2）减少和IL-2受体表达的降低，由此，T细胞对抗原刺激的增殖反应也受到抑制。这一系列互为因果的反应，导致免疫系统对外来抗原的反应能力减退而对自身抗原的免疫应答亢进，以及免疫监视的失调。当免疫功能生理性衰退发展到一定程度时，机体就会出现病理性衰老，即老年人易为病原体所感染，并罹患自身免疫病和肿瘤。新近发现一种"老化基因"，由它所编码表达的蛋白质可使未成熟的细胞停止分裂，这种"老化蛋白"在老年人的淋巴细胞上亦有表达。一旦人们掌握了免疫衰老的机制，那么就有可能组织或延迟衰老，为人类延年益寿做出贡献。

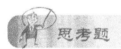 **小 结**

　　免疫是机体识别和清除抗原性异物，以维持机体生理平衡和稳定的功能。正常情况下，对非己抗原产生排斥效应，发挥免疫保护作用，在某种条件下也可造成机体组织损伤。免疫学是人类在与传染病作斗争过程中发展起来的。经验免疫学时期的杰出成就是受中国人种人痘的影响，18世纪末，Jenner发明牛痘苗预防天花，免疫的概念由此被正式提出。免疫学的发展简史可分为三个阶段，即经验免疫学时期、实验免疫学时期和现代免疫学时期。作为三个前沿学科之一的免疫学，其理论和技术已渗透到生命科学的各个领域。免疫学充满生机，应用免疫学的理论和知识征服疾病、造福人类，是摆在我们面前的重要任务。19世纪后半期，病原菌的发现，从抗感染免疫研究开始了科学免疫学时期，经历100年时间，免疫学才发展成为一门独立的学科，揭示了免疫系统及免疫细胞的存在，揭示了免疫细胞的免疫应答过程及其生物功能；阐明了免疫防卫及免疫病理作用；认识经免疫应答及免疫耐受的两种不同效应，免疫系统执行协调统一的生理功能等免疫学的基本问题。20世纪70年代后期，借助于各学科，尤其是分子生物学发展的成就，使免疫学发展到现代免疫学时期，即从基因、分子、细胞、整体的不同层次上，研究免疫细胞生命活动基本规律的机制，使细胞活化、信号转导、细胞凋亡、细胞活动的生物活性调节分子、细胞分化发育等根本问题得以被深入理解。从而开拓了认识生命奥秘的诸多重要途径，推动了生命科学的发展，免疫学自身也发展成为生命科学的前沿科学。在20世纪，有17次获诺贝尔奖是由于免疫学研究的直接成就而获得的。21世纪伊始的后基因组时代，促进了反向免疫学的发展，体内免疫应答将成重点，免疫学亦将为基因功能揭示做出新的贡献。现代免疫学的应用，开创了更多更有效的方法，以提高人类健康水平，防治人类的疾病发生。

思考题

1. 简述免疫学发展史上的重大发现及其意义？
2. 现代免疫学时期的基本研究内容及免疫学的作用。

第 二 章

免 疫 系 统

免疫系统（immunological system）是由主宰或执行机体免疫功能的器官、组织、细胞和分子组成，是机体免疫机制发生的物质基础。免疫系统是生物体在同体内、外各种不同因素长期斗争过程中，逐渐建立和发展起来的，随着生物种系的发生进化而日趋完善。

免疫系统内的各种淋巴样器官和细胞在机体的整体免疫功能中分别担负着不同的角色，根据其功能不同可将整个系统分成 3 个组织层次：①免疫器官；②免疫细胞；③免疫分子（图 2-1）。各层次不同类型的组织与细胞又有着不同的作用，通过淋巴细胞再循环和各种免疫分子将各部分的功能协调统一起来。与机体的其他系统一样，免疫系统虽有着一系列的内部调节机制，但不是完全孤立运行，而是与其他系统互相协调，尤其是受神经-体液调节，又可进行反馈影响，共同维持机体的生理平衡。

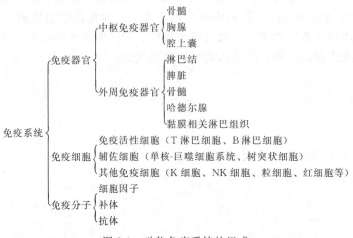

图 2-1 动物免疫系统的组成

第一节　免疫系统的种系发生及发展

免疫系统是伴随着生物种系发生和发展过程逐步进化而建立起来的。无脊椎动物只有非特异性的细胞吞噬和炎症反应能力，为原始的准免疫性的防御功能。到了脊椎动物才开始有腔上囊，出现特异性抗体。至哺乳动物才逐渐产生较多种类的免疫球蛋白。进化程序不同的动物中免疫球蛋白类型出现的多少不一。免疫系统各成分的系统发生顺序为吞噬细胞、细胞免疫、体液免疫；在体液免疫中抗体产生的顺序是 IgM、IgG、IgA、IgD 和 IgE（图 2-2）。

一、无脊椎动物免疫功能的起源与演化

无脊椎动物没有单独的免疫系统，只有非特异性的细胞吞噬和炎症反应能力，为原始的

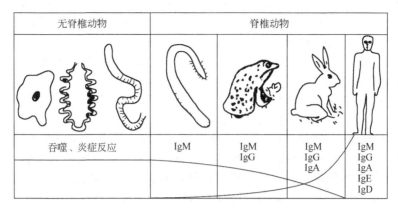

图 2-2　免疫应答的种系进化示意图

准免疫性的防御功能。吞噬作用是生物体最原始的非特异性抵抗力，原始的单细胞生物利用吞噬作用摄取养料，在比较高级的一些单细胞生物，吞噬作用则同时演化为防御手段。原始多细胞生物就分化形成了专司吞噬作用的吞噬细胞。原生动物能消化食物，销毁入侵的微生物，而不损及自身的细胞成分，这表明原生动物已能区分自身和非己。原生动物的吞噬功能在多细胞动物的一部分细胞中得到了保存和发展，成为免疫活动的重要环节之一。如多孔动物（海绵）可以观察到移植排斥的雏形，夏威夷产的一种紫海绵，能特异性地破坏同种异体移植物，该种排斥有一定程度的记忆反应。腔肠动物（珊瑚、海蜇及海葵）可以发生慢性移植排斥反应，能导致移植物的坏死，并具有特异性识别和短时间记忆反应的表现。在珊瑚上还观察到在移植物周围的细胞有增殖现象，即包囊形成作用。环节动物（蚯蚓）对于同种异体或异种的皮肤移植物有特异性免疫应答，并伴有记忆反应。

　　有体腔的无脊椎动物包括环节动物、软体动物（蜗牛、蛤）、节肢动物、棘皮动物（海参）等，体腔内都有变形虫样游走性的体腔细胞，它们有吞噬功能，能吞噬细菌。对于不能吞入的大颗粒，则予以包围，形成包囊，类似于脊椎动物中的脓肿形成。所有有体腔的无脊椎动物，在体腔的血、淋巴中都有一些非特异的体液物质，可凝集红细胞，抑制纤毛运动和杀死某些细菌。软体动物的体液内还有能增强吞噬的调理素样物质。无脊椎动物没有发现在结构和功能上可以类比于脊椎动物免疫球蛋白的特异性体液成分。

二、脊椎动物免疫功能的起源与演化

　　与无脊椎动物相比，脊椎动物在免疫系统上的进化主要体现在三个方面：①包括最原始的无颌类在内，所有的脊椎动物都有淋巴细胞和特异性 IgM 抗体；免疫球蛋白的类别，随脊椎动物的演进而趋于多样；②免疫系统开始出现 T 细胞和 B 细胞的分化，器官结构上也有相应的体现，这种分化，在无颌类和软骨鱼类还不清楚，自硬骨鱼类起便已明显；③移植排斥的二次应答表现出典型的加速反应。

　　鸟类和哺乳类动物经实验证实，免疫作用是它们维持正常生活功能所必需的。而爬行类和两栖类动物体内虽然也发现了较为复杂的免疫器官，但它们的存在几乎不是维持其正常生活所绝对必需的，如将蟾蜍的脾脏切除，并不妨碍其免疫反应的功能。将蝾螈的胸腺、脾脏切除，尚能保持排斥移植物的功能。哺乳类动物的淋巴组织更发达，并开始具备淋巴结。脾也由造血器官变为淋巴器官。浆细胞能产生 IgM、IgG、IgA 和 IgE，T 细胞与 B 细胞分工精细，免疫应答迅速。

鸟类具有发达的胸腺和腔上囊，并出现较发达的淋巴组织。鸟类不具有真正的淋巴结，但常在某些淋巴管周围有较多的淋巴组织，并在肾、肝、胰等器官内有大量的淋巴细胞。浆细胞开始能产生 IgM、IgG 和 IgA。

爬行类动物（蛇、鳄、蜥蜴）的免疫系统，除缺法氏囊外，器官构成已与鸟类相似，T 细胞有调节和辅助功能。

两栖类动物中的有尾类（如蝾螈）较低等，虽有了胸腺和脾脏，但分化极为简单，尚未发现有淋巴结构，也无骨髓，其体内抗体和鱼类相似，也只有一种 IgM；而较高等的无尾类（如蛙、蟾蜍）的胸腺已有中枢免疫器官的功能，出自胸腺的淋巴细胞在外周淋巴器官中分布成细胞集落，幼体阶段的胸腺已出现皮质和髓质的分化，T 细胞和 B 细胞有了明显分化。实验表明，胸腺切除后的爪蟾蜍，可以产生抗体，但丧失了移植排斥和淋巴细胞对 T 细胞有丝分裂原应答的能力。而这些缺陷可通过输入组织相容的淋巴细胞予以恢复。此外，从无尾类两栖动物开始出现了 K 细胞的 ADCC 功能，并出现了 IgG。

软骨鱼类（鳐）和硬鳞鱼类（白鲟、鲤等）有分化良好的胸腺和脾脏，淋巴细胞也开始有大、中、小型的分化。就目前所知，鱼类淋巴细胞表面不具有感受组织相容性抗原的受体，或受体数极少，仅为哺乳动物的 1%～3%。所以，鱼类一般只有慢性移植排斥反应，而没有急性排斥反应。

圆口类动物尚未发现胸腺、脾脏、淋巴结，但已出现了小淋巴细胞。盲鳗消化道的固有层组织、七鳃鳗咽囊附近的造血组织，其周围见有小淋巴细胞集聚。

各类群的变温脊椎动物，免疫应答的速度表现出对于环境温度的依赖性。如维持在低温下的动物，不排斥移植物；一旦转入温暖环境，便迅速出现排斥反应。这一现象表明，免疫应答对温度的依赖，不是在免疫过程的识别、诱导时期，而主要是在效应时期。

第二节　免疫器官

免疫器官是指实现免疫功能的器官或组织。和其他生理器官一样，免疫器官是在动物种系发生与发展过程中逐步进化建立起来的。根据发生的时间顺序和功能差异，可分为两类：一类称为中枢免疫器官（central lymphoid organ），包括骨髓、胸腺、腔上囊，它控制着机体的免疫反应，可赋予小淋巴细胞以免疫功能，使其成为 T 淋巴细胞、B 淋巴细胞，但不参与免疫应答。另一类是外周免疫器官（peripheral lymphoid organ），包括淋巴结、脾脏和扁桃体等，它是免疫活性细胞定居、增生及与抗原发生应答的场所（图 2-3）。

一、中枢免疫器官

中枢免疫器官又称一级免疫器官（primary lymphoid organ），包括骨髓、胸腺、鸟类法氏囊或其同功能器官。中枢免疫器官主导免疫活性细胞的产生、增殖和分化成熟，对外周淋巴器官发育和全身免疫功能起调节作用。

（一）骨髓

骨髓（bone marrow）是各种血细胞和免疫细胞发生和分化的场所，是机体重要的中枢免疫器官。

（1）骨髓的结构与造血微环境　骨髓位于骨髓腔中，分为红骨髓和黄骨髓。红骨髓具有活跃的造血功能，由造血组织和血窦构成。造血组织主要由基质细胞和造血细胞组成。基质细胞包括网状细胞、成纤维细胞、血管内皮细胞、巨噬细胞等，由基质细胞及其所分泌的多种细胞因子（IL-3、IL-4、IL-6、IL-7、GM-CSF 等）与细胞外基质共同构成了造血细胞赖以分化发育的环境，称为造血诱导微环境（hemopoietic inductive microenvironment，HIM）。

（2）骨髓的功能

① 各类血细胞和免疫细胞发生的场所：骨髓造血干细胞（hematopoietic stem cell，HSC）具有分化成不同血细胞的能力，故称之为多能造血干细胞（multiplehematopoietic stem cell）。HSC 在骨髓微环境中首先分化为髓样祖细胞（myeloidprogenitor）和淋巴样祖细胞（lymphoid progenitor），前者进一步分化成熟为粒细胞、单核细胞、树突状细胞、红细胞和血小板，后者则发育为各种淋巴细胞（T 细胞、B 细胞、NK 细胞）的前体细胞（图 2-4）。

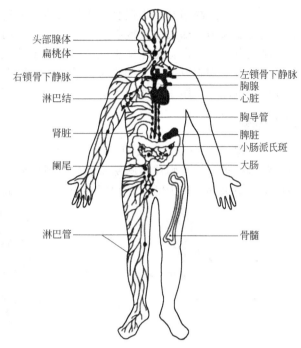

图 2-3　人体免疫系统示意图

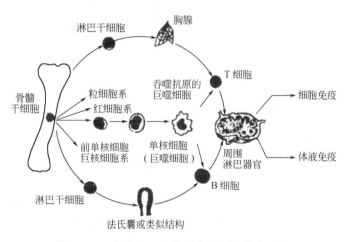

图 2-4　T 细胞和 B 细胞的来源、演化及迁移

② B 细胞分化成熟的场所：在骨髓中产生的各种淋巴细胞的祖细胞及前体细胞，一部分随血流进入胸腺，发育为成熟 T 细胞；另一部分则在骨髓内继续分化为成熟 B 细胞或自然杀伤细胞（NK 细胞）。成熟的 B 细胞和 NK 细胞随血液循环迁移并定居于外周免疫器官。

③ 体液免疫应答发生的场所：骨髓是发生再次体液免疫应答的主要部位。记忆性 B 细胞在外周免疫器官受抗原刺激后被活化，随后可经淋巴液和血液返回骨髓，在骨髓中分化成熟为浆细胞，产生大量抗体（主要为 IgG），并释放至血液循环。在脾脏和淋巴结等外周免疫器官所发生的再次免疫应答，其抗体产生速度快，但持续时间短；而在骨髓发生的再次免疫应答，则缓慢、持久地产生大量抗体，成为血清抗体的主要来源。因此，在这点意义上说，骨髓既是中枢免疫器官，又是外周免疫器官。由于骨髓是人体极为重要的造血器官和免

疫器官，骨髓功能缺陷时，不仅会严重损害机体的造血功能，而且将导致严重的细胞免疫和体液免疫功能缺陷。如大剂量放射线照射可使机体的造血功能和免疫功能同时受到抑制或丧失，这时只有植入正常骨髓才能重建造血和免疫功能。另外，利用免疫重建，将免疫功能正常个体的造血干细胞或淋巴干细胞移植给免疫缺陷个体，使后者的造血功能和免疫功能全部或部分得到恢复，可用于治疗免疫缺陷病和白血病等。

（二）胸腺

（1）胸腺（thymus）的组织结构　　胸腺位于前纵隔、胸骨后。胸腺分为左、右两叶，外包结缔组织被膜；被膜伸入胸腺实质内形成隔膜，将胸腺分成许多小叶；小叶的外周部分称为皮质，中央部分称为髓质；相邻的小叶髓质彼此相连（图 2-5）。

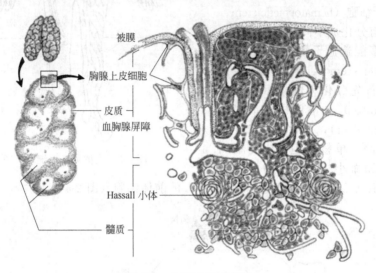

图 2-5　胸腺结构模式图

胸腺细胞分为淋巴细胞和非淋巴细胞两类。淋巴细胞包括原始 T 细胞向成熟 T 细胞分化过程中各种不同阶段的细胞，统称为胸腺细胞。胸腺细胞是胸腺内的主体细胞，其分布从皮质到髓质逐渐减少。非淋巴细胞包括上皮细胞、巨噬细胞、树突状细胞、抚育细胞、成纤维细胞和网状细胞等。这些细胞一方面构成胸腺组织的支架，另一方面构成胸腺细胞营养和分化的微环境，统称为基质细胞。

胸腺皮质的毛细血管内皮细胞连接紧密，与网状细胞共同形成血液-胸腺屏障，使循环中的抗原物质不能进入胸腺（图 2-6）。血液-胸腺屏障是体内为数不多的几个生理屏障之一，其意义目前尚不清楚。胸腺髓质的毛细血管内皮细胞之间有间隙，抗原性物质可进入髓质，在髓质内还可见多层扁平上皮细胞呈同心圆状排列成的 Hassall 小体，或称胸腺小体，直径约 $25 \sim 50 \mu m$，其功能尚不清楚。

（2）胸腺的免疫功能　　长期以来对胸腺的功能不甚了解，直到 20 世纪 60 年代初 Miller 和 Good 分别用切除新生小鼠和

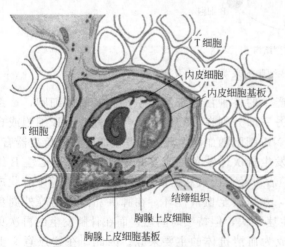

图 2-6　血液-胸腺屏障结构模式图

家兔胸腺的办法证明了胸腺的免疫功能。

① T 细胞分化成熟：在骨髓初步发育的淋巴细胞经由血液循环迁移至胸腺，定位于胸腺的皮质外层；这些形体较大的细胞为双阴性（CD4$^-$/CD8$^-$）细胞，约占胸腺细胞总数的10%。外层细胞在胸腺微环境中迅速增殖，并推动细胞不断向内层迁移，个体形态逐渐变小；内层细胞为双阳性（CD4$^+$/CD8$^+$）细胞，约占胸腺细胞总数的75%。双阳性细胞为过渡态细胞，其中90%以上在皮质内凋亡或被巨噬细胞吞噬；据认为，死亡细胞可能是针对自身抗原进行应答的细胞。少数胸腺细胞继续发育并迁移至髓质，成为单阳性（CD4$^+$ 或 CD8$^+$）细胞，约占胸腺细胞总数的15%。只有这些单阳性细胞才是成熟的 T 细胞，通过髓质小静脉进入血液循环。

② 分泌胸腺激素：胸腺上皮细胞能产生多种激素，如胸腺素、胸腺生成素和胸腺体液因子等。这些激素可以诱导活化未成熟胸腺细胞的末端脱氧核苷转移酶，促进 T 细胞的分化成熟；不同的激素作用于不同的细胞发育阶段，有选择地发挥免疫调节功能。胸腺激素的作用没有种属特异性，所以目前临床应用的胸腺素都是从动物胸腺中提取出来的。

③ 其他：胸腺还可促进肥大细胞发育，调节机体的免疫平衡，维持自身的免疫稳定性。新生动物摘除胸腺，可引起严重的细胞免疫缺陷和总体免疫功能降低。由此可见胸腺在免疫系统中的地位。

（3）胸腺的发育过程　胸腺于胚胎第 6 周时就在第三对咽囊的腹侧面形成胚基，至第 7 周形成胸腺雏形，至第 20 周时便已发育成熟。出生时胸腺质量仅约为 20g，青春期达顶峰，约 40g；以后随年龄增长而逐渐萎缩，至老年时仅剩 10g 左右，且多为脂肪组织替代。机体的免疫功能与胸腺的生长周期相关。

胸腺发育随年龄变化，人类新生儿胸腺相对较大，至青春期达 30～40g，此后胸腺开始萎缩。

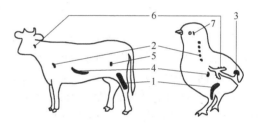

图 2-7　畜禽免疫器官示意图
1—骨髓；2—胸腺；3—法氏囊；4—脾脏；
5—淋巴结；6—扁桃体；7—哈德腺

（三）腔上囊

腔上囊又称法氏囊（bursa of Fabricius），是鸟类动物特有的中枢免疫器官，位于胃肠道末端泄殖腔的后上方（图 2-7）。与胸腺不同，腔上囊是 B 细胞分化成熟的场所，B 细胞主导机体的体液免疫功能。将孵出的雏鸡去掉腔上囊，会使血中 γ 球蛋白缺乏，且没有浆细胞，注射疫苗亦不能产生抗体。

两栖类、爬行类及哺乳类动物均无腔上囊，以往曾一度认为哺乳类动物的扁桃体、阑尾和回肠集合淋巴小结具有与腔上囊类似的功能，故将它们称之为囊类同器官；现在一致否认此观点，证明其功能跟骨髓更接近。

二、外周免疫器官

外周免疫器官包括淋巴结、脾脏和黏膜相关淋巴组织（mucosa-associated lymphoid tissue，MALT）等，是免疫细胞聚集和免疫应答发生的场所。

（一）淋巴结

淋巴结（lymph node）为主要的外周免疫器官，哺乳动物非常发达，是淋巴滤器和抗原引起免疫应答的重要场所。人体全身约有 500～600 个淋巴结，广泛存在于全身非黏膜部位的淋巴通道上。在身体浅表部位，淋巴结常位于凹陷隐蔽处，如颈部、腋窝、腹股沟等处；内脏的淋巴结多成群存在于器官门附近，沿血管干排列，如肺门淋巴结。这些部位都是易受病原微生物和其他抗原性异物侵入的部位。

1. 淋巴结的结构

淋巴结为近乎圆形的网状结构，表面有一层结缔组织被膜，略凹陷处为门，有输出淋巴管和血管出入。被膜向外延伸有许多输入淋巴管；向内伸入实质形成许多小梁，将淋巴结分成许多小叶。淋巴结的外周部分为皮质，中央部分为髓质（图 2-8）。

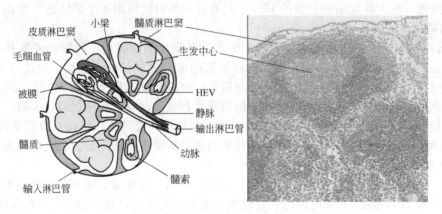

图 2-8　淋巴结的基本结构示意图

皮质区有淋巴小结，又称淋巴滤泡；受抗原刺激后出现生发中心（次级滤泡）；此区内富含 B 细胞和滤泡树突状细胞（follicle dendritic，FDC），所以又称非胸腺依赖区。皮质深层和滤泡间隙为副皮质区，副皮质区可见高内皮小静脉，淋巴细胞由此从血液循环进入淋巴结，因富含 T 细胞又称胸腺依赖区。此区是淋巴细胞再循环的门户，有大量 T 细胞和巨噬细胞分布在滤泡周围，是传递免疫信息的场所。髓质区的 B 细胞、浆细胞和网状细胞集结成索状，称髓索，髓索间为髓窦，此区是滤过淋巴液的场所。

根据淋巴结接受抗原刺激的集合位点不同，又可分为初级淋巴结和次级淋巴结，见图 2-9。

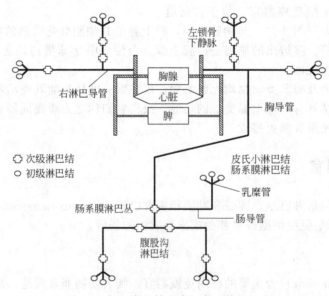

图 2-9　初级淋巴结和次级淋巴结的组成

2. 淋巴结的功能

（1）滤过和净化作用　淋巴结是淋巴液的有效滤器，通过淋巴窦内吞噬细胞的吞噬作用以及抗体等免疫分子的作用，可以杀伤病原微生物、清除异物，从而起到净化淋巴液，防止病原体扩散的作用。

（2）免疫应答场所　淋巴结中富含各种类型的免疫细胞，利于捕捉抗原、传递抗原信息和细胞活化增殖。FDC 表面有丰富的 Fc 受体，具有很强的捕获抗原-抗体复合物的能力，通过这种方式可将抗原长期保留在滤泡内，这对形成和维持 B 记忆细胞、诱导再次免疫应答很有意义。B 细胞受刺激活化后，高速分化增殖，生成大量的浆细胞，形成生发中心；T 细胞也可在淋巴结内分化增殖为致敏淋巴细胞。不管发生哪类免疫应答，都会引起局部淋巴结肿大。

（3）淋巴细胞再循环基地　正常情况下，只有少数淋巴细胞在淋巴结内分裂增殖，大部分细胞是再循环的淋巴细胞。血中的淋巴细胞通过毛细血管后静脉进入淋巴结副皮质，然后再经淋巴窦汇入输出淋巴管。众多的淋巴结是再循环细胞的重要补充来源。

（二）脾脏

1. 脾脏（spleen）的组织结构

脾是体内最大的淋巴器官，结构类似淋巴结。脾的表面有结缔组织被膜，实质比较柔脆，分为白髓和红髓。白髓是淋巴细胞聚集之处，沿中央小动脉呈鞘状分布，富含 T 细胞，相当于淋巴结的副质区（图 2-10）。白髓中还有淋巴小结，是 B 细胞居留之处，受抗原刺激后可出现生发中心。脾中 T 细胞约占总淋巴细胞数 35%～50%，B 细胞约占 50%～65%。红髓位于白髓周围，可分为脾索和血窦。脾索为网状结缔组织形成的条索状分支结构；血窦为迂曲的血管，其分支吻合成网。红髓与白髓之间的区域称为边缘区，中央小动脉分支由此进入，是再循环淋巴细胞入脾之处。与淋巴结不同，脾没有输入淋巴管，只有一条平时关闭的输出淋巴管与中央动脉并行，发生免疫应答时淋巴细胞由此进入再循环池（图 2-11）。

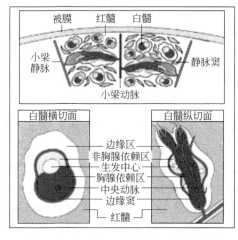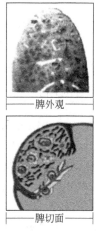

图 2-10　脾的结构

2. 脾的功能

脾在胚胎期是重要的造血器官；出生后造血功能停止，但仍然是血细胞尤其是淋巴细胞再循环池的最大储库和强有力的过滤器。与淋巴结相似，脾还是发生免疫应答的重要基地。此外，脾还有两个显著的特点：①产生抗体。脾富含 B 细胞和浆细胞，因此是全身最大的抗体产生器官，尤其是产生 IgM 和 IgG，其数量对调节血清抗体水平起很大作用。所以当

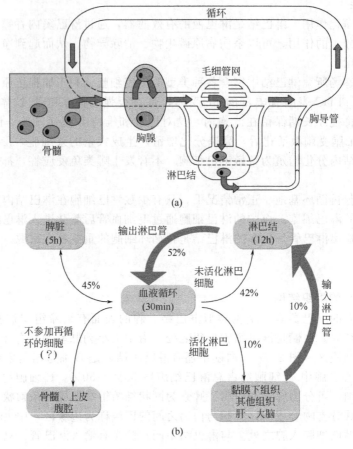

图 2-11 淋巴细胞循环
（a）淋巴细胞通路；（b）停留时间与分配

自身抗体产生过多导致严重疾病时，曾用切除脾的办法进行缓冲治疗；但脾切除后机体的抗感染能力显著降低。②分泌体液因子。脾可以合成补体（C5 和 C8 等）和备解素等重要的免疫效应分子，还能产生一种白细胞激肽，促进粒细胞的吞噬作用。

（三）黏膜相关淋巴组织

黏膜免疫系统（mucosal immune system，MIS）亦称黏膜相关淋巴组织（mucosal-associated lymphoid tissue，MALT），主要指呼吸道、肠道及泌尿生殖道黏膜固有层和上皮细胞下散在的无被膜淋巴组织，以及某些带有生发中心的器官化的淋巴组织，如扁桃体、小肠的派氏集合淋巴结（Peyer patches，PP）及阑尾等。人体黏膜的表面积约 400m²，是病原微生物等抗原性异物入侵机体的主要门户，故 MALT 是人体重要的防御屏障。另外，机体近 50% 的淋巴组织存在于黏膜系统，因此，MALT 又是发生局部特异性免疫应答的主要部位。

1. MALT 的组成

MALT 主要包括肠相关淋巴组织、鼻相关淋巴组织和支气管相关淋巴组织等。

（1）肠相关淋巴组织 肠相关淋巴组织（gut-associated lymphoid tissue，GALT）包括派氏集合淋巴结、淋巴小结（淋巴滤泡）、上皮细胞间淋巴细胞、固有层中弥散分布的淋巴细胞等。GALT 的主要作用是抵御侵入肠道的病原微生物感染，如肠黏膜 M 细胞（图

2-12）。

（2）鼻相关淋巴组织　鼻相关淋巴组织（nasal-associated lymphoid tissue，NALT）包括咽扁桃体、腭扁桃体、舌扁桃体及鼻后部其他淋巴组织，它们共同组成韦氏环（Waldeyer ring），其主要作用是抵御经空气传播的病原微生物的感染。NALT 与淋巴结的结构相似，由淋巴滤泡及弥散的淋巴组织组成。NALT 表面覆盖有上皮细胞，但无结缔组织被膜，也无输入淋巴管。抗原和异物陷入淋巴上皮隐窝中，然后被送至淋

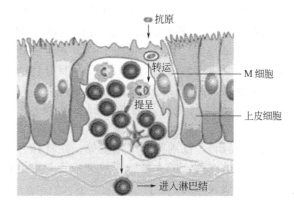

图 2-12　肠黏膜 M 细胞的功能示意图

巴滤泡。淋巴滤泡主要由 B 细胞组成，受抗原刺激后增殖，在滤泡内形成生发中心。

（3）支气管相关淋巴组织　支气管相关淋巴组织（bronchial-associated tissue，BALT）主要分布于各肺叶的支气管上皮下，其结构与派氏集合淋巴结相似，滤泡中的淋巴细胞受抗原刺激后增殖，形成生发中心，其中主要是 B 细胞。

2. MALT 的功能及其特点

（1）参与黏膜局部免疫应答　MALT 在肠道、呼吸道及泌尿生殖道黏膜构成了一道免疫屏障，是参与局部特异性免疫应答的主要部位，在黏膜局部抗感染免疫防御中发挥关键作用。

（2）产生分泌型 IgA　MALT 中的 B 细胞多为产生分泌型 IgA（sIgA）的 B 细胞，这是因为表达 IgA 的 B 细胞可趋向定居于派氏集合淋巴结和固有层淋巴组织；另外，与淋巴结和脾相比，派氏集合淋巴结含有更多可产生大量 IL-5 的 Th2 细胞，而 IL-5 可促进 B 细胞分化并产生 IgA。B 细胞在黏膜局部受抗原刺激后所产生的大量 sIgA，经黏膜上皮细胞分泌至黏膜表面，成为黏膜局部抵御病原微生物感染的主要机制（图 2-13）。

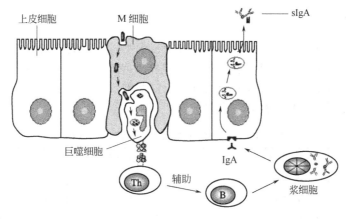

图 2-13　肠相关淋巴组织免疫应答

第三节　免疫活性细胞

凡参与免疫应答或与免疫应答有关的细胞及其前体统称为免疫细胞（immunocyte），包

括淋巴细胞、造血干细胞、单核细胞、巨噬细胞、粒细胞、肥大细胞和辅佐细胞（accessory cell，A 细胞）等，辅佐细胞又包括树突状细胞（dendritic cell，D 细胞）和朗格汉斯细胞（Langerhans cell，L 细胞），见图 2-14。在免疫应答过程中，淋巴细胞起核心作用，其中能特异地识别抗原决定族的刺激，并通过自身分化增殖，形成能产生细胞毒细胞、细胞因子或抗体的一类淋巴细胞则称为免疫活性细胞，在这类细胞的核内有各种与免疫有关的基因，在细胞膜上带有不同的受体，能与抗原发生反应；免疫活性细胞通常包括 T 细胞、B 细胞（Claman 于 1969 年提出）、K 细胞（Grenberz 等于 1975 年提出）、NK 细胞（Herbermaun 于 1975 年提出）、D 细胞、N 细胞等；在特异的细胞免疫和体液免疫中发挥作用。另外，巨噬细胞、单核细胞、肥大细胞及粒细胞等免疫细胞，主要参加非特异性免疫应答。本章介绍主要的免疫活性细胞。

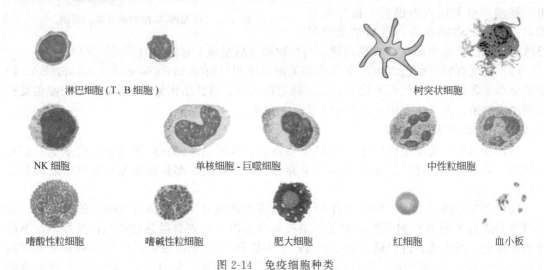

图 2-14　免疫细胞种类

一、淋巴细胞

参与免疫应答的细胞（免疫细胞）可以分为三大类：第一类是指在免疫应答过程中起核心作用的免疫活性细胞，即淋巴细胞；第二类是指在免疫应答过程中起辅佐作用的单核-巨噬细胞；第三类是指单纯参与免疫效应的其他免疫细胞。由于免疫细胞的种类较多，为便于初学者掌握，将常用的细胞简称和略语列于表 2-1。

表 2-1　常用免疫细胞的简称和略语一览表

简称或略语	全　称	简称或略语	全　称
AC	辅佐细胞	T 细胞	胸腺依赖性淋巴细胞
APC	抗原递呈细胞	Tc 细胞	细胞毒性 T 细胞
DC	树突状细胞	Th 细胞	辅助性 T 细胞
FDC	滤泡树突状细胞	Ts 细胞	抑制性 T 细胞
CTL	细胞毒性 T 细胞	NK 细胞	自然杀伤细胞
MΦ	巨噬细胞	LAK 细胞	淋巴因子活化的杀伤细胞
B 细胞	骨髓（或腔上囊）依赖性淋巴细胞		

淋巴细胞（lymphocyte）是免疫系统的主要细胞，按其形成大小可分为大（11～

18μm)、中（7～11μm）、小（4～7μm）三类；按其性质和功能可分为 T 细胞、B 细胞和 NK 细胞。不同类型的淋巴细胞很难从形态学上分辨，只能通过其不同的表面标志和不同的反应性进行区分。

（一）T 淋巴细胞

T 淋巴细胞（T 细胞）来源于骨髓的多能造血干细胞（胚胎期则来源于卵黄囊和肝），多能造血干细胞是一种未分化的祖细胞，其中有的淋巴细胞进入胸腺后，在胸腺素的诱导下，经过 10～30 天的分化、增殖，成为成熟的 T 淋巴细胞。T 淋巴细胞即胸腺依赖性淋巴细胞（thymus dependent lymphocyte）之简称。成熟的 T 淋巴细胞经血流分布至外周免疫器官，有的在淋巴结分布于胸腺依赖区，占淋巴细胞总数 75%，有的在脾脏分布于白髓中央小动脉周围，占淋巴细胞总数的 35%～50%，并可反复经血液→组织→淋巴→血液，周游全身，以发挥细胞免疫功能和免疫调节作用。T 细胞在外周血液中的含量较多，约占淋巴细胞总数的 80%～90%，在胸导管中，则高达 95% 以上。

1. T 淋巴细胞的表面标志

淋巴细胞的表面标志（surface marker）即表面抗原和表面受体，是镶嵌在细胞膜上的球蛋白。表面标志不仅可用于鉴别细胞的亚群，还与细胞功能密切相关。在 T 细胞发育的不同阶段，细胞表面可表达不同种类的分子，这些分子涉及 T 细胞对抗原的识别、细胞的活化、活化信息的传递、细胞因子的接受、免疫细胞的相互作用、细胞增殖及分化过程等，也可作为鉴别 T 细胞活化状态的表面标志。

（1）表面抗原 应用特异性抗体借助免疫荧光或细胞毒试验等方法可鉴定细胞表面的抗原成分。人类 T 细胞的表面抗原有主要组织相容性复合体（MHC）抗原和白细胞分化抗原（CD）。

① 主要组织相容性复合体抗原：人类的 MHC 为 HLA，T 细胞表面上表达的 MHC 抗原有 I 类和 II 类抗原分子，其中的 MHC-I 类抗原分子表达在所有发育阶段的 T 细胞表面，静止的 T 细胞无 MHC-II 类抗原分子，但 T 细胞活化后，即可表达。

② 白细胞分化抗原：是白细胞的表面抗原。近年来，许多学者制备了多种抗白细胞的单克隆抗体，用来研究各种处于不同发育阶段白细胞的分化抗原，从而大大推动了对各种免疫细胞的分化和亚群的研究。

（2）表面受体 T 细胞表面的受体甚多，这里只介绍与 T 细胞活化及增殖有关的 7 种。

① E 受体：即异种动物红细胞受体，又称 CD2 分子、T11 或淋巴细胞功能相关抗原-2（lymphooyte function-associated antigen-2，LFA-2）。为 T 细胞重要的表面标志，B 细胞无此受体。有些动物的 T 淋巴细胞在体外可以结合某种动物的红细胞，形成不同百分数的所谓 E（erythrocyte，红细胞）玫瑰花环（E rosette）。

② 有丝分裂原受体：有丝分裂原（mitogen）又称有丝分裂素，简称丝裂原，是指能激活一群淋巴细胞的许多克隆（可达淋巴细胞总数的 30%～60%）发生有丝分裂的物质，故有丝分裂原也称为多克隆刺激剂。T 淋巴细胞、B 淋巴细胞表面均有多种丝裂原受体，在体外实验条件下，丝裂原能与 T 淋巴细胞表面的相应受体结合，激活静止的 T 淋巴细胞，使之转化为淋巴母细胞，并表现出 DNA 合成增加，产生多种淋巴因子或具有细胞毒效应。B 细胞激活后，转变为浆细胞，分泌 Ig。

③ T 细胞抗原受体（T cell antigen receptor，TCR）：机体的免疫系统之所以能够精确地特异识别和捕获特异性抗原性异物，通过 T 细胞表面抗原受体进行的是一个重要的方面。在 T 细胞抗原受体上也存在着独特型（idiotype）抗原决定簇，故称 T 细胞抗原受体为 Ti 分子或 Ti 抗原。现知 Ti 抗原能同时识别外来抗原决定簇和自身的主要组织相容性抗原决定

簇（即为 MHC 限制性的）。

④ Fc 受体（Fc receptor，FcR）：是能和免疫球蛋白 Fc 片段结合的受体，该受体在 T 细胞表面只有少量存在，主要是结合 IgM 的 FcμR 和 IgG 的 FcγR，其数量较 B 细胞膜上的 Fc 受体少的多。

⑤ 细胞因子受体（cytokine receptor，CKR）：多种细胞因子可作用于 T 细胞，这是由于 T 细胞表面表达有多种细胞因子的受体，如 IL-1R、IL-2R、IL-3R、IL-4R、IL-6R 等，其中的 IL-2R 表达于静止的及活化的 T 细胞表面，按与 IL-2 结合的亲和力不同，IL-2R 可分为高亲和力及低亲和力两类，前者主要表达在活化的 T 细胞表面，后者则主要表达于静止 T 细胞及早期 T 细胞表面。

⑥ 麻疹病毒受体：是 T 细胞表面上特有的一种能够结合麻疹病毒的受体，检查这种受体，有助于鉴别 T 淋巴细胞与 B 淋巴细胞。

⑦ 补体受体：已发现 T 细胞表面有 CR1（CD35），但生物学功能尚不了解。

2. T 淋巴细胞的亚群及其功能

T 淋巴细胞是一个不均匀的群体，根据其发育阶段和免疫功能不同，可再区分成许多亚群（subset）。T 细胞亚群的概念是 Claman 等于 1969 年提出的。

（1）按 T 细胞表型（phenotype）及功能区分亚群　人的 T 细胞至少可区分为 4 个主要的亚群，即细胞毒性 T 细胞（cytotoxic T lymphocytes，CTL 或 Tc）、抑制性 T 细胞（suppressor T lymphocytes，STL 或 Ts）、迟发型超敏反应性 T 细胞（delayed type hypersensitivity T lymphocytes，T_{DTH}）及诱导-辅助性 T 细胞（inducer-helper T lymphocytes，Th/ind）。这些 T 细胞亚群的特点总结于表 2-2。表型是指一群有特征性的表面标志，可初步用于 T 细胞亚群的分类。

表 2-2　T 细胞亚群的分类

T 细胞亚群	表　型	MHC 识别限制	功　能	末梢血中百分数/%
Tc 细胞	CD3$^+$CD4$^-$CD8$^+$	I 类分子	杀伤靶细胞 分泌 IFN-γ	35
Ts 细胞	CD3$^+$CD4$^-$CD8$^+$ I-J$^+$（小鼠）		抑制靶细胞功能 分泌 TSF	
Th/ind 细胞	CD3$^+$CD4$^+$CD8$^-$	II 类分子	分泌淋巴因子 辅助 T 淋巴细胞、B 淋巴细胞、巨噬细胞应答	65
T_{DTH} 细胞	CD3$^+$CD4$^+$CD8$^-$	II 类分子	分泌 MIF、IFN-γ	
抗抑制性 T 细胞	CD3$^+$CD4$^+$CD8$^-$ I-J$^+$（小鼠）		分泌 TcSF，对抗抑制 T 细胞功能	

（2）按 T 细胞的分化抗原区分亚群　考虑到按功能区分亚群未必能完全反映 T 细胞亚群的真实情况，因此近年来用抗人 T 细胞分化抗原的单克隆抗体对胸腺细胞及外周血 T 细胞作亚群研究。

许多研究表明，人外周血成熟 T 细胞表面通常有 CD3、CD4 和 CD8 抗原，而无 CD1 抗原，其中 CD3 存在于全部 T 细胞（所谓"泛 T"）上，CD4（相当于小鼠的 L_3T_4）存在于约 60% 的 T 细胞表面，认为这些细胞是具有辅助功能的亚群（Th）；CD8（相当于小鼠的 Lyt2），存在于约 30% 的 T 细胞表面，认为这些是具有抑制（Ts）或细胞毒（Tc）功能的亚群。据 Mosmann 等的研究证明，CD4$^+$Th 细胞中还可再区分为 Th0、Th1 和 Th2 等 3 个型，近来又报道了 Th3 型；其中的 Th0 系成熟未致敏的 T 细胞，在抗原的刺激下，可导致 CD4$^+$Th0 细胞分化为 Th1 和 Th2 细胞；Th1 细胞分泌 IL-2 及 IFN-γ，不分泌 IL-4，主要参与细胞免疫应答及炎症反应，涉及抗病毒，抗胞内寄生菌和移植物排斥，辅助 Tc 细胞发挥杀伤功能等；Th2 细胞分泌 IL-4，不分泌 IL-2 及 IFN-γ，主要参与体液免疫应答，提高抗体产生的滴度等；Th3 细胞分泌 TGF-β，主要功能是下调 Th1 细胞及 APC 的活性，诱导免疫耐受发生。

对 T 细胞亚群及其功能的研究，在理论上和临床实践上均有重要的意义。如 Th 细胞和 Ts 细胞是免疫调节的中心枢纽。当其失调或缺陷时，可表现为 Th 细胞功能的加强，发生系统性红斑狼疮、溶血性贫血等自身免疫病。Ts 细胞的过度活化，还可导致严重的免疫缺陷病发生。

对 T 细胞亚群的分类仍有不清楚和争论之处，如：①Tc 和 Ts 细胞是否为同一亚群，因 Tc 细胞对免疫应答细胞的杀伤作用结果，亦表现为抑制作用；②Tc/Ts 细胞依赖于外源性 IL-2 而增殖，但亦有 20% 的 Tc 细胞可分泌 IL-2 自给；③Th/ind 细胞中还有少数对 MHC-Ⅱ类分子应答的杀伤细胞。

（二）B 淋巴细胞

B 细胞是在鸟类法氏囊或其同功器官（骨髓）内发育成熟的细胞，因此称为法氏囊或骨髓依赖的淋巴细胞（bursa or bone marrow dependent lymphocyte），简称 B 淋巴细胞或 B 细胞。B 细胞受抗原刺激后可分化成产生抗体的浆细胞。

1. B 淋巴细胞的表面标志

（1）表面免疫球蛋白（surface immunoglobulin，SIg） 是 B 细胞最具特征性的表面标志。成熟 B 细胞膜表面表达 SIgM 和 SIgD，早期 B 细胞只表达 SIgM 分子；SIg 的肽链结构与 Ig 相同，但 SIgM 是单体分子。一个 B 细胞表面可有上万个 SIg 分子，其特异性都与细胞分泌的 Ig 分子相同。由于细胞在分化过程中基因突变和 Ig 基因重排的结果，一个正常人体内至少有 3×10^6 个可产生不同抗体分子的细胞克隆。SIg 是 B 细胞表面的抗原受体，可与相应抗原特异性结合，并对抗原做内摄处理。这种受体介导的结合是 B 细胞捕获抗原的主要方式。

SIgM 或 SIgD 分子的羧基端插入细胞膜，但只有几个氨基酸的深度；所以像 TCR 一样，SIg 自身不能独立地向细胞内传递刺激信号，必须依赖与其紧密相关的其他两种跨膜糖蛋白 Ig-α 和 Ig-β。这两种蛋白靠二硫键连在一起，各有一个大的肽段伸入细胞浆，因此可以像 T 细胞表面的 CD3 协同 TCR 一样辅助 SIg 向细胞内传递刺激信号。

（2）MHC 和 CD 抗原 成熟的 B 细胞表面表达 MHC-Ⅱ类分子，这可使 B 细胞作为抗原递呈细胞，与其免疫活性相关。

B 细胞在分化成熟过程中可表达不同的 CD 分子，其中某些可作为 B 细胞的标志，某些还与细胞功能相关。CD10 只出现在 B 前体细胞，CD19 从原始至成熟的 B 细胞都存在，而 CD22 只在成熟 B 细胞表达，都是经常检测的标志；CD21 和 CD35 是补体受体；CD23 和 CD32 则是 Ig 的 Fc 受体；CD40 可与 Th 细胞上的配体相结合，从而接受 Th 的辅助作用。

（3）其他标志及作用

① Fc 受体：B 细胞表面有 IgG 的 Fc 受体（CD32），与 B 细胞活性有关。Fc 受体还可与抗体包被的红细胞相结合形成 EAC 玫瑰花环，是鉴别 B 细胞的传统方法之一。

② 补体受体：补体受体（CR）表达于成熟 B 细胞的表面，CR1 可与 C3b 和 C4b 结合，促进 B 细胞活化或抑制补体活化；CR2 受体（CD21）可与 C3d 结合，同时也是 EB 病毒的受体。

③ 丝裂受体：B 细胞的致有丝分裂原主要是脂多糖（LPS），受丝裂原活化后的 B 细胞也可以分化增殖。

另外，B 细胞表面还有多种细胞因子（如 IL-1、IL-2、IL-4 和 IFN-γ 等）的受体，与不同细胞因子的结合可使 B 细胞产生相应的生物活性。B 细胞与 T 细胞和 NK 细胞的比较见

表 2-3。

表 2-3　T 细胞、B 细胞与 NK 细胞的性状比较

性　状	T 细胞	B 细胞	NK 细胞
分化成熟部位	胸腺	骨髓	?
表面标志			
表面免疫球蛋白	-	+	-
TCR	+	-	-
HLA-Ⅱ类抗原	极少数	+	-
CD2	+	-	+
CD3	+	-	-
CD19、CD20	-	+	-
CD16、CD56	-	-	+
CR	-	+	部分
FCγR	-	+	+
细胞分布/%			
外周血	60～70	20～30	10～15
骨髓	<5	>95	极少
胸导管	90	10	少见
脾	30～50	50～60	少见
淋巴结	65～85	15～35	少见

2. B 淋巴细胞的亚群和分布

不同克隆的成熟 B 细胞表达不同的特异性抗原受体，自然地体现了它们之间的差别，但是很难找到其他的显著标志（例如像 T 细胞的 CD4 和 CD8 那样）将 B 细胞分成几个亚群。近年来发现一小部分成熟 B 细胞表达 CD5，这些细胞多与自身反应（产生自身抗体）相关；还发现 CD5 在几乎存在于所有慢性淋巴细胞白血病细胞上。

未成熟 B 细胞都在骨髓内，成熟初期仍留在骨髓内 2～3 天，待表面标志表达完全后便离开骨髓进入血液循环，分布到外周免疫器官的非胸腺依赖区。B 细胞在血液中约占 20％～30％，在胸导管中不超过 10％，在淋巴结中约占 15％～35％；在脾中数量最多，可达 60％。B 细胞受抗原刺激后可在外周免疫器官中继续增殖分化为浆细胞，分泌抗体。

（三）自然杀伤细胞

在淋巴细胞中有一类杀伤细胞，它既不需经抗原活化，也不需要抗体参与，即能杀伤某些靶细胞，因而称为自然杀伤细胞（natural killer cell，NK）。现知 NK 细胞是一类有异质性、多功能的细胞群体。它是由骨髓多能造血干细胞直接分化而来，因在胞浆中有特殊的颗粒，故亦称大颗粒淋巴细胞（large granular lymphocyte，LGL）。NK 细胞约占外周血淋巴细胞总数的 7％，在外周血和脾脏中 NK 细胞表现的活性最高，其次为淋巴结，骨髓中 NK 细胞的活性较低，胸腺中则测不出 NK 细胞活性。目前对 NK 细胞的了解尚不甚清楚，但其免疫学潜能值得进一步探讨。

（1）NK 细胞的一般特征　NK 细胞形体较大，含有胞浆颗粒，在形态上独具特色。NK 细胞表面没有 TCR 和 CD3 等 T 细胞标志，也没有 SIg 和 CD40 等 B 细胞标志，因此曾被称为无标志细胞或裸细胞（null cell）。NK 细胞表达 CD56，可作为细胞的系统标志；与单核-巨噬细胞一样表达 CD16 等分子，与其杀伤功能相关。

NK 细胞也来源于骨髓前体细胞，其发育地点和分化过程尚不明确；但其发育环境和分化显然不同于 T 细胞和 B 细胞，因为 T 细胞、B 细胞联合免疫缺陷时 NK 细胞可正常；而 T 细胞、B 细胞正常时可有 NK 细胞缺陷。

NK 细胞的数量较少，在外周血中约占淋巴细胞总数的 15%，在脾中约 3%～4%，也可发现在肺、肝和肠黏膜；但在胸腺、淋巴结和胸导管中罕见。

（2）NK 细胞的活性和功能

① 自然杀伤活性：NK 细胞的主要活性是杀伤肿瘤细胞和病毒感染细胞。与 Tc 细胞不同，这种杀伤不需要 TCR 识别靶细胞上的抗原，也不需要识别靶细胞上的 MHC 分子，因此可以在靶细胞暴露的早期行使杀伤功能，不需要事先的抗原致敏，所以称为自然杀伤。

自然杀伤的识别机制尚不清楚。一种重要的观点是 NK 细胞表面可表达两型受体：一为刺激型，可传递信号使细胞释放 IFN-γ 和 TNF-α 等细胞因子，从而杀伤细胞；另一为相反作用的抑制型。当 NK 细胞只表达刺激型受体时才有杀伤作用。现已知抑制型受体是一种称为 Ly-49 的膜表面分子，它的配体是 MHC-Ⅰ类分子；当细胞表达Ⅰ类分子旺盛时，NK 细胞便失去自然杀伤的能力。

② 细胞因子活化的杀伤作用：NK 细胞的杀伤活性可通过某些细胞因子（例如 IL-2）的诱导而显著增强，这样的细胞称为淋巴因子活化的杀伤细胞（lymphokine-activated killer，LAK）。外周血单个核细胞在含 IL-2 的培养基中孵育便可得到 LAK 细胞，NK 细胞是其主要成分。用 LAK 细胞治疗肿瘤是颇有潜力的一种生物疗法。

③ 抗体依赖的杀伤作用：NK 细胞表面有 IgG 的 Fc 受体（CD16），因此亦可通过抗体的媒介活化 NK 细胞，杀伤抗体包被的靶细胞，这种特殊的活性称为抗体依赖性细胞介导的细胞毒作用（antibody-dependent cell-mediated cytotoxicity，ADCC）。在这种情况下，对靶细胞的识别选择取决于特异性抗体。

这里需要提及的是与 NK 细胞相似的另一类细胞，即自然细胞毒细胞（natural cytotoxic cell，NC），它是直接杀伤非淋巴细胞的一类细胞，两者在表面抗原和干扰素敏感性等方面是不一样的，靶细胞对它们的敏感性也有差异，因此 Stutman 认为 NC 和 NK 只是在某种程度上相关，但确实是两种不同的效应细胞。

（四）K 淋巴细胞

近年来发现，在人和哺乳动物的淋巴细胞中，有一类在表面特征及免疫效应等方面均不同于 T 淋巴细胞、B 淋巴细胞，因而 Greenberg 等（1973）将其命名为 K 细胞（killer cell）。它既不通过胸腺，也不通过法氏囊，而是直接从骨髓干细胞分化而来，在这类细胞上有 IgG 的 FcR 和 CR，但无 Thy-1 和 SmIg，在光镜下观察与 T 淋巴细胞、B 细胞则无法区别。当特异性的 IgG 抗体与侵入体内的靶细胞抗原结合，形成抗原-抗体复合物时，IgG 的 Fc 片段因结构发生改变而被活化，被活化的 Fc 片段便能与 K 细胞膜上的 FcR 结合，从而将靶细胞内的酶激活，将靶细胞杀死。可见 K 细胞对靶细胞的杀灭作用是通过特异性抗体 IgG 介导的，所以通常将这种作用称为抗体依赖性细胞介导的细胞毒作用（antibody-dependent cell-mediated cytotoxicity，ADCC）。

K 细胞在人体内约占淋巴细胞总数的 5%～15%，它杀伤的对象主要是比微生物大的寄生虫、真菌、病毒感染的细胞、移植的组织细胞和癌细胞等，由于这类细胞的体积较大，难以被吞噬细胞吞噬，而 K 细胞的杀伤作用可将其破坏清除。另外，K 细胞的杀伤作用必须有特异性抗体参加，但少量即可，且具有强大的杀伤力。

在 EA 玫瑰花环试验中，如将抗体稀释 1∶8000 后，与绵羊红细胞结合成的复合物，则仅能与 K 细胞形成 EA 玫瑰花环，而不能与 B 细胞形成 EA 玫瑰花环，这说明 K 细胞的 FcR 活力明显高于 B 细胞的 FcR，故有人将 K 细胞称为高活力 EA 玫瑰花环形成细胞（high activity EA rosette forming cell）。

二、免疫辅佐细胞

自 20 世纪 70 年代起，很多研究证明，巨噬细胞中有的具有吞噬功能，有的可捕获、加工和递呈抗原给淋巴细胞，有辅佐、调节免疫应答等功能。随后，又发现另外一些无吞噬能力的树突状细胞（dendritic cell，D 细胞）及 B 细胞等也具有递呈抗原，辅佐免疫应答的作用，故称它们为抗原递呈细胞（an tigen presenting cell，APC），或统称辅佐细胞（accessory cell，AC）。

（一）辅佐细胞的共性及作用

（1）表达 MHC-Ⅱ类分子　所有辅佐细胞表面都表达 MHC-Ⅱ类分子，这是辅佐细胞递呈抗原所必需的物质，是辅佐细胞的标志分子，抗原递呈的能力与表达 MHC-Ⅱ类分子的数量相关。

（2）具有吞噬作用　这是辅佐细胞处理抗原的基本前提，首先它通过特定的方式将抗原吞入细胞内，进行初步消化处理，然后与 MHC-Ⅱ类分子结合，递呈给 T 细胞。

（二）辅佐细胞的免疫活性

（1）抗原递呈作用　辅佐细胞能够以容易识别的方式将抗原递呈给 T 细胞，从而使 T 细胞活化，具有这项功能的细胞统称为抗递呈细胞。APC 通常指那些表达 MHC-Ⅱ类分子、可向 Th 细胞递呈抗原的细胞，一般情况下用作辅佐细胞的代名词。

还有一类细胞可将表面抗原与 MHC-Ⅰ类分子结合，递呈给 Tc 细胞，结果是使 Tc 细胞活化，将递呈细胞自身杀灭，这类细胞通常称为靶细胞（target cell）。能够表达 MHC-Ⅰ类分子的细胞都可成为靶细胞，但一般不算作抗原递呈细胞。

（2）协同刺激作用　单独的抗原递呈一般不能使 Th 活化，其活化还需额外的生理刺激，称为协同刺激信号（co-stimulatory signal）。这种信号在 Th 在跨膜蛋白 CD28 与 APC 表面的配体 B7 结合时产生。

（三）辅佐细胞的类型及特点

免疫辅佐细胞包括单核-巨噬细胞、树突状细胞和 B 细胞。以数量和功能而论，当以单核-巨噬细胞为主。

1. 单核-巨噬细胞

单核-巨噬细胞包括血液中的单核细胞和组织中的巨噬细胞，是由骨髓中髓系干细胞（myeloid stem cell）发育形成的。首先由髓系干细胞在 IL-3、GM-CSF、M-CSF 的作用下发育成前单核细胞，再由前单核细胞成熟为单核细胞，随后不断扩增并进入血液循环，在血中存留约 2 天，则进入组织内，称为巨噬细胞。巨噬细胞在不同器官有不同的名称，例如肝中的 Kupffer 细胞、肺中的尘细胞、结缔组织中的组织细胞、神经组织中的小胶质细胞、脾和淋巴结中固定和游走的巨噬细胞等。

（1）单核-巨噬细胞的表面标志　①MHC-Ⅱ类分子：所有的单核-巨噬细胞都可表达 MHC-Ⅱ类分子，但在吞噬功能活跃时表达旺盛。②FcR 和 CR：这两种受体通过与 IgG 及补体 C3b、C4b 等的结合活性，增强单核-巨噬细胞的吞噬功能。③趋化因子受体：可以感受趋化因子（chemotactic factor）的作用而促进单核-巨噬细胞向炎症区移动。④其他受体：单核-巨噬细胞的活性可以接受许多物质的调节，例如 GM-CSF 和 M-CSF 等造血生长因子、白细胞介素和 IFN 等细胞因子，胰岛素和甲状旁腺素等激素都可通过相应的表面受体作用于单核-巨噬细胞。

（2）单核-巨噬细胞的免疫功能　①吞噬作用：当病原微生物或其他外来抗原进入机体后，可首先被单核-巨噬细胞吞噬清除（只有少数病原体可在其细胞内繁殖）。这种吞噬作用通过 IgG 或补体产物而增强。②产生免疫分子：单核-巨噬细胞可以分泌 IL-1、IL-6、IL-8、IL-10、IL-12 等白细胞介素，生成 α 和 β 干扰素，产生 C1～C9、B、D、H 和 I 因子等补体系统分子，生成溶菌酶和胶原酶等一些胞内酶类，还可产生前列腺素和白三烯等炎症介质。③向 Th 细胞递呈抗原和提供协同刺激。

2. 树突状细胞

树突状细胞是一类形状不规则的非单核-巨噬系统细胞，特点是胞浆有许多长突起呈触须状，使整个细胞的形态像一个蜘蛛。树突状细胞分散于全身的上皮组织和实质性器官，其细胞数量不超过局部细胞总数的 1%；也可迁移到血液和淋巴，其数量不超过血液有核细胞总数的 0.1%。在不同组织中，树突状细胞有不同名称，例如血液中的树突状细胞、皮肤中的 Langerhans 细胞、淋巴液中的帆状细胞（veiled cell）、外周淋巴器官中胸腺依赖区的并指状细胞（interdigitaiting cell）等。树突状细胞来源于骨髓的前体细胞，与单核-巨噬细胞系统有不同的祖细胞，但是对其发育过程目前尚了解不多。

树突状细胞的吞噬能力较弱，但细胞表面积大，且有丰富的 MHC-II 类分子，所以捕获抗原和递呈抗原的能力很强。树突状细胞有运动能力，所以能在体内搜寻罕见的特异性 T 细胞递呈抗原，因此树突状细胞在启动免疫应答方面有重要的意义。

另外，淋巴结皮质区内含有较多的滤泡树突状细胞（follicle dendritic，FDC），这类细胞不表达 MHC-II 类分子，不能向 Th 递呈抗原；但富含 Fc 受体，能够通过结合抗体以免疫复合物的方式捕获抗原。所以 FDC 与 B 细胞的活化和再次抗体应答相关。

3. 粒细胞和肥大细胞

粒细胞（granulocyte）来源于骨髓干细胞，在不同细胞因子作用下，发育分化成中性粒细胞、嗜碱性粒细胞、嗜酸性粒细胞，参与炎症作用等非特异性防御，也在特异性免疫中发挥作用。肥大细胞（mast cell）主要分布于黏膜与结缔组织中，因而分为两个亚群，各亚群的细胞表达的高亲和力 FcεR 数量、颗粒内含物、活化后释放的过敏介质等有差别。肥大细胞是参与 I 型超敏反应的重要细胞。

4. 其他辅佐细胞

B 细胞是产生抗体、主导体液免疫的中心细胞，但它表达 MHC-II 类分子，在一定条件下可递呈抗原。B 细胞通过其 SIg（表面免疫球蛋白）结合对应的抗原后，自身不能活化，必须首先处理抗原，并将有效的抗原与表面 MHC-II 类分子连接，递呈给 Th 细胞，并发放同刺激，在 Th 细胞活化的同时，B 细胞自身也得到活化。但因 B 细胞的吞噬能力很弱，只能处理颗粒性抗原，所以这种抗原递呈作用受到很大的限制。

另外，还有许多细胞通常不表达 MHC-II 类分子，但在一定的条件下受某些细胞因子诱导也可临时性地表达。例如一些上皮细胞和内皮细胞受 IFN-γ 的诱导可表达 MHC-II 类分子，临时性地起到抗原递呈细胞的作用。

免疫系统除了上述的免疫器官与组织、免疫细胞外，还有在免疫功能发挥过程中起关键作用的成分——免疫分子，免疫分子在另外章节单独叙述。

阅读材料：热爱环保的红细胞

　　当发生各种反复感染、肿瘤或自身免疫病时，机体便呼唤一群默默无闻的清洁工——红细胞，因为它们可为机体带来充足的氧气、清洁的内环境，还可包围经免疫系统处理过的癌细胞，将其迅速运至肝、脾销毁，使癌细胞无法在血液中转移。

　　这跟补体受体 CR1 有关，每个红细胞表面 CR1 的数量是白细胞的 1/60～1/20，但红细胞数量是白细胞的 1000 多倍，因此红细胞表面 CR1 结合免疫复合物的机会比白细胞大 500～1000 倍。

小　结

　　免疫系统是机体执行免疫功能的物质基础，由免疫器官和组织、免疫细胞及免疫分子组成。免疫器官可分为中枢免疫器官和外周免疫器官。中枢免疫器官由骨髓及胸腺组成，是免疫细胞发生、分化、发育和成熟的场所。骨髓既是各种血细胞和免疫细胞的来源，也是 B 细胞发育、分化、成熟的场所。胸腺是 T 细胞分化、发育、成熟的场所。胸腺微环境对 T 细胞的分化、增殖和选择性发育起着决定性作用。外周免疫器官包括淋巴结、脾和黏膜免疫系统等，是成熟 T 细胞、B 细胞等免疫细胞定居的场所，也是产生免疫应答的部位。淋巴结和脾脏具有过滤作用，可清除进入体内的病原体和其他有害异物。黏膜免疫系统包括肠相关淋巴组织、鼻相关淋巴组织和支气管相关淋巴组织，其中含有大量主要产生 sIgA 的 B 细胞，它们在肠道、呼吸道及泌尿生殖道等黏膜局部发挥着重要的抗感染作用。在免疫应答过程中起作用，对抗原反应有明显的专一性，当接受抗原刺激后，则被活化、增殖、分化，发生特异性免疫应答，这类淋巴细胞称为免疫活性细胞。根据其功能，又可进一步区分为 T 淋巴细胞和 B 淋巴细胞两个群，除此外，还有 K 细胞、NK 细胞、N 细胞和 D 细胞等划归第三群。免疫活性细胞在免疫应答中主要发挥辅助、抑制、杀伤、记忆和放大等功能。

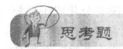

思考题

1. 简述中枢免疫器官和外周免疫器官的组成和功能。
2. 试述淋巴结、脾和肠黏膜相关淋巴组织的结构特点和与其功能的关系。
3. T 淋巴细胞有哪些亚群？各亚群有何功能？

第 三 章

抗 原

　　抗原（antigen，Ag）是指那些能刺激人或动物机体产生抗体或致敏淋巴细胞，并能与这些产物在体内或体外发生特异性反应的物质。一个完整的抗原应包括两方面的免疫性能：①免疫原性（immunogenicity），又称抗原性，指诱导宿主产生免疫应答的能力，具有这种能力的物质称为免疫原（immunogen）；②免疫反应性（immunoreactivity），指抗原与抗体或致敏淋巴细胞发生特异性结合的能力，亦称为反应原性。具备免疫原性和反应原性两种能力的物质称为完全抗原，如病原体、异种动物血清等。只具有反应原性而没有免疫原性的物质，称为半抗原（hapten），如青霉素、磺胺等。半抗原通常分子量很小，可以与抗体结合却不能单独诱发免疫应答。但在某些特殊情况下，如果半抗原和大分子蛋白质或非抗原性的多聚赖氨酸等载体（carrier）交联或结合以后，就获得了免疫原性而变成完全抗原，例如，许多小分子化合物及药物属半抗原，其与血清蛋白结合可成为完全抗原，并介导变态反应（即超敏反应，如青霉素过敏）。能诱导变态反应的抗原又称为变应原（allergen）；可诱导机体产生免疫耐受的抗原又称为耐受原（tolerogen）。

　　抗原是免疫应答的始动因子，机体免疫应答的类型和效果都与抗原的性质有密切的关系，见图 3-1。

第一节　决定免疫原性的因素

　　机体免疫系统能否对抗原起反应，涉及构成抗原的各种大分子及其特性。而抗原进入机体是否诱发有效的特异性免疫应答，还取决于机体的多种生物学特性。因此，免疫原性是抗原最重要的性质，抗原诱导宿主产生免疫应答取决于三方面的因素：抗原的性质、宿主的反应性和免疫方式。这里重点叙述抗原自身的因素。

一、异物性

　　正常成熟机体的免疫系统对自身物质一般不产生免疫应答，只对非自身物质产生免疫应答。对人体，病原微生物及其部分产物、动物血清蛋白及异体组织细胞等都是良好的抗原。不过，这种免疫学识别不以物质的空间位置来判断，而以淋巴细胞是否认识为标准；所以有时自身的物质也可以成为抗原。

　　异物性是对非己成分的另一种提法。非己成分具有异物性和外源性。而且，外源性的强弱和物种间胚系基因的差异程度有关。抗原来自系统发育距离越远的物种，其外源性越突出，免疫原性也越强。因而病原体有很强的免疫原性。一般地，物质来源的亲缘关系越远，其化学结构差别越大，抗原性也就越强；而亲缘关系越近，抗原性越弱。最好的例子是器官移植：异种移植物排斥强烈，不能存活；同种移植物排斥较弱，可存活一定期限；而自身移植物不排斥，可长期存活。再如鸭血清蛋白对鸡是弱抗原，而对家兔则是强抗原；许多哺乳

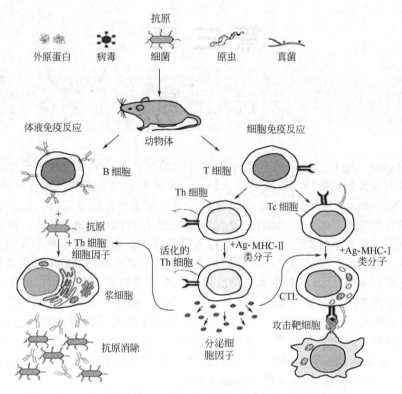

抗原

外原蛋白　病毒　细菌　原虫　真菌

动物体

体液免疫反应　　　　　　　　　细胞免疫反应

B 细胞　　　　　　T 细胞

Th 细胞

Tc 细胞

+ 抗原

+ Th 细胞
细胞因子

活化的
Th 细胞

+Ag-MHC-II
类分子

+Ag-MHC-I
类分子

浆细胞

CTL

抗原消除

分泌细
胞因子

攻击靶细胞

图 3-1　抗原对免疫应答的始动

动物同源组织的蛋白，例如甲状腺球蛋白、脑、睾丸和胎盘组织等均具有相同的器官特异性，就是由于这些物质在种系进化过程中分化程度低，结构差异较小的缘故。

二、分子质量

分子大小可影响物质的免疫原性形成，一个有效免疫原的分子质量大多在 10kD 以上；分子质量越大，免疫原性越强。这可能是因为高分子物质在水溶液中易形成胶体，在体内停留的时间较长，与免疫细胞接触的机会较多，有利于刺激机体产生免疫应答。另外，大分子物质的化学结构比较复杂，所含有效抗原基因的种类和数量也相对地多。

蛋白质的分子质量较大，一般多在 10kD 之上，有良好的免疫原性。糖类物质分子质量较小，多数单糖不具有免疫原性；而聚合成多糖时可以成为抗原。但是分子质量 10kD 不是一个绝对的界限，例如明胶的分子质量高达 100kD，但免疫原性极弱，而胰岛素的相对分子质量仅为 5734，却有免疫原性。

三、化学结构

免疫原性的形成还要求分子的化学结构复杂。直链结构的物质一般缺乏免疫原性，多支链或带环状结构的物质容易成为免疫原，球形分子比线形分子的免疫原性强。人工合成的单一氨基酸的线性聚合物（例如多聚 L-赖氨酸和多聚 L-谷氨酸）无免疫原性，但多种氨基酸的随机线性共聚物可具有免疫原性，且其免疫原性随共聚物中氨基酸种类的增加而增强，加入芳香族氨基酸的效果更明显。上述大分子明胶就是无分支的直链结构，又缺乏环状基团，所以免疫原性微弱；若在分子中连上 2％的酪氨酸，就会明显增强明胶的免疫原性。

四、生物学因素

（1）宿主的遗传背景　不同 MHC 背景的实验动物对同一抗原产生的应答格局可以有明显的区别。不同种动物，甚至同种动物的不同个体对同一种抗原的应答性差别很大，这与不同的遗传性、生理状态及个体发育等因素有关。

（2）引入抗原的剂量和途径　包括抗原进入的途径、剂量、次数和间隔时间以及免疫佐剂的使用等因素。抗原剂量必须恰当，过高或过低将导致免疫无应答或免疫耐受。在数周内反复注射同一抗原比一次性注射效果好，因为可以有效地激发抗原特异性淋巴细胞克隆的增殖。另外抗原的摄入途径可改变参与应答的器官和细胞的类型。如静脉注射的抗原先进入脾脏；如果皮下注射，抗原首先进入局部淋巴结。这些器官中免疫细胞的群体结构不尽相同，影响随后的应答格局。

（3）性别与健康状态　一般说青壮年动物比幼年和老年动物对抗原的免疫应答强；新生动物或婴儿由于 B 细胞尚未成熟，对多糖类抗原不应答，故易引起细菌感染；雌性比雄性动物抗体生成高，但怀孕动物的应答能力受到显著抑制；感染或免疫抑制剂都能干扰和抑制免疫系统对抗原的应答。

（4）佐剂　是一类可与抗原混合并共同进行免疫的物质。通常佐剂（adjuvant）不改变抗原本身的免疫活性，而是通过提高机体的应答能力，增强对抗原的应答。

总之，只有用良好的抗原免疫机体，并且宿主处于较好的生理状态，免疫方式又较合适的情况下，才能引起免疫应答。此时抗原才真正具有了免疫原性。

第二节　抗原特异性基础

抗原的最大特点是其免疫效应具有特异性（specificity），这种特异性在其免疫原性和反应原性两方面都表现得非常突出。例如伤寒杆菌诱导的免疫应答只能针对伤寒杆菌；志贺杆菌不能诱导出对伤寒杆菌的免疫力，与抗伤寒杆菌抗体也不发生反应。这就是传统免疫学进行免疫预防和免疫诊断的基本依据。

抗原的特异性与蛋白质分子中的氨基酸种类、排列顺序、特殊基因和空间构型等因素有关，甚至与其电荷性质及亲水性也有关系。但是其特异性不是平均地决定于整个分子，而是取决于分子表面几个氨基酸残基组成的特殊序列及其空间结构，称为表位（epitope）或抗原决定簇（antigenic determinant）。正是这些表位被淋巴细胞识别而诱导免疫应答，被抗体分子识别而发生抗原-抗体反应（图 3-2），这是研究抗原特异性的基础。

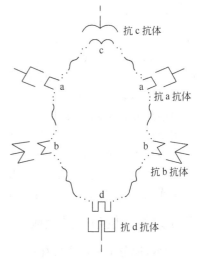

图 3-2　抗原表位与抗原-
抗体特异性反应

一、天然抗原的表位

严格来说，抗原的特异性是针对表位而不是针对完整的抗原分子，目前，对天然抗原表位的研究已经有比较深刻的认识。

（一）表位的构成

抗原分子中决定抗原特异性的特殊化学基团，称为抗原表位（epitope），又称抗原决定簇（antigenic determinant）。表位往往只是抗原分子中几个氨基酸残基组成的特殊结构，在免疫效应中能全方位地与淋巴细胞或抗体分子接触。抗体分子的抗原结合点并不很大，所以表位一般只占有大约 3nm×1.5nm×0.7nm 的空间，即 5～7 个氨基酸和单糖残基的大小，至多不超过 20 个氨基酸残基。

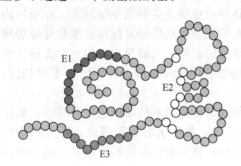

图 3-3　抗原表位示意图
E1，E3—顺序表位；E2—构象表位

表位的构成方式至少有两种：①由某些氨基酸残基按一定顺序连续排列组成线状序列，称为顺序（sequential）表位或线性（linear）表位（图 3-3）。顺序表位是蛋白质分子的一级结构，比较稳定，不受蛋白质加热变性和空间构形改变的影响。②由分子内不连续的 2～3 个氨基酸残基折叠排列所形成的三维结构构成，称为构象（conformational）表位（图 3-3）；有时候，呈 α 螺旋式排列的连续肽链序列也可起到构象表位的作用。构象表位的抗体可用来研究蛋白质分子在生理或病理过程中三维结构的变化。但是构象表位是蛋白质的二级或三级结构，不太稳定，在蛋白质受热或酶解变性后会彻底破坏，不能恢复。因此分离和研究比较困难。

（二）表位的数目和定位

抗原分子上表位的数目可以用饱和情况下能够结合多少个抗体分子来测定，一般情况下表位数目与抗原的分子量呈正相关。例如鸡卵蛋白的分子质量为 42kD，有 5 个表位；甲状腺球蛋白的分子质量为 700kD，有大约 40 个表位。一个表位能结合抗体分子上的一个抗原结合点，所以可将抗原分子表位的数目称为抗原的结合价。例如上述鸡卵蛋白为 5 价，甲状腺球蛋白为 40 价。

虽然一个抗原分子上可以有多个表位，但在诱导宿主免疫应答时可能只有一种或一个表位起主要作用，使宿主产生以该特异性为主的免疫应答；这种现象称为免疫显性或免疫优势（immunodominance）；起关键作用的表位称为显性表位。这个原则也适用于一个表位中不同的氨基酸残基，在表位中也有所谓的显性基团存在，如被置换会明显改变表位特异性。这种现象可能与表位在抗原分子中的位置或显性基团在表位中的位置有关。上述半抗原就是在表位中起到显性基团的作用。

实验证明，表位只有位于抗原分子的表面才能与淋巴细胞和抗体分子接触而发挥免疫效应。用多聚赖氨酸为骨架，用丙氨酸（A）、谷氨酸（G）和酪氨酸（T）序列为支链进行的研究能清楚地证明这一点：将 G 和 T 连在骨架外部，可诱导以针对 G 和 T 为优势的抗体产生；将连续的 A 连在骨架外部，便诱导以针对 A 为优势的抗体产生。

（三）共同表位与交叉反应

一个抗原分子上可能只有一种表位，称为单纯抗原；但是天然情况下很少发现单纯抗原，多数抗原分子上都存在多种表位。一般地说，不同的抗原物质具不同的表位，故各具特异性；但有时某一表位也会出现在不同的抗原上，称为共同表位，带有共同表位的抗原互称共同抗原。拥有共同抗原在自然界、尤其在微生物中是很常见的一种现象，存在于同一种属或近缘种属中称为类属抗原，存在于远缘不同种属中则称为异嗜性抗原（heterophile antigen）。

共同表位的例子很多，例如沙门菌可根据其 O 抗原分为 40 多个血清组，含 2000 多个血清型，同一组成员都有共同的 O 表位，是由特定的单糖决定的。再如人类、动物、植物和微生物之间也广泛存在着一种以发现者名字命名的抗原，称为 Forssman 抗原，其共同表位由共价交联于神经酰胺酯上的 N-乙酰半乳糖胺、半乳糖和葡萄糖联合组成。有些共同表位只是结构相似，所以又称相似表位。

由某一抗原诱导产生的抗体，也可以与其共同抗原结合，这种现象称为交叉反应（cross reaction）（图 3-4）。这种交叉反应可用来解释某些免疫病理现象，也可以用来诊断某些传染病。但是交叉反应总不如抗体与其诱导抗原之间的结合那么牢固；因为许多所谓的共同抗原实际上只是相似抗原，也可能只有某一个关键基团相同；在与交叉抗体结合时只能部分地吻合，不能达到整个空间的完全相配。

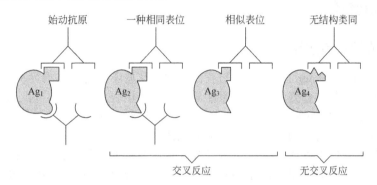

图 3-4 共同表位与交叉反应

（四）表位的细胞识别性

抗原免疫原性的体现首先是淋巴细胞对表位的识别。有证据表明，细胞免疫和体液免疫是针对同一抗原分子的不同部分，例如用人的高血糖素对小鼠进行免疫，产生的抗体是针对其氨基端，而细胞免疫则是针对其羧基端；结论是 T 细胞和 B 细胞识别的不是同一类表位。这样可以将表位分为两类：B 细胞（识别）表位和 T 细胞（识别）表位（图 3-5）。

（1）B 细胞表位　供 B 细胞识别诱导抗体应答，而 T 细胞不能识别的表位。对这类表位的研究资料较多，以上所述几乎都是应用特异性抗体、针对 B 细胞表位进行研究而得出的，此处不再赘述。

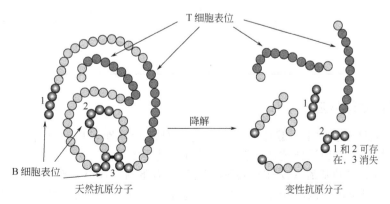

图 3-5 表位的细胞识别性

（2）T 细胞表位　供 T 细胞识别诱导产生细胞免疫，而 B 细胞不能识别的表位。T 细胞的抗原受体露出膜外部分较少，不能像抗体分子那样结合游离的抗原，只能识别由抗原递呈细胞递呈的与 MHC 结合的表位。所以被 T 细胞识别的抗原必须事先经过一定的处理，从蛋白质降解为多肽，再与 MHC 分子结合。因为构象表位在蛋白质降解时会遭到破坏，无法被 T 细胞识别，所以 T 细胞表位主要是顺序表位，也不一定位于分子表面。同抗体分子一样，T 细胞也可以由共同抗原引起交叉反应，但总不如与原诱导抗原的结合那么有效。

T 细胞表位可以诱导细胞免疫应答，作为细胞毒性 T 细胞攻击的靶子，同时对诱导抗体应答也是必需的；因为 B 细胞的活化需要活化 T 细胞的辅助，而 T 细胞活化必须由 T 细胞表位来启动。由此看来，每个抗原分子必须至少有一个 T 细胞表位，才能使抗原具有免疫原性。只具有 B 细胞表位的分子可以作为抗体的靶子，但本身不能诱导抗体应答。只有少数分子可能例外。

二、半抗原与载体

（一）　半抗原及其应用

免疫学先驱 Landsteiner 在 20 世纪初就已发现：某些不具有免疫原性的小分子物质可以与抗体结合，如果将其结合到具有免疫原性的大分子蛋白上就可诱导针对小分子物质的抗体应答。他借用希腊语"haptien"（原意为强加、抓牢）称这种小分子为 hapten，汉语译为半抗原；而将半抗原赖以附着的蛋白质分子称为载体（carrier）。

结合到大分子载体上以后，半抗原可以改变载体原有的表位，也可以形成新的表位。半抗原在表位中是关键性的基团。抗原特异性的研究多是通过抗原-载体复合物来进行的。

将苯胺、对氨基苯甲酸、对氨基苯磺酸和对氨基苯砷酸等四种已知结构的半抗原分别以偶氮方式结合到大分子蛋白上，然后用这些结合物分别免疫动物，结果所产生的抗体能够精确地将上述结构相似的半抗原区别开来，四种抗体只与相应的抗原发生反应（表 3-1）。即使应用结构稍有差别的同一种物质，例如对位、邻位和间位的三种氨基苯甲酸作为半抗原，所产生的抗体也能将这些分子区分出来。利用这种方法不仅可制备出针对许多小分子物质的抗体，甚至能制备出抗金属离子的抗体，而且极大地促进了对抗原性质的研究。

表 3-1　不同基团对抗原特异性的影响

项　　目	NH₂ 〇	NH₂ 〇 COOH	NH₂ 〇 SO₂H	NH₂ 〇 AsO₃H₂
抗苯胺	+	−	−	−
抗对氨基苯甲酸	−	+	−	−
抗对氨基苯磺酸	−	−	+	−
抗对氨基苯砷酸	−	−	−	+

（二）半抗原-载体效应

在半抗原-载体复合物中，载体分子虽有它本身的特异性，却不干扰半抗原的特异性。但是载体特异性对半抗原诱导抗体应答的效果有明显的影响。

将半抗原 2,4-二硝基酚（DNP）共价交联于牛血蛋白（BSA）和卵白蛋白（OVA）等大分子载体上，对不同组的动物用不同的抗原进行首次和再次免疫，然后测定各组动物的抗 DNP 抗体，所得结果见表 3-2。

表 3-2　半抗原-载体反应

首 次 免 疫	再 次 免 疫	抗 DNP 抗体	首 次 免 疫	再 次 免 疫	抗 DNP 抗体
DNP		−	OVA-DNP	BSA-DNP	+
OVA		−	OVA	OVA-DNP	++++
OVA-DNP		+	OVA	BSA-DNP	+
OVA-DNP	OVA-DNP	++++			

　　从以上实验可以看出：载体不仅赋予半抗原以免疫原性，还与半抗原免疫应答的记忆性密切相关。进一步的研究证明，半抗原的特异性被 B 细胞识别，而载体特异性被 T 细胞识别；只有 T 细胞、B 细胞协作，才能启动对半抗原的抗体应答，才能产生再次应答效应（图 3-6，图 3-7）。

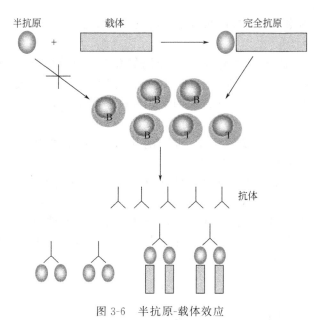

图 3-6　半抗原-载体效应

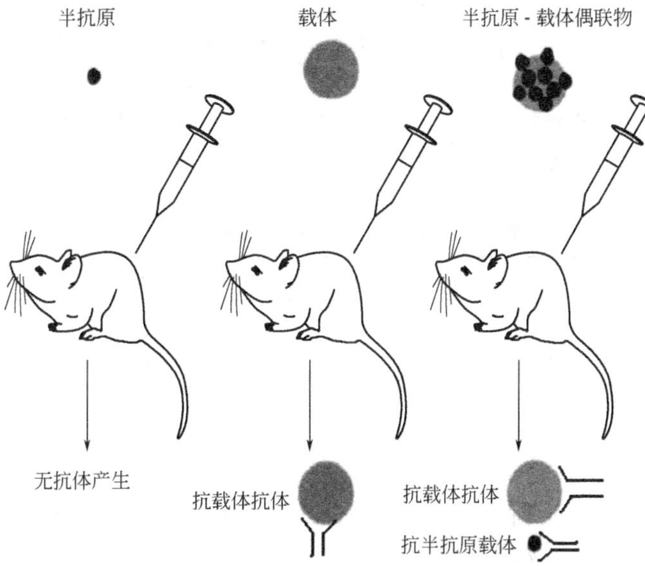

图 3-7　半抗原-载体抗体产生情况示意图

第三节 抗原的类型

自然界中各种生物、各种组织都有其各自特异性的抗原，所以其数目多得无法计算。根据任一性状都可对抗原进行分类，因此分类方法也十分复杂。现按其主要性状分类，叙述几种医学上有重要意义的抗原。

一、根据诱导免疫应答的性能分类

根据抗原被淋巴细胞识别的特性和诱导免疫应答的性能，可将抗原分成以下三类。

1. 胸腺依赖性抗原

含有 T 细胞表位、需要 T 细胞参与才能诱导免疫应答的抗原称为胸腺依赖性抗原（thymus-dependent antigen，TD-Ag）。TD-Ag 可诱导细胞免疫和（或）抗体免疫应答，但无一例外地需要 T 细胞的参与。天然抗原的绝大多数都是 TD-Ag。

2. 非胸腺依赖性抗原

只含 B 细胞表位、可直接激活 B 细胞的抗原称为非胸腺依赖性抗原（thymus-independent antigen，TI-Ag），见图 3-8。TI-Ag 不含 T 细胞表位，所以只诱导体液免疫，并且不需要 T 细胞辅助。这类抗原在自然界中存在较少，主要有革兰阴性细菌的脂多糖、肺炎链球菌的荚膜多糖等。TI-Ag 的分子结构比较简单，往往是单一表位规律而密集地重复排列。这样的结构可使 B 细胞表面受体发生广泛的交联，从而像丝裂原一样直接使 B 细胞活化。但是这种抗原的免疫能力有限，只能诱导 IgM 类抗体，而且不能产生再次应答效应。表 3-3 列举了 TD 抗原、TI-1 类与 TI-2 类抗原的异同。

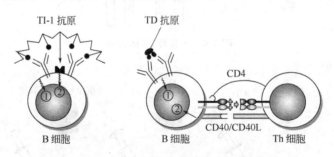

图 3-8 胸腺依赖性抗原和非胸腺依赖性抗原

表 3-3 TD、TI-1 与 TI-2 抗原的异同

项　目	TD 抗原	TI-1 抗原	TI-2 抗原
在婴幼儿的抗体反应	+	+	-
在无胸腺小鼠及个体中抗体的产生	-	+	+
无 T 细胞条件下的抗体反应	-	+	-
激活 T 细胞	+	-	-
多克隆激活 B 细胞	-	+	-
对重复序列的需要	-	-	+
抗原实例	白喉毒素、病毒性血凝素、结核分枝杆菌的纯蛋白衍生物（PPD）	百日咳杆菌、胞壁脂多糖	肺炎球菌、荚膜多糖、沙门菌多聚鞭毛、葡聚糖半抗原偶联的聚蔗糖

近年的研究发现，所谓 TI-Ag 也并非完全不要 T 细胞的帮助，只是对胸腺的依赖性较弱；因此称它们为胸腺增效性（thymus efficient）抗原也许更恰当些。

3. 超抗原

少量分子可使大量 T 细胞活化的高效能抗原称为超抗原（superantigen，SAg）。这类抗原可使宿主 20% 的 T 细胞活化，而通常的多肽抗原在初次免疫应答中只能使 0.001%～0.1% 的 T 细胞激活。超抗原被 T 细胞识别时虽然要与 MHC-Ⅱ类分子结合，但不受Ⅱ类分子的限制，可以直接活化 T 细胞而且效率特别高，超抗原对 T 细胞的非特异活化见图 3-9。

近年来对超抗原的研究比较多，已经发现的超抗原有小鼠乳腺瘤病毒编码的次要淋巴细胞刺激（MLS）抗原，狂犬病病毒衣壳蛋白，葡萄球菌肠毒素 A～E（SE A～E），中毒性休克综合征毒素 1（TSST1），表皮剥脱毒素（EXT），链球菌 M 蛋白和致热性外毒素 A、B、C，关节炎支原体丝裂原（MAM），小肠结肠炎耶尔森菌膜蛋白，假单胞菌，HIV 及小鼠 Moloney 白血病病毒编码的某些蛋白质。

超抗原的发现具有许多实际的免疫学意义，为许多疾病的发生机制研究提

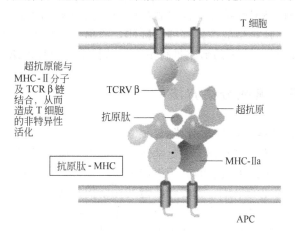

图 3-9 超抗原对 T 细胞的非特异活化

示了新的线索。超抗原对宿主多有直接的毒性作用，而且还与宿主多方面的免疫机制相关，例如自身免疫病、免疫抑制作用、T 细胞在胸腺发育中的选择作用、某些抗感染和抗肿瘤作用等。但是迄今为止对超抗原本身的结构及其与 MHC-Ⅱ类分子和 T 细胞受体之间的关系还不清楚。对超抗原的研究将有助于解开许多免疫学之谜。

二、根据抗原与宿主的亲缘关系分类

1. 异嗜性抗原（heterophilic antigen）

为一类与种属无关，存在于人、动物及微生物之间的共同抗原。异嗜性抗原最初是由 Forssman 发现，故又名 Forssman 抗原。例如，溶血性链球菌的表面成分与人肾小球基底膜及心肌组织具有共同抗原存在，故在链球菌感染后，其刺激机体产生的抗体可与具有共同抗原的心、肾组织发生交叉反应，导致肾小球肾炎或心肌炎；大肠杆菌 O14 型脂多糖与人结肠黏膜有共同抗原存在，有可能导致溃疡性结肠炎的发生。

2. 异种抗原（xenogenic antigen）

指来自于另一物种的抗原性物质，如病原微生物及其产物、植物蛋白、用于治疗目的的动物抗血清及异种器官移植物等，对人而言均为异种抗原。微生物的结构虽然简单，但其化学组成却相当复杂，都有较强的免疫原性。临床上治疗用的动物免疫血清，如马血清抗毒素有其两重性：一是特异性抗体，有中和毒素的作用；二是异种抗原，可刺激机体产生抗马血清抗体，反复使用可导致超敏反应的发生。

3. 同种异型抗原（allogenic antigen）

指同一种属不同个体间所存在的抗原，亦称同种抗原或同种异体抗原。常见的人类同种异型抗原有血型（红细胞）抗原和主要组织相容性抗原（人主要为 HLA）。血型抗原有 40

余种抗原系统，主要有 ABO 系统和 Rh 系统。HLA 是人体最为复杂的同种异型抗原。

4. 自身抗原（autoantigen）

在正常情况下，机体对自身组织细胞不会产生免疫应答，即自身耐受。但是在感染、外伤、服用某些药物等影响下，使免疫隔离部位的抗原释放，或改变和修饰了的自身组织细胞，可诱发对自身成分的免疫应答，这些可诱导特异性免疫应答的自身成分称为自身抗原。

5. 独特型抗原（idiotypic antigen）

TCR 及 BCR 或 Ig 的 V 区所具有的独特的氨基酸顺序和空间构象，可诱导自体产生相应的特异性抗体，这些独特的氨基酸序列称为独特型（idiotype，Id）抗原而成为自身免疫原，所诱生的抗体（即抗抗体，或称 Ab1）称抗独特型抗体（AId）。因此能以 Ab1→Ab2→Ab3→Ab4…的形式进行下去，从而形成免疫网络，调节免疫应答。

三、其他分类方法

1. 根据化学性质分类

按照抗原分子的化学性质，可将抗原分成蛋白抗原、多糖抗原和核酸抗原等许多类型。

天然蛋白质的分子组成都比较复杂，且具有二级和三级结构，因此多是良好的抗原。多糖的免疫原性一般较弱，但某些结构复杂的多糖，例如人类 ABO 血型抗原等，也具有较强的免疫原性。核酸和脂类多无免疫原性，与蛋白质结合后形成核蛋白或脂蛋白时可成为良好的抗原。在系统性红斑狼疮等自身免疫病患者体内可发现抗 DNA 或抗 RNA 的抗体，所以核酸也许是一种天然的半抗原。

2. 根据制备方法分类

按照应用抗原的制备方法，可将抗原分成天然抗原、人工抗原和合成抗原三种类型。

天然抗原是不加修饰的天然物质，例如微生物、BSA 和绵羊红细胞等。人工抗原是经人工修饰的天然抗原，例如碘化蛋白、偶氮蛋白等。合成抗原是经化学合成的高分子氨基酸聚合物，例如多聚赖氨酸等。由一种氨基酸组成的聚合物称为同聚物，由两种或两种以上氨基酸合成的聚合物称为共聚物。微生物天然抗原见图 3-10。

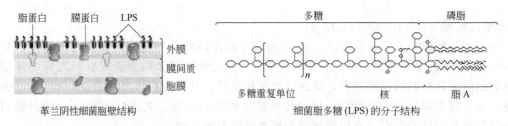

图 3-10　微生物天然抗原

3. 根据生物来源和体内定位分类

按照抗原的生物来源和在生物体内存在的位置进行命名是一种自然的方法，可以将抗原分成无数不同的类型；这虽不是一种规范的分类方法，却是一种十分实用的命名方式。例如小鼠 MHC 抗原、病毒表面抗原和细菌鞭毛抗原等。

另外，根据抗原的免疫效果还可以分成完全抗原和半抗原，或免疫原、变应原和耐受原等；根据抗原与宿主的位置关系还可分成内源性抗原和外源性抗原等。还可根据抗原的产生方式的不同，将其分为天然抗原和人工抗原；根据其物理性状的不同，分为颗粒性抗原和可溶性抗原等；根据抗原诱导免疫应答的作用，可分为移植抗原、肿瘤抗原等。

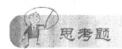 **小 结**

　　抗原（Ag）是指能与 T 淋巴细胞、B 淋巴细胞的 TCR 或 BCR 结合，促使其增殖、分化，产生抗体或致敏淋巴细胞，并与之结合，进而发挥免疫效应的物质。免疫原性和抗原性是抗原的两个重要特性。抗原免疫原性的本质是异物性，是抗原的核心。抗原的特异性是抗原刺激机体产生免疫应答及其与应答产物发生反应所显示的专一性，其结构基础是存在于抗原分子中的抗原表位。抗原表位是抗原分子中决定抗原特异性的特殊化学基团，可分为顺序表位和构象表位、T 细胞表位和 B 细胞抗原表位。有多种因素影响机体对抗原免疫应答的类型及强度，但主要取决于抗原物质本身的性质及其与机体的相互作用。影响抗原免疫效果的抗原本身的性质包括抗原的化学性质、分子量大小、结构的复杂性、分子构象、易接近性和物理状态等；宿主方面的因素如遗传因素、年龄、性别和健康状态也在很大程度上影响抗原的免疫效果；抗原的使用剂量、途径、次数以及免疫佐剂的选择都明显影响机体对抗原的应答。抗原的分类方法很多，根据诱生抗体时需否 Th 细胞参与，可分为胸腺依赖性抗原（TD-Ag）和非胸腺依赖性抗原（TI-Ag）。TD-Ag 与 TI-Ag 在抗原表位的组成、免疫应答的类型和免疫记忆的形成等都各有特点。根据抗原与机体的亲缘关系的远近，可分为异嗜性抗原、异种抗原、同种异型抗原、自身抗原和独特型抗原。除了传统意义上的抗原分子外，还有一些物质以抗原非依赖性、MHC 非限制性的方式激活淋巴细胞，称为非特异性免疫刺激剂。超抗原通过直接与 TCRVβ 结合，极低浓度时即可激活 2%～20% 某些亚型的 T 细胞克隆；佐剂则通过预先或与抗原同时注入体内，增强机体对该抗原的免疫应答或改变免疫应答类型；丝裂原可与淋巴细胞表面相应受体结合，刺激静止淋巴细胞转化为淋巴母细胞和有丝分裂，激活某一类淋巴细胞的全部克隆。

思考题

1. 试述抗原的基本特性。
2. 试述决定抗原特异性的结构基础。
3. 简述影响抗原免疫应答的主要因素。
4. 试比较 TD-Ag 和 TI-Ag 的特点。

第 四 章

免疫球蛋白

免疫球蛋白（immunoglobulin，Ig）是介导体液免疫的重要免疫分子，通常是指一组具有抗体活性和（或）抗体样结构的球蛋白。Ig 由浆细胞产生，包括成熟的 B 细胞膜表面的 Ig 和各个克隆的 B 细胞受抗原刺激后分泌的 Ig。在人体内约有 1×10^7 克隆 B 细胞，各个克隆 B 细胞表面 Ig 分子的结构都不一样，能识别差异微小的各种抗原决定簇，产生相应的 Ig 分子。B 细胞分泌于血清中的 Ig 分子结构极不均一，与抗原结合的特异性千差万别，Ig 自身表现的抗原性（血清型）多种多样。多数 Ig 具有抗体活性，可以特异性识别和结合抗原，并引发一系列生物学效应。

第一节　抗体与免疫球蛋白的概念

抗体（antibody，Ab）是机体接受抗原刺激后，B 细胞活化、增殖、分化为浆细胞，由浆细胞产生的一类能与相应抗原发生特异性结合的球蛋白。早在 19 世纪后期，Von Behring 及其同事 Kitasato 就发现白喉或破伤风毒素免疫动物后可产生具有中和毒素作用的物质，称之为抗毒素（antitoxin），随后引入抗体一词来泛指抗毒素类物质。1937 年 Tiselius 和 Kabat 用电泳方法将血清蛋白分为白蛋白，α1、α2、β 及 γ 球蛋白等组分，并发现抗体活性存在于从 α 球蛋白到 γ 球蛋白的这一广泛区域，但主要存在于 γ 区，故相当长一段时间内，抗体又被称为 γ 球蛋白（丙种球蛋白）。1968 年和 1972 年世界卫生组织和国际免疫学联合会的专门委员会先后决定，将具有抗体活性或化学结构与抗体相似的球蛋白统一命名为免疫球蛋白。

因此，免疫球蛋白是指具有抗体活性或化学结构与抗体相似的球蛋白。所有抗体都是 Ig，而 Ig 并不一定都是抗体。例如，骨髓瘤患者血清中有浓度异常增高的骨髓瘤蛋白，其化学结构与抗体类似，但无抗体活性，没有免疫功能。又如，B 细胞的膜表面免疫蛋白，其化学结构与抗体类似，也能与相应抗原特异性结合，但它不是由抗原激活 B 细胞进而分化成熟为浆细胞后所分泌的，因此这些球蛋白不能称为抗体。由此可见，Ig 是化学结构上的概念，而抗体则是生物学功能上的概念。

Ig 主要存在于血液和其他体液（包括组织液和外分泌液）中，约占血浆蛋白总量的 20%，称为分泌型 Ig（secreted immunoglobulin，sIg）；还可分布在 B 细胞表面，作为抗原识别受体，称作膜型免疫球蛋白（membrane immunoglobulin，mIg）。Ig 具有一般蛋白质的通性，对理化因素敏感，不耐热，在 $60\sim70\text{℃}$ 即被破坏；能被多种蛋白水解酶裂解；凡能使蛋白质凝固变性的因素也能破坏抗体的活性。

第二节　免疫球蛋白的结构

一、Ig 的四肽链结构

Ig 的基本结构是由四条（两对）多肽链以二硫键连接而成，称 Ig 单体。其中两条相同的长链称为重链（heavy chain，H 链），每条重链由大约 440 个氨基酸残基组成，分子质量约为 50～70kD，重链间有二硫键相连。两条相同的短链称为轻链（light chain，L 链），每条轻链由大约 220 个氨基酸组成，分子质量约为 22.5kD，分别以二硫键与重链相连。在重链上含有不同的糖基，故 Ig 属糖蛋白，其结构模式见图 4-1。根据重链结构与抗原特异性的不同，可将其分为五类，即 γ、α、μ、ε、δ 链，由它们组成的 Ig 分别为 IgG、IgA、IgM、IgE 和 IgD。轻链有两型，即 κ 和 λ 型。每个 Ig 分子的两条轻链总是同型的，人类血清中各类 Ig 所含 κ 和 λ 轻链的比例为 1：2。

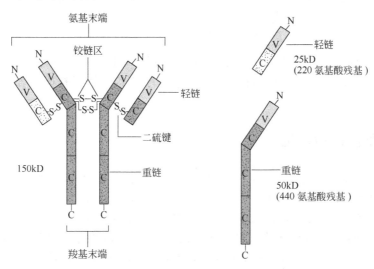

图 4-1 免疫球蛋白的基本结构模式图

Ig 分子肽链的 N 端，在 L 链 1/2 和 H 链 1/4 处（约在 110 位前）氨基酸的种类和顺序各不相同，称为可变区（variable region，V 区）；肽链 C 端其余部分的氨基酸，在种类和顺序上彼此间差别不大，称为稳定区或恒定区（constant region，C 区）。在可变区中，某些局部区域的氨基酸组成和排列顺序更易变化，称为超变区（hyper-variable region，HVR）。超变区实际上即是 Ig 与特异性抗原结合的位置，其结构与抗原表位互补，故又称为互补决定区（complementary determining region，CDR）。可变区中的其他氨基酸残基称为构架区（frame-work region，FR），大约占整个 V 区近 75％，其顺序很少变化（约 5％）。FR 的功能为支持 CDR，并维持 V 区三维结构的稳定性。H 链和 L 链的 FR 在某些位置上具有相同的氨基酸残基。根据 VH/VL 氨基酸顺序同源程度的差异，可将 Ig 分为群和亚群。

二、Ig 的其他结构

（1）连接链（joining chain，J 链） J 链是一富含半胱氨酸的多肽链（图 4-2），由浆细胞合成，主要功能是将单体 Ig 分子连接为多聚体。2 个 IgA 单体由 J 链相互连接形成二聚体，5 个 IgM 单体由二硫键相互连接，并通过二硫键与 J 链连接形成五聚体。IgG、IgD 和 IgE 常为单体，无 J 链。

（2）分泌片（secretory piece，SP） 是由黏膜上皮细胞合成与分泌的一种多肽链。浆细胞合成的双聚体 IgA，在通过黏膜上皮细胞的过程中，与黏膜上皮细胞合成的分泌片结合，并一起被分泌到黏膜表面。分泌片的功能是保护 IgA，使之免受环境中蛋白水解酶的破坏，并介导 IgA 的转运。

（3）铰链区（hinge region，HR） 在重链恒定区 CH1 与 CH2 之间存在一个可以自由

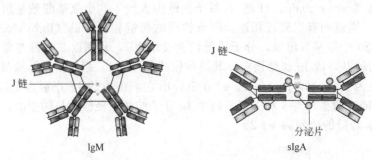

图 4-2   免疫球蛋白连接链和分泌片

折叠的区域，称为铰链区。该区含大量的脯氨酸，富有弹性，张合自如，因此，可使 Ig 可变区与不同距离的抗原表位结合，同时有利于 Ig 分子变构，暴露补体结合点，为补体活化创造条件。

三、免疫球蛋白的功能区

Ig 分子不仅在 H 链间、H 链与 L 链间有二硫键连接，而且在 H 链与 L 链内也有二硫键连接，借此将肽链折叠成几个球形结构。每个球形结构约由 110 个氨基酸组成，此结构与 Ig 的某些特殊生物功能有关，故称为 Ig 的功能区。每条 L 链有 VL 和 CL 两个功能区；IgG、IgA 和 IgD 的每条 H 链各有 VH 和 CH1、CH2、CH3 四个功能区；IgM 和 IgE 的每条 H 链 VH 和 CH1、CH2、CH3 和 CH4 五个功能区，即多一个 CH4。各功能区的作用为：①VL 和 VH 是与抗原特异性结合的部位；②CL 和 CH1 上游为同种异型的遗传标志；③IgG 的 CH2 和 IgM 的 CH3 具有补体结合点，能激活补体的经典途径；④IgG 的 CH3 和 IgE 的 CH4 有亲细胞活性，能与细胞表面的 Fc 受体结合。

四、Ig 的水解片段

在一定条件下，免疫球蛋白分子肽链的某些部分易被许多蛋白酶水解，产生不同的片段；免疫学研究中常用的酶是木瓜蛋白酶（papain）和胃蛋白酶（pepsin），并可以此研究 Ig 的结构和功能，分离和纯化特定的 Ig 多肽片段。

1. 木瓜蛋白酶水解片段

木瓜蛋白酶在生理 pH 下将 IgG 分子从 H 链二硫键 N 端 219 位置上断裂，生成两个相同的 Fab 片段和一个 Fc 片段（图 4-3）。Fab 段即抗原结合片段（antigen binding fragment），含 1 条完整的 L 链和 H 链的一部分（Fd）段，分子质量为 45kD；Fab 段仍具有抗原结合活性，但结合能力较弱，只有一价。Fc 段即可结晶片段（crystallizable fragment），为 2 条 H 链 C 端剩余的部分，分子质量 55kD，在一定条件下可形成结晶。Fc 段不能与抗原结合，但具有许多其他生物学活性，如固定补体、亲和细胞（巨噬细胞、NK 细胞和

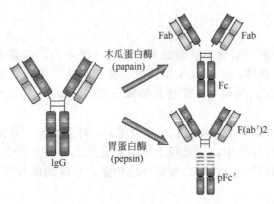

图 4-3   IgG 分子的水解片段模式图

粒细胞等）、通过胎盘、介导与细菌蛋白（如蛋白 A 和蛋白 G）的结合，以及与类风湿因子反应等。

2. 胃蛋白酶水解片段

胃蛋白酶作用于铰链区二硫键所连接的两条重链的近 C 端，水解 Ig 后可获得一个 F(ab')2 片段和一些小片段 pFc'（图 4-3）。F(ab')2 是由两个 Fab 及铰链区组成，由于 Ig 分子的两个臂仍由二硫键连接，因此 F(ab')2 片段为双价，可同时结合两个抗原表位，故与抗原结合可发生凝集反应和沉淀反应，而且，由于 F(ab')2 片段保留了结合相应抗原的生物学活性，又避免了 Fc 段免疫原性可能引起的副作用，因而被广泛用作生物制品。如白喉抗毒素、破伤风抗毒素经胃蛋白酶消化后精制提纯的制品，因去掉 Fc 段而降低超敏反应的发生。胃蛋白酶水解 Ig 后所产生的 pFc' 最终被降解，无生物学作用。

第三节 免疫球蛋白的血清型

免疫球蛋白为大分子蛋白质，具备抗原的各种性质，对异种、同种异体，甚至宿主自身都是良好的抗原，而且是一个抗原复合体，带有多种抗原决定簇。Ig 分子的这种异质性反映了抗体形成细胞的遗传性差异，代表抗体分子在不同水平上的遗传变异特性；通常可用血清学方法检测出来，并据此将 Ig 及其肽链（H 和 L 链）分成不同的血清学类型。Ig 的血清型同种型、同种异型和独特型 3 种（图 4-4）。

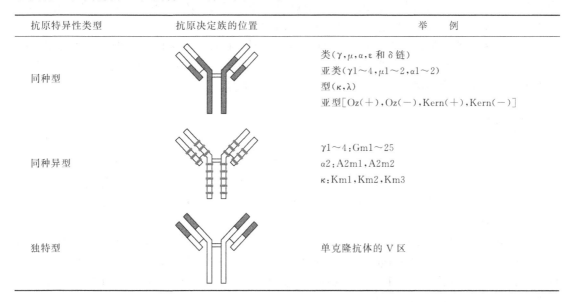

抗原特异性类型	抗原决定簇的位置	举　例
同种型		类（$\gamma,\mu,\alpha,\varepsilon$ 和 δ 链） 亚类（$\gamma 1\sim 4,\mu 1\sim 2,\alpha 1\sim 2$） 型（$\kappa,\lambda$） 亚型［Oz(+),Oz(−),Kern(+),Kern(−)］
同种异型		$\gamma 1\sim 4$：Gm1$\sim$25 $\alpha 2$：A2m1,A2m2 κ：Km1,Km2,Km3
独特型		单克隆抗体的 V 区

图 4-4　免疫球蛋白血清学类型示意图

需要指出的是，在正常状态下，1 个 Ig 分子的两条 H 链是均一的，两条 L 链也是均一的，在任何层次上都不会出现两条链不同类或不同型的情况。

一、同种型

同种型（isotype）是指同一种属中所有个体的 Ig 分子所共同具有的抗原特异性。同种型 Ig 抗原特异性因种属不同而异。例如，用人类 Ig 免疫家兔获得的抗人 Ig 抗体，可以与任何一个人的该类 Ig 发生特异性结合，而不能与其他物种的 Ig 发生结合。同种型抗原决定簇主要存在于 Ig 恒定区内，根据重链或轻链恒定区肽链抗原特异性的不同，可将 Ig 分为若干类、亚类，型和亚型。

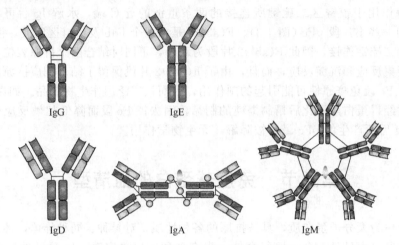

图 4-5　五类免疫球蛋白结构示意图

（1）类和亚类　根据重链恒定区抗原特异性的不同，将 Ig 分为 IgG、IgM、IgA、IgD 和 IgE 五类（图 4-5）。同一类 Ig 又根据 CH 氨基酸组成不同和 H 链间二硫键数目的差异，分成若干亚类。目前已经发现，IgG 有 4 个亚类，即 IgG1、IgG2、IgG3 和 IgG4；IgA 有 2 个亚类，IgA1 和 IgA2；IgM 也有 IgM1 和 IgM2 2 个亚类。

（2）型和亚型　根据轻链恒定区抗原特异性不同，将轻链分为两型，即 κ 型和 λ 型。就每一类 Ig 而言，都有两种型别，如 IgG 有 κ 型 IgG（$\gamma2\kappa2$）和 λ 型 IgG（$\gamma2\kappa2$）。λ 型轻链又因个别氨基酸的差异而分为 $\lambda1$、$\lambda2$、$\lambda3$ 和 $\lambda4$ 4 个亚型。

二、同种异型

同种异型（allotype）是指同一种属不同个体所产生的同一类型 Ig，由于重链或轻链恒定区内一个或数个氨基酸不同而表现出的抗原性差异。这种差异是由不同个体的遗传基因决定的，因此又称为遗传标志。同种异型抗原决定基与人类的 ABO 血型抗原相似，可以为人类某些个体所共有。

IgG 重链遗传标志称 Gm 因子，已发现 $\gamma1$、$\gamma2$、$\gamma3$ 链上有同种异型标志，分别命名为 Gm1、Gm2、Gm3 [G 代表 IgG，m 即 maker（标记），数字代表亚类] 等。IgA 重链的遗传标记称为 AM 因子，人类 IgA2 有两种同种异型标记 A2m1 和 A2m2。κ 链的遗传标记称为 Km 因子，有 Km1、Km2、Km3 三种。

三、独特型

同一种属某一个体产生的抗体分子具有独特的抗原决定簇，不但与其他个体受同一抗原刺激产生的特异性抗体不同，而且与自身其他特异性抗体也有区别，称为独特型（idiotype）。独特型是单克隆的，其抗原决定簇位于 V 区，与高变区决定簇的互补空间相关联，反映 Ig 分子高变区抗原决定簇的差异。

独特型抗原可用抗独特型抗体直接特异性检出。抗独特型抗体有两型，一为直接与抗体分子的抗原决定簇反应，从而能阻断抗原结合，成为抗原内影像，可作为抗独特型抗体疫苗；另一针对抗原结合部位以外的 V 区其他决定簇。虽然 Ig 分子 V 区球形构象提示抗体高变区、抗体的抗原结合部位和抗体的独特型决定簇三者关系密切，但不完全重合。一些独特型抗原与抗体活性无关。抗独特型抗体可因单独的 H 链和 L 链或肽链的 V 区而产生，亦即独特型决定簇或称独特位（idiotope）。

Ig 分子的独特型抗原具有自身免疫原性，在正常免疫应答过程中产生抗独特型抗体（Ab2），这种抗抗体再生引发另一 B 细胞产生抗 Ab2 抗体（Ab3），如此继续下去，独特型和抗独特型将整个抗体产生系统联成一个网络，称为独特型网络（idiotypic network）。独特型网络在免疫应答的调控中起重要作用，见图 4-6。

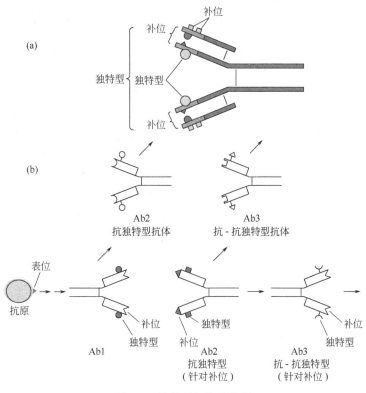

图 4-6　独特型与抗独特型

第四节　免疫球蛋白的生物学活性

免疫球蛋白的重要生物学活性为特异性结合抗原，并通过重链 C 区介导一系列生物学效应，包括激活补体、亲和细胞而导致吞噬、胞外杀伤及免疫炎症，最终达到排除外来抗原的目的。

一、IgV 区的功能

Ig 的功能首先体现在对抗原的特异性识别作用。识别并特异性结合抗原是免疫球蛋白分子的主要功能，执行该功能的结构是免疫球蛋白 V 区，其中，互补决定区（CDR）部位在识别和结合特异性抗原中起决定性作用。抗体分子在结合抗原时，其 Fab 片段的 V 区与抗原决定簇的立体结构（构象）必须吻合，特别与高变区的氨基酸残基直接有关，所以抗原-抗体的结合具有高度特异性（图 4-7）。

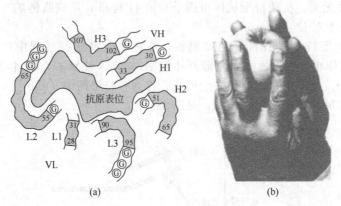

图 4-7 Ig 特异性结合抗原

免疫球蛋白分子有单体、二聚体和五聚体，因此结合抗原表位的数目也不相同。Ig 结合抗原表位的个数称为抗原结合价。单体 Ig 可结合 2 个抗原表位，为双价；分泌型 IgA 为 4 价；五聚体 IgM 理论上为 10 价，但由于立体构象的空间位阻，一般只能结合 5 个抗原表位，故为 5 价。免疫球蛋白的 V 区与抗原结合后，借助于 C 区的作用，在体外可发生各种抗原抗体结合反应，有利于抗原或抗体的检测和功能的判断；在体内，可中和毒素、阻断病原入侵、清除病原微生物或导致免疫病理损伤；B 细胞膜表面的 IgM 和 IgD 构成 B 细胞的抗原识别受体，能特异性识别抗原分子。

二、IgC 区的功能

1. 激活补体

人 IgG1～3 和 IgM 与相应抗原结合后，可因构象改变而使其 CH2/CH3 结构域内的补体结合点暴露，从而通过经典途径激活补体系统，产生多种效应功能，其中 IgM、IgG1 和 IgG3 激活补体系统的能力较强，IgG2 较弱。IgA、IgE 和 IgG4 本身难于激活补体，但形成聚合物后可通过旁路途径激活补体系统。通常，IgD 不能激活补体。

2. 结合 Fc 受体

IgG 和 IgE 可通过其 Fc 段与表面具有相应受体的细胞结合，产生不同的生物学作用。Ig Fc 受体特性见表 4-1。

表 4-1　Ig Fc 受体特性

FcR	结合的 Ig	表达 FcR 的细胞类型	生 物 效 应
FcγR Ⅰ(CD64)		MΦ、中性粒细胞、嗜酸性粒细胞 ⎫	吞噬功能
FcγR ⅡA(CD32)		MΦ、中性粒细胞、嗜酸性粒细胞、血小板 ⎭	
FcγR Ⅱ B1	IgG	B 细胞	反馈抑制
FcγR Ⅱ B2		MΦ、中性粒细胞、嗜酸性粒细胞、血小板、淋巴细胞	吞噬功能↑
FcγR Ⅲ		NK、嗜酸性粒细胞、MΦ、中性粒细胞、淋巴细胞	诱导杀伤(ADCC)
FcεR Ⅰ	IgE	肥大细胞	脱颗粒分泌活性物质等，超敏反应
FcαR(CD89)	IgA	单核-巨噬细胞、中性粒细胞、B 细胞(亚型)、T 细胞(亚型)	免疫活性↑

（1）调理作用（opsonization） 指抗体如 IgG（特别是 IgG1 和 IgG3）的 Fc 段与中性粒细胞、巨噬细胞上的 IgG Fc 受体结合，从而增强吞噬细胞的吞噬作用。例如，细菌特异性的 IgG 抗体以其 Fab 段与相应的细菌抗原结合后，以其 Fc 段与巨噬细胞或中性粒细胞表面相应 IgG Fc 受体结合，通过 IgG 的 Fab 段和 Fc 段的"桥联"作用，促进吞噬细胞对细菌的吞噬（图 4-8）。

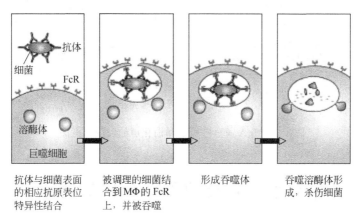

抗体与细菌表面的相应抗原表位特异性结合　被调理的细菌结合到 MΦ 的 FcR 上，并被吞噬　形成吞噬体　吞噬溶酶体形成，杀伤细菌

图 4-8　抗体介导的调理作用

（2）抗体依赖的细胞介导的细胞毒作用（ADCC） 指具有杀伤活性的细胞如 NK 细胞通过其表面表达的 Fc 受体识别包被于靶抗原（如病毒感染细胞或肿瘤细胞）上的抗体 Fc 段，直接杀伤靶抗原（图 4-9）。NK 细胞是介导 ADCC 的主要细胞。抗体与靶细胞上的抗原结合是特异性的，而表达 FcR 细胞的杀伤作用是非特异性的。

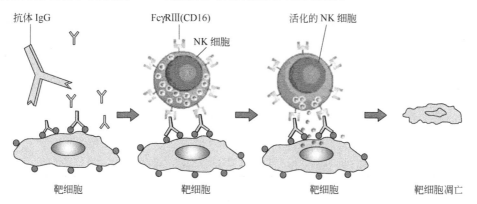

抗体 IgG　FcγRⅢ(CD16)　NK 细胞　活化的 NK 细胞

靶细胞　靶细胞　靶细胞　靶细胞凋亡

图 4-9　NK 细胞介导的 ADCC 作用

（3）介导Ⅰ型超敏反应 IgE 为亲细胞抗体，可通过其 Fc 段与肥大细胞和嗜碱性粒细胞表面的高亲和力 IgE Fc 受体（FcεRⅠ）结合，并使其致敏，若相同变应原再次进入机体与致敏靶细胞表面特异性 IgE 结合，即可促使这些细胞合成和释放生物活性物质，引起Ⅰ型超敏反应。

3. 穿过胎盘和黏膜

在人类，IgG 是唯一能通过胎盘的免疫球蛋白。胎盘母体一侧的滋养层细胞表达一种特异性 IgG 输送蛋白，称为 FcRn。IgG 可选择性与 FcRn 结合，从而转移到滋养层细胞内，并主动进入胎儿血液循环中。IgG 穿过胎盘的作用是一种重要的自然被动免疫机制，对于新生儿抗感染具有重要意义。另外，分泌型 IgA 可通过呼吸道和消化道的黏膜（图 4-10），是黏膜局部免疫的最主要因素。

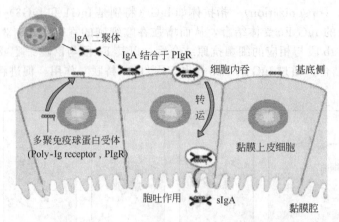

图 4-10　IgA 通过呼吸道和消化道的黏膜示意图

第五节　各类免疫球蛋白的特点

五类免疫球蛋白都有结合抗原的共性，但它们在分子结构、体内分布、血清水平及生物活性等方面又各具特点（表 4-2）。

表 4-2　五类 Ig 的代谢、分布及生物活性

性　　状	IgG	IgA	IgM	IgD	IgE
血清含量/(mg/dl)	1200	200	120	3	0.04
相对含量/%	75~80	10~15	5~10	0.05	0.03
合成率/[mg/(kg·天)]	33	24	7	0.4	0.02
分解率/(%/天)	7	25	8	37	71
半衰期/天	20~23	6	5	3	2
血管内分布/%	50	50	80	75	50
外分泌液中	−	+	±	−	+
结合补体	+	−	+	−	−
透过胎盘	+	−	−	−	−
与肥大细胞结合	(IgG4)	−	−	−	+
与 MΦ 和 B 细胞结合	+	−	−	−	+

一、IgG

IgG 于出生后 3 个月开始合成，3~5 岁接近成人水平。是血清和细胞外液中含量最高的 Ig，约占血清总 Ig 的 75%~80%（表 4-2）。人 IgG 有 4 个亚类，依其在血清中浓度高低，分别为 IgG1、IgG2、IgG3、IgG4。IgG 半衰期约 20~23 天，是再次免疫应答产生的主要抗体，其亲和力高，在体内分布广泛，具有重要的免疫效应，是机体抗感染的"主力军"。IgG1、IgG2、IgG3 可穿过胎盘屏障，在新生儿抗感染免疫中起重要作用；IgG1、IgG2 和 IgG3 的 CH2 能通过经典途径活化补体，并可与巨噬细胞、NK 细胞表面 Fc 受体结合，发挥调理作用、ADCC 作用等；人 IgG1、IgG2 和 IgG4 可通过其 Fc 段与葡萄球菌蛋白 A（SPA）结合，借此可纯化抗体，并用于免疫诊断；某些自身抗体如抗甲状腺球蛋白抗体、抗核抗体，以及引起 Ⅱ、Ⅲ 型超敏反应的抗体也属于 IgG。

二、IgM

IgM 占血清免疫球蛋白总量的 5%～10%。单体 IgM 以膜结合型（mIgM）表达于 B 细胞表面，构成 B 细胞抗原受体（BCR）；分泌型 IgM 为五聚体，是分子量最大的 Ig，沉降系数为 19S，称为巨球蛋白（macroglobulin），一般不能通过血管壁，主要存在于血液中。五聚体 IgM 含 10 个 Fab 段，具有很强的抗原结合能力；含 5 个 Fc 段，比 IgG 更易激活补体。天然的血型抗体为 IgM，血型不符的输血，可致严重溶血反应。IgM 是个体发育过程中最早合成和分泌的抗体，在胚胎发育晚期的胎儿即能产生 IgM，故脐带血 IgM 升高提示胎儿有宫内感染（如风疹病毒或巨细胞病毒等感染）。IgM 也是初次体液免疫应答中最早出现的抗体，是机体抗感染的"先头部队"；血清中检出 IgM，提示新近发生感染，可用于感染的早期诊断。膜表面 IgM 是 B 细胞抗原受体的主要成分。只表达 mIgM 是未成熟 B 细胞的标志。

三、IgA

IgA 分为两型：血清型大多数（85%）为单体，少数以双聚体形式存在，主要由肠系膜淋巴组织中的浆细胞产生并主要存在于血清中，占血清免疫球蛋白总量的 10%～15%。IgA 具有中和毒素、抗菌、抗病毒等作用。单核-巨噬细胞和中性粒细胞表面有 IgA Fc 受体，IgA 的 Fc 段可与这些细胞上的相应受体结合，发挥调理作用。分泌型 IgA（secretory IgA，sIgA）是由呼吸道、消化道、泌尿生殖道等黏膜固有层中的浆细胞产生，sIgA 为二聚体，由 J 链连接，含内皮细胞合成的 SP，经分泌性上皮细胞分泌于黏膜表面以及初乳、泪液、唾液中。

sIgA 能阻止病原微生物由黏膜侵入体内，具有抗菌、抗病毒和抗毒素等多种作用，是黏膜局部感染的重要免疫物质。若 sIgA 合成障碍，易发生呼吸道或消化道等局部感染。

婴儿在出生后 4～6 个月才能合成 IgA，但可从初乳中获得 sIgA，这对抵抗呼吸道和消化道病原微生物感染具有重要意义，也是临床上提倡母乳喂养婴儿的原因之一。

四、IgD

正常人血清 IgD 浓度很低，仅占血清免疫球蛋白总量的 0.05%。IgD 可在个体发育的任何时间产生。五类 Ig 中，IgD 的铰链区较长，易被蛋白酶水解，故其半寿期很短（仅 3 天）。IgD 分为两型：血清 IgD 的生物学功能尚不清楚；膜结合型 IgD（mIgD）构成 BCR，是 B 细胞分化发育成熟的标志，未成熟 B 细胞仅表达 mIgM，成熟 B 细胞可同时表达 mIgM 和 mIgD，称为初始 B 细胞（naive B cell）；活化的 B 细胞或记忆 B 细胞其表面的 mIgD 逐渐消失。

五、IgE

IgE 是正常人血清中含量最少的 Ig，血清浓度极低。IgE 为单体结构，分子量大于 IgG 和单体 IgA，含糖量较高，ε 链有 6 个低聚糖侧链。像 IgM 一样，IgE 也有 5 个同源区，CH2 功能区置换了其他类重链的铰链区。IgE 分布于呼吸道和肠道黏膜上稍多，可能与 IgE 在黏膜下淋巴组织内局部合成有关。IgE 水平与个体遗传性和抗原质量密切相关，因而其血清含量在人群中波动很大，在特应性过敏症和寄生虫感染者血清中 IgE 水平可升高。IgE 不能激活补体及穿过胎盘，但它的 Fc 段能与肥大细胞和嗜碱性粒细胞表面的受体结合，介导 I 型变态反应的发生，因此又称亲细胞抗体。

第六节　免疫球蛋白的遗传控制及生物合成

1941 年 Beadle 和 Tatum 提出"一个基因一种酶"的假说。随后的研究认为所有蛋白质的生物合成都遵循"一个基因控制一条多肽链"的遗传规律。1965 年 Dreyer 和 Benner 根据人骨髓瘤 L 链 Bence-Jones 蛋白和小鼠骨髓瘤 L 链蛋白的肽链图分析，提出"两个基因控制一条 Ig 肽链"的假说。此后越来越多的研究证实，Ig 分子的合成具有独特的遗传规律，即多基因编码 Ig 分子的一条肽链，编码 Ig 分子的基因表达遵循等位基因排斥原则，即每个 B 细胞都具有来自父系和母系的两条染色体，每条染色体的相应部位均有编码 Ig 分子 H 链、λ 链和 κ 链的等位基因，但任何细胞只能活化等位基因中的一个基因而表达。

一、编码 Ig 分子的遗传基因控制

免疫球蛋白反应的特异性和分子的多样性受基因支配，胚细胞中有 3 个独立的不连锁的基因簇，分别编码 Ig 分子的 H、κ 和 λ 链，它们分别在小鼠第 12、6 和 16 对染色体，人第 14、2 和 22 对染色体上，构成 Ig 的结构基因；在 B 细胞分化成熟过程中进行基因重排，进而转录与翻译，形成抗体。

轻链 V 区约含 108 个氨基酸，但当轻链 V 基因被分离测定时发现只编码 1～95 位氨基酸，其余 96～108 位氨基酸由另一基因编码，这一基因称为连接（joining）基因，简称 J 基因。各个 J 基因表达氨基酸数目不等的肽段，位于 V 区与 C 区之间，参与构成抗体与抗原结合的位点。

按照 DNA 编码规律，比较编码骨髓瘤 Ig 的核苷酸序列及骨髓瘤 Ig 肽链的氨基酸序列，结果发现 H、κ 和 λ 基因簇中各个基因之间都有一个中间片段，称为内含子（intron），将各个基因隔开，这一发现进一步证明编码抗体的基因是远离的。内含子有长有短，不编码、不表达抗体分子。DNA 转录成 L 链 LVJ C 或 H 链 LVD J C 的 mRNA 前体时，有关基因之间的内含子一起被转录，但在加工剪接为成熟的 mRNA 过程中，内含子被切除。

人类重链基因位于第 14 号染色体上，基因结构非常复杂，分为 4 个不连续的基因节段，从着丝点 5′ 末端起依次为：可变区（VH）基因、多样性区（DH）基因、接合区（JH）基因和稳定区（CH）基因（图 4-11）。

V 区基因分成 6 个亚群，在 2500kD 的区域内排列有 100～200 个基因。某些大亚群如 VHⅢ 含有约 25～30 个基因，而某些小亚群如 VHⅤ 或 VHⅥ 仅含一个或几个基因。每个 V 基因由一个大的外显子和一个位于前导顺序后的内含子（约 100～150bp）组成，前导顺序编码一种疏水肽，指引 Ig 肽链的转膜作用，V 基因 3 末端是重组酶信号。在 VH 座内还有一些不具表达功能的假基因。

C 基因结构约 200kb，含有 11 个基因。第一个 CH 为 Cμ，以后依次为：Cδ、Cγ3、Cγ1、φε1、Cα1、φγ、Cγ2、Cγ4、Cε、Cα2。其中 φε1（φε2 不在第 14 号染色体上）和 φγ 是两个假基因。除 Cδ 基因外，其他 CH 基因上游都有一个转换（S）顺序，负责 H 链的类别转换。临床正常个体的 CH 座位内可有大片缺失，这种无免疫缺陷症状的个体可能是通过细胞选择在免疫应答中补偿这种基因缺失。

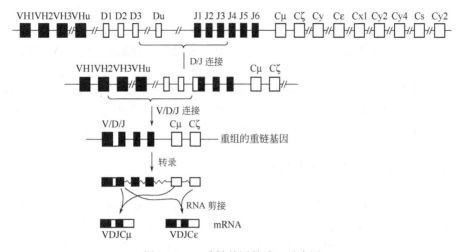

图 4-11　Ig 重链基因及重组示意图

　　轻链基因比重链基因的结构简单，仅有 V 区和 J 区而无 D 基因节段。κ 链和 λ 链的基因互不相同。

　　人类 κ 链基因位于第 2 号染色体上。Cκ 基因只有一个，邻近上游的 J 区座位内有 5 个 Jκ 基因，Vκ 基因节段大约有 80 个 Vκ 基因，约一半以上可能是假基因。

　　λ 链基因位于第 22 号染色体上。Cλ 基因簇比 Cκ 基因复杂得多，至少有 6 个非等位基因，其中 2 个为假基因；每个功能 Cλ 基因前均有一个（或更多）相关的 Jκ 基因；对 Vλ 基因库目前所知甚少，其基因数目尚不清楚。

　　轻链的 J 基因参与 V 区肽链的编码，大约负责十几个氨基酸的顺序。

二、Ig 多样性的遗传控制

　　阐明抗体多样性的遗传控制，主要有胚系学说、体细胞突变学说和基因重排三种学说。

　　（1）胚系学说（germ-line theory）　又称种系学说，认为物种在进化过程中获得大量突变基因（这种突变的发生，不是抗原诱导的，而是自发的），储存在生殖细胞内，并被保留下来，变成稳定的种质基因，足够编码各种抗体蛋白质使用。这个基因数目有多少？估计有 $10^5 \sim 10^8$ 个结构基因，如果有 10^2 个基因给 VL 编码，以同样数目的基因给 VH 编码，那么就会编码 10^4 个不同特异性的抗体分子。实际上对究竟有多少基因编码 L 链或 H 链的 V 区，估计很不一致，有人估计是 10^2 数量级，有人估计是 10^3 数量级。动物在进化过程中，获得数目如此巨大的编码 Ig 的基因，全部储存在生殖细胞中，再通过生殖细胞一代复一代地遗传下去。每一个淋巴细胞也必然具备这整套基因，如果淋巴细胞没有种质基因，就难以解决 Ig 各亚类、亚群以及同种异型标志的遗传，产生成千上万种抗体分子。

　　（2）体细胞突变学说（somatic mutation theory）　该学说认为数目巨大的突变基因都储存在种质中，存在于生殖细胞的染色体中是不可能的，也是不经济的。由种质传下来的只是少量 V 基因（如 Weigert 认为生殖细胞系中的基因数目只占机体总数的 10%），而 V 基因的多样性，主要是个体发育期间，体细胞突变造成的。体细胞基因突变率约为 10^{-6}，基因突变是无定向的，由此可以获得大量的 V 区顺序。假定一个相同的 C 基因可能与许多不同的 V 基因结合，生成无数种不同的抗体，则它们的 Fab 片段就能分别结合各种不同的抗原。

　　上述两个学说对于解释免疫球蛋白的多样性都有一定的根据，但也有其不足之处，因此，又出现下述的第三种学说。

（3）基因重排学说（gene rearrangement theory） 1965 年开始由 Dreyer 和 Benner 提出，认为 Ig 的 V 区和 C 区分别由 V 基因和 C 基因编码，两种基因是分开的，在胚细胞中具有上百个 V 基因、一个 C 基因，B 细胞受抗原刺激分化为浆细胞过程中，V 基因和 C 基因重排成 VC 复合基因，VLCL 基因编码 L 链，VHCH 基因编码 H 链，表达产生完整的 Ig 分子。随着基因克隆、DNA/RNA 杂交、DNA 序列分析和蛋白质序列分析等生物学技术的发展，1976 年利根川进等首次以实验证明 V 基因和 C 基因呈分离状态，并在 B 细胞成熟分化过程中不断进行重排；从此，基因重排学说越来越得到证实、完善和赞同。

三、Ig 基因的表达及 Ig 分子的分泌

Ig 的合成过程与一般蛋白质合成相似。在细胞内有表达功能的 V-J 或 V-D-J 基因单位重组完成后，与 C 基因簇一起被转录成初级 RNA，经过加工剪接，去除内含子，生成 mRNA，最后分别翻译成各种肽链，装配成 Ig 分子，分泌出体外。

Ig 基因在表达时存在等位排斥（allelic exclusion）和同型排斥（isotypic exclusion）现象，可能是 V-D-J 连接或 V-J 连接的不精确性所造成的结果，以致许多重排无转录产物。一个 B 细胞不会同时表达 κ 链和 λ 链，称同型排斥。κ 基因重排总发生在 λ 基因重排之前，当 Vκ-Jκ 重排形成有表达功能的基因后，λ 基因重排即被抑制；在 λ 链产生细胞内，常有 κ 基因缺失。同其他基因一样，Ig 基因的表达过程中也有启动子与增强子来启动和调节基因的转录。

B 细胞在接受抗原刺激后迅速分化增殖，除一部分分化成记忆细胞外，其余分化为浆细胞。浆细胞在内质网和多聚糖体均显著增加，大量合成 Ig 分子。合成 L 链与 H 链的粗面内质网多聚核糖体是不同的。L 链在 190～200S 的多聚核糖体（含 4～5 个核糖体）上合成，H 链在 270～300S 的多聚核糖体（含 11～18 个核糖体）上合成。作为一条完整的多肽链，它们从一个起始点（N 端）开始（向 C 端）依次合成。游离的 L 链和 H 链少数在多聚核糖体上就有非共价结合或共价结合，大部分转移至内质网的储池中，并装配成完整的 Ig 分子，然后依赖 N 端疏水性前导顺序进入高尔基复合体，再分泌至细胞外。在此移动过程中糖残基通过结合在膜上的糖转化酶按一定顺序逐步加到 Ig 分子上。

四、抗体分子的多样性

一个机体何以能产生多达 $10^6 \sim 10^8$ 种具有不同抗体特异性的 Ig 分子，其机制至今虽未完全清楚，但从基因的结构组成及重排中可找到一些答案。众多 V 区基因和一个或少数几个 C 区基因不连续地排列在染色体上，它们在 DNA 水平随机地结合是 Ig 分子多样性的基础，而体细胞突变又可增大 V 区的库容。

多样性程度可以通过 Ig 基因在染色体内重组时 V-J 与 V-D-J 的乘积来计算：当 100 个 Vκ 和 5 个 Jκ 重组时所产生的多样性至少是 $100 \times 5 = 5 \times 10^2$ 个；V-D-J 重排时 100 个 VH 与 10 个 DH 和 6 个 JH 连接所的生的多样性至少有 $100 \times 10 \times 6 = 6 \times 10^3$。同时连接这些基因时还会发生不精确性而使多样性增加，因而由 κ 链和 H 链组成的抗体分子的多样性最少有 $5 \times 10^2 \times 6 \times 10^3 = 3 \times 10^6$ 之多。另外，在 V-J、V-D-J 连接过程中发生的碱基缺失和插入又扩大了多样性的程度。

小　结

抗体（Ab）亦称免疫球蛋白（Ig），是介导体液免疫的重要效应分子，由 B 细胞接受抗原刺激后增殖分化为浆细胞所产生。Ig 由两条重链和两条轻链经链间二硫键连接形成一

"Y" 字型结构。重链包括 μ 链、δ 链、γ 链、α 链和 ε 链，其组成的 Ig 分别为 IgM、IgD、IgG、IgA 和 IgE 5 类或 5 个同种型；轻链有两型，分别为 κ 链和 λ 链，据此可将 Ig 分为两型，即 κ 型和 λ 型。Ig 可分为可变区、恒定区和铰链区。可变区为靠近 N 端的氨基酸序列变化较大的区域，重链和轻链可变区各有 3 个高变区，共同组成 Ig 的抗原结合部位，决定着抗体的特异性，负责识别及结合抗原；恒定区则为靠近 C 端氨基酸序列相对稳定的区域，具有激活补体、结合 Fc 受体和穿过胎盘和黏膜的功能。铰链区位于 CH1 与 CH2 之间，含有丰富的脯氨酸，使 Ig 易伸展弯曲，也是木瓜蛋白酶和胃蛋白酶的水解部位。Ig 分子经木瓜蛋白酶水解后裂解为两个完全相同的 Fab 段和一个 Fc 段，而经胃蛋白酶作用后可获得一个 F（ab′）2 片段和一些小片段 pFc′。此外，某些类别的 Ig 还含有 J 链和分泌片等辅助成分。Ig 具有明显的异质性，不仅可分为 5 类和 2 型，而且包含有多种亚类和亚型。导致 Ig 异质性的因素包括内源性因素和外源性因素。外源抗原多样性的存在是导致 Ig 异质性的外源因素，而 Ig 分子内部不同抗原表位的存在是 Ig 血清型的物质基础（内源因素）。Ig 血清型有同种型、同种异型和独特型。Ig 的功能与其结构密切相关。识别并特异性结合抗原是 V 区的主要功能，而 C 区则通过激活补体、结合 Fc 受体和穿过胎盘发挥作用。各类 Ig 各有特点。IgG 在血清和细胞外液中含量最高，是再次免疫应答产生的主要抗体，其亲和力高，分布广泛，可穿过胎盘屏障，是机体抗感染的"主力军"；IgM 有膜结合型和分泌型，是个体发育过程中最早合成和分泌的抗体，也是初次体液免疫应答中最早出现的抗体，是机体抗感染的"先头部队"；IgA 有血清型和分泌型，sIgA 是外分泌液中的主要抗体类别，参与黏膜局部免疫，是机体抗感染的"边防军"；血清 IgD 半衰期很短，膜结合型 IgD 构成 BCR，是 B 细胞分化发育成熟的标志；IgE 是正常人血清中含量最少的 Ig，为亲细胞抗体，与 I 型超敏反应和机体抗寄生虫免疫有关。

　　免疫球蛋白反应的特异性和分子的多样性受基因支配，胚细胞中有 3 个独立的不连锁的基因簇，分别编码 Ig 分子的 H、κ 和 λ 链，它们分别在人第 14、2 和 22 对染色体上，构成 Ig 的结构基因；在 B 细胞分化成熟过程中进行基因重排，进而转录与翻译，形成抗体。抗体在 DNA 水平随机结合是 Ig 分子多样性的基础。

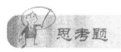 思考题

1. 画出 Ig 的基本结构示意图并简述 Ig 的生物学活性。
2. 试述免疫球蛋白的异质性及其决定因素。
3. 比较各类 Ig 的特性及功能。
4. 讨论 Ig 分子多样性的基础。

第 五 章

细 胞 因 子

细胞因子（cytokine）是一类由多种细胞，尤其是免疫细胞分泌的具有广泛生物学活性的小分子蛋白质。自 1957 年 Issacs 发现干扰素以来，目前已知的细胞因子达 200 多种。从广义上讲，细胞因子是免疫系统的一个组成部分，是免疫功能中不可缺少的一类活性介质。从研究历程看，细胞因子的研究晚于免疫球蛋白及补体系统，但进展非常迅速，继 1976 年举行第一届国际淋巴因子（细胞因子）专题会议后，到现在的 20 多年中又发现了许多细胞因子，已成为当今免疫学、分子生物学、生物化学，以及基因工程等领域中最活跃的研究课题之一。

第一节　细胞因子的概述

免疫细胞之间的信息传递可以过细胞表面的受体与配体的相互作用，也可以通过细胞产生的可溶性分子即细胞因子起作用，通过调整淋巴细胞和其他细胞的生长和分化，以增强或抑制免疫应答，也能增强炎症细胞和非炎症细胞的代谢和功能。因此，细胞因子既显示了调节淋巴细胞的功能，又能增强炎症细胞的作用和排除异物的活性。细胞因子在机体内除了可以单独发挥作用外，更主要的是通过细胞因子间的相互诱生，以及产生的生物学效应间的相互影响，构成一个巨大的细胞因子网络（cytokine network）系统，在免疫应答中发挥作用。

一、细胞因子的分类

细胞因子来源广泛，主要是由免疫细胞产生，也可由非免疫细胞如血管内皮细胞、成纤维细胞、基质细胞等产生；一种细胞可产生多种细胞因子，一种细胞因子也可以由多种细胞产生。

细胞因子靶细胞众多，生物活性复杂，因此分类方法也不统一。细胞因子有多种其他的名称，如由单核-巨噬细胞产生的细胞因子称为单核因子（monokine）；由淋巴细胞产生的细胞因子称为淋巴因子（lymphokine）；可刺激骨髓干细胞或祖细胞分化成熟的细胞因子称为集落刺激因子（colony stimulating factor，CSF）等。也可根据靶细胞分类：作用于产生细胞自身的称为自分泌性（autocrine）细胞因子，作用于邻近细胞的称为旁分泌性（paracrine）细胞因子，进入循环发挥作用的称为内分泌性（endocrine）细胞因子。还可根据其功能分类：有免疫调节作用的称为调节因子（regulator），直接参与炎症反应的称为效应因子（effectors）等。

目前普遍使用的分类方法还是根据细胞因子的基本理化性状和主要生物学活性进行综合分类。主要的细胞因子有以下几种。

1. 白细胞介素

白细胞介素（interleukin，IL）最初是指由白细胞产生又在白细胞之间传递免疫调节信息的生物分子，虽然后来发现白细胞介素可由其他细胞产生，也可作用于其他细胞，这一名称仍被沿用。目前已发现了 29 种白细胞介素，分别被命名为 IL-1～IL-29，成为免疫学领域中最庞大、也是最重要的一类细胞因子。表 5-1 列举了一些白细胞介素及其基本特点。

表 5-1　白细胞介素的主要特性

名　称	产 生 细 胞	主 要 生 物 学 活 性
IL-1	巨噬细胞、成纤维细胞	T 细胞和 B 细胞的增殖和分化，刺激造血细胞，参与炎症反应
IL-2	活化 T 细胞	促进 T 细胞、B 细胞的增殖分化，诱导和促进多种细胞毒性，抑制胶质细胞的生长
IL-3	活化 T 细胞	促进造血干细胞和 T 细胞增殖，促进肥大细胞和粒细胞的增殖和分化
IL-4	活化 T 细胞	促进 T 细胞、B 细胞增殖，调节 T 细胞和巨噬细胞功能
IL-5	活化 T 细胞	促进 B 细胞的生长与分化，促进嗜酸粒细胞的增殖与分化
IL-6	淋巴细胞、单核细胞、成纤维母细胞	诱导 B 细胞的增殖与分化，产生 IgG 并支持多能干细胞的增殖，提高 NK 细胞活性，刺激造血细胞
IL-7	骨髓和胸腺基质细胞	促进 T 细胞、B 细胞前体的增殖，促进胸腺细胞的生长
IL-8	单核-巨噬细胞、血管内皮细胞	激活中性粒细胞，促进血管生成
IL-9	活化 T 细胞	促进 Th 细胞增殖
IL-10	B 细胞	刺激肥大细胞及其祖细胞，促进 B 细胞增殖
IL-11	骨髓基质细胞	刺激巨噬细胞成熟，增加血小板数量
IL-12	B 细胞	诱导多种细胞因子，如 IFN-γ 等，激活 NK 细胞和 T 细胞
IL-13	活化 T 细胞	抑制细胞因子的分泌和表达，刺激 B 细胞增殖和 CD23 的表达
IL-14	T 细胞	诱导激活 B 细胞增殖，抑制丝裂原刺激的 B 细胞分泌 Ig
IL-15	成纤维细胞、角质细胞、内皮细胞和单核-巨噬细胞	与 IL-2 的作用相似，能刺激 T 细胞的增殖和分化、激活 NK 细胞以及促进造血细胞的增殖和分化
IL-16	成纤维细胞、淋巴细胞	对 CD4+ T 细胞、单核-巨噬细胞和嗜酸性粒细胞有化学趋化和免疫调节作用，诱导 IL-2R 的表达
IL-17	T 细胞	促进造血祖细胞增殖，刺激释放多种炎症细胞因子
IL-18	单核-巨噬细胞	增强 NK 细胞活性，诱导 Th 细胞产生 IFN-γ

2. 干扰素

干扰素 (interferon，IFN) 是最早发现的细胞因子。早在 1957 年，Issacs 等人发现病毒感染的细胞产生一种因子，可抵抗病毒的感染，干扰病毒的复制，因而命名为干扰素。根据来源和理化性质，干扰素分为 IFN-α、IFN-β 和 IFN-γ 三种类型。IFN-α 又有十几种亚型。IFN-α 和 IFN-β 主要由浆细胞样树突状细胞及病毒感染的细胞产生，合称为 I 型干扰素。IFN-γ 主要由活化 T 细胞和 NK 细胞产生，也称为 II 型干扰素。表 5-2 列举了的干扰素三种类型。

表 5-2　干扰素三种类型

名　称	氨基酸残基数	受体	主要产生细胞	主 要 功 能
IFN-α	166	CD118	淋巴细胞、单核-巨噬细胞	抗病毒，免疫调节促进 MHC-I 类分子和 MHC-II 类分子的表达
IFN-β	166	CD118	成纤维细胞	抗病毒，抗细胞增殖，免疫调节促进 MHC-I 类和 MHC-II 类分子的表达
IFN-γ	143	CD119	活化 T 细胞、NK 细胞	激活巨噬细胞，抗病毒，促进 MHC 分子表达和抗原递呈，抑制 Th2 细胞

3. 肿瘤坏死因子

肿瘤坏死因子 (tumor necrosis factor，TNF) 是 Garwell 等在 1975 年发现的一种能使

肿瘤发生出血坏死的物质，目前肿瘤坏死因子超家族（TNFSF）成员至少已有 18 个，根据其产生来源和结构不同，可分为 TNF-α 和 TNF-β 两种，前者主要由活化的单核-巨噬细胞产生，亦称恶液质素。此外，抗原刺激的 T 细胞、活化的 NK 细胞和肥大细胞也分泌 TNF-α。TNF-β 主要由活化的 T 细胞产生，又称淋巴毒素（lymphotoxin，LT）。表 5-3 列举了 TNF 几个成员的产生及其主要功能。

表 5-3　肿瘤坏死因子超家族成员举例

名称	氨基酸残基数	受体	主要产生细胞	主 要 功 能
TNFα	157	CD120a	单核-巨噬细胞、T 细胞	局部炎症,杀伤或抑制肿瘤,激活内皮
		CD120b	NK 细胞	细胞
LTα	171	CD120a	T 细胞	杀伤靶细胞,参与胚胎发育过程中淋
		CD120b	B 细胞	巴样器官形成,激活巨噬细胞
CD40L	261	CD40	活化 T 细胞、NK 细胞、B 细胞、肥大细胞	B 细胞激活、分化及 Ig 类别转换
FasL	278	CD95	活化 T 细胞	诱导细胞凋亡

4. 集落刺激因子

集落刺激因子（colony-stimulating factor，CSF）是指能够刺激多能造血干细胞和不同发育分化阶段的造血祖细胞增殖分化，在半固体培养基中形成相应细胞集落的细胞因子。目前发现的集落刺激因子主要包括粒细胞集落刺激因子（granulocyte CSF，G-CSF）、巨噬细胞集落刺激因子（macrophage CSF，M-CSF）、粒细胞-巨噬细胞集落刺激因子（granulocyte-macrophage CSF，GM-CSF）、干细胞生成因子（stem cell factor，SCF）、红细胞生成素（erythropoietin，EPO）和多能集落刺激因子（multi-CSF）等。

5. 趋化因子

趋化因子是一类具有趋化作用的细胞因子，能吸引免疫细胞到免疫应答局部，参与免疫调节和免疫病理反应。趋化因子是一个蛋白质家族，此家族由十余种结构有较大同源性，分子质量多为 8～10kD 的蛋白组成。这些蛋白质在氨基端多含有一或两个半胱氨酸。根据半胱氨酸的排列方式，将趋化因子分为两个亚家族。两个半胱氨酸按 Cys-X-Cys（半胱氨酸-任一氨基酸-半胱氨酸）方式排列的趋化性细胞因子属 α 亚家族，也称 CXC 趋化性细胞因子；以 Cys-Cys 方式排列的趋化性细胞因子属 β 亚家族，也称 CC 趋化性细胞因子。近年来，又发现了氨基端只有一个半胱氨酸（Cys）的趋化因子，这种趋化因子被命名为 γ 亚家族趋化因子，也称 C 趋化因子。趋化因子主要由白细胞与造血微环境中的基质细胞分泌，可结合在内皮细胞的表面，具有对中性粒细胞、单核细胞、淋巴细胞、嗜酸性粒细胞和嗜碱性粒细胞的趋化和激活活性。IL-8 是 α 亚家族的代表，对中性粒细胞有趋化作用。单核细胞趋化蛋白-1（monocyte chemotactic protein-1，MCP-1）是 β 亚家族的代表，可趋化单核细胞。淋巴细胞趋化蛋白（lymphotactin）是 γ 亚家族的代表，对淋巴细胞有趋化作用。

6. 其他细胞因子

除了上述几类主要的细胞因子之外，还有一些细胞因子与免疫学相关。如转化生长因子（transforming growth factor β，TGF-β）、白血病抑制因子（leukemia inhibitory factor，LIF）、癌抑制素 M（oncostatin M，Onco M）、单核细胞趋化蛋白 1（monocyte chemotactic protein 1，MCP-1）等。有些细胞因子虽然与免疫学也有关联，但其主要生物学活性不是影响免疫系统，如神经生长因子（nerve growth factor，NGF）、表皮生长因子（epidermal growth factor，EGF）、血小板来源的生长因子（platelet-derived growth factor，PDGF）、胰岛素样生长因子（insulin-like growth factor，IGF）等等。

二、细胞因子的作用方式及特性

1. 细胞因子的作用方式

天然的细胞因子由抗原、丝裂原或其他刺激物活化的细胞分泌，通过旁分泌、自分泌或内分泌的方式发挥作用（图 5-1）。若某种细胞因子作用的靶细胞（细胞因子作用的细胞）也是其产生细胞，则该细胞因子对靶细胞表现出的生物学作用称为自分泌效应，如 T 淋巴细胞产生的白细胞介素-2（IL-2）刺激 T 淋巴细胞本身生长。若某种细胞因子的产生细胞和靶细胞非同一细胞，且两者邻近，则该细胞因子对靶细胞表现出的生物学作用称为旁分泌效应，如树突状细胞产生的 IL-12 支持 T 淋巴细胞增殖及分化。少数细胞因子如 TNF、IL-1 在高浓度时也作用于远处的靶细胞，表现内分泌效应。

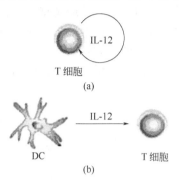

图 5-1 细胞因子作用的自分泌和旁分泌模式

（a）自分泌；（b）旁分泌

2. 细胞因子的共同特性

各种细胞因子除有着自身的特性外，它们之间还存在着一些共同的性质，通过对各种细胞因子特性和共性的探讨，有助于研究机体内细胞因子网络的生物效应。它们的共性如下。

（1）结构简单，分子量低 多数细胞因子以单体形式存在，少数细胞因子如 IL-10、IL-12、M-CSF 等以二聚体形式存在，只有 TNF 可形成三聚体。绝大多数细胞因子的分子质量只有 $15\sim30\mathrm{kD}$，最低者如 IL-8 的分子质量仅为 $8\mathrm{kD}$，系有生物活性的蛋白（即多肽）或糖蛋白。

（2）多种类型的细胞都能产生 一种细胞因子可由不同类型的细胞产生，如 IL-1 可由巨噬细胞、树突状细胞、朗格汉斯细胞、平滑肌细胞、B 细胞及 NK 细胞等产生；TNF 可由单核细胞、巨噬细胞及 T 细胞产生。另外，一种细胞也可以产生多种细胞因子，如巨噬

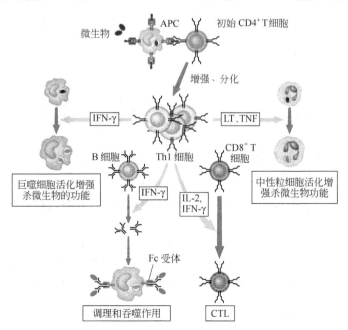

图 5-2 一种细胞分泌多种细胞因子与 Th1 的效应功能

细胞产生 IFN-α、IFN-γ、TNF 及 IL 等；T 细胞可以产生 IFN-γ、TNF 及 IL 等；B 细胞可以产生 IFN-α、IL 及 LT 等（图 5-2）。

存在于外周血液、淋巴结、肝脏及胸导管中的正常白细胞，必须经刺激和活化后才能合成和分泌产生 CK。CK 并非预先储存于细胞内。如用亚胺环己酮或放线菌素 D 等代谢抑制剂处理已活化的淋巴细胞时，便可抑制细胞因子的产生。

（3）具有多种生物学功能 机体免疫功能的正常发挥，除需要细胞与细胞间的直接接触外，更多的是依靠免疫细胞释放的各种细胞因子来实现，而细胞因子的生物学功能是多种多样的，即具有多重的免疫调节作用，如 IL-6 是调节细胞因子网络的关键成分，除参与 B 细胞的分化、增殖调节、抗体形成外，还对骨髓造血干细胞定向分化起重要作用，引起炎症反应及较强的抗病毒活性。又如 TNF-α（图 5-3），可以诱导靶细胞抗病毒，激活巨噬细胞产生细胞因子，增强 LAK 细胞的活性，抑制肿瘤细胞的分裂增殖等。

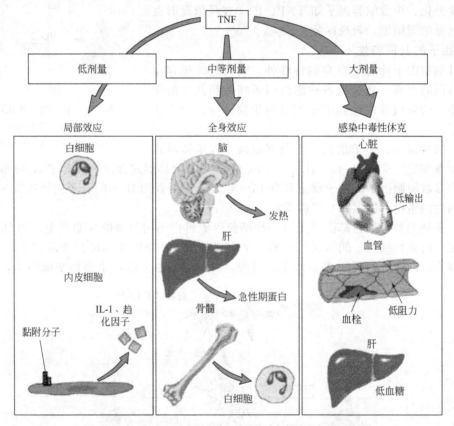

图 5-3 细胞因子的多功能性（以 TNF 的生物活性为例）

不管由特异性抗原还是非特异性因子诱生的细胞因子，均以非特异性方式起作用，既不与抗原发生反应，也不表现抗原特异性。它的作用不受组织相容性抗原限制，也不与组织相容性抗原和抗独特型抗体等相互作用。

细胞因子作用的靶细胞多种多样，包括单核-巨噬细胞、淋巴细胞、多形核白细胞、胸腺细胞、NK 细胞、骨髓细胞、血小板、成纤维细胞、破骨细胞和内皮细胞等。细胞因子与靶细胞间的作用机制尚不清楚，有的细胞因子可被靶细胞吸收，但大部分细胞因子并不被靶细胞吸收发挥作用。

由于一种 CK 有多种生物学功能，作用于多种靶细胞，而不同 CK 又可有相同的生物学功能，使以生物学功能和生化特性来鉴别 CK 还相当困难。

（4）以网络形式发挥作用 细胞因子的网络作用主要通过以下三种方式进行：①一种细胞因子诱导或抑制另一种细胞因子的产生，如 IL-1 和 TGF-β 分别促进或抑制 T 细胞 IL-2 的产生（图 5-4）；②调节同一种细胞因子受体的表达，如高剂量 IL-2 可诱导 NK 细胞表达高亲和力 IL-2 受体；③诱导或抑制其他细胞因子受体的表达，如 TFG-β 可降低 T 细胞 IL-2 受体的数量，而 IL-6 和 IFN-γ 可促进 T 细胞 IL-2 受体的表达。众多的细胞因子在体内存在，相互促进或互相抑制，形成网络发挥作用（图 5-5）。

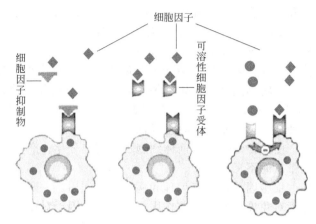

图 5-4　细胞因子抑制作用示意图

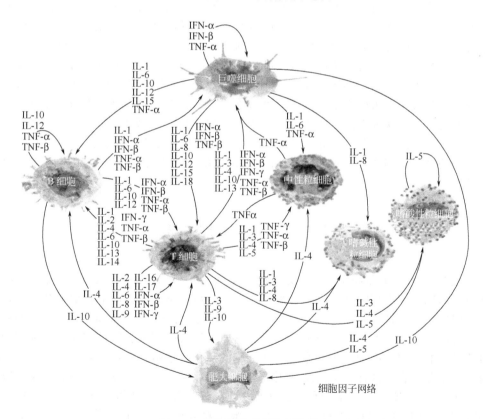

图 5-5　细胞因子多相性网络效应

（5）具有高效的生物学活性 细胞因子在机体内的产量虽很低，但都表现极高的生物学活性，以较高的亲和力和其受体结合，浓度为 $10^{-10}\sim10^{-15}\,\text{mol/L}$ 即可显示明显的生物学作用。该特性与激素相似。细胞因子的分泌是一个短时自限的过程，这是因为，细胞因子的基因多在细胞受到刺激后开始转录，转录出的 mRNA 在短时工作后即被降解，所以细胞因子的半衰期极短，干扰素为 7~11min，IL-2 为 3~22min，肿瘤坏死因子为 0.5~2.4h。细胞因子通常只在局部发挥作用，对远处细胞的作用则较少，这一点又有别于激素。

(6) 以多种方式发挥生物效应 若某种细胞因子的靶细胞（细胞因子作用的细胞）也是其产生的细胞，则该因子对靶细胞表现出的生物学作用称为自分泌（autocrine）效应；若某种细胞因子的产生细胞和靶细胞非同一细胞，且两者邻近，则该因子对靶细胞表现出的生物学作用称为旁分泌（paracrine）效应；少数细胞因子如 IL-1 和 M-CSF 等在高剂量时也可作用于远处的靶细胞，称为内分泌（endocrine）效应。

(7) 能快速合成分泌 细胞因子是一种分泌型蛋白质，当免疫细胞接受刺激剂作用后，迅速在粗面内质网内合成，转移到高尔基体内糖基化，然后通过分泌颗粒不断排出细胞外，故有免疫激素（immune hormone）之称，它在细胞内极少储存，一旦刺激结束，即停止合成，并迅速降解。如当动物大量失血，血容量降低时，即产生一系列的集落刺激因子，骨髓干细胞受到这些刺激后，便促使骨髓造血前体细胞加速定向分化，产生单核细胞、粒细胞及红细胞等，以纠正失血带来的不良后果。

(8) 具有双重功能 细胞因子常具有生理和病理双重作用。一开始人们比较重视它的生理学功能，如白细胞介素对免疫系统的调节作用，造血生长因子对血细胞的再生作用，干扰素的抗病毒作用，肿瘤坏死因子等的抗肿瘤效应等。目前细胞因子的治疗性研究范围不断扩大，而且正朝着联合用药方面发展，它们已成为生物反应调整剂（BRM）中的一类主要产品。但另一方面，细胞因子的病理学效应已引起重视，现已将 IL-1、IL-6 及 TNF 列入炎症介质范畴，证明它们具有强烈的致炎活性。目前还证实，自身免疫病（如类风湿性关节炎）、肿瘤、神经系统疾病、血液系统疾病及肾脏疾病的发生皆与细胞因子网络的紊乱有关。

(9) 细胞因子可以人工制备 取外周血加入特异性或非特异性物质刺激后，温育 6~8h，培养的上清液中即可检出细胞因子，温育 24~72h 即达最高水平。但由于研究成本高、产量少、纯度低，以这种方法生产的细胞因子，虽然在历史上做出了贡献，但已成为过去。进入 20 世纪 80 年代初，IFN-α 和 IFN-β 的 cDNA 克隆成功以来，IL、CSF 和 TNF 等 30 多种细胞因子的基因组 cDNA 已相继克隆出来，并利用基因工程，生产出相应的商品化重组细胞因子产品，投放市场。

第二节 白细胞介素

白细胞介素（interleukin，IL），又称白细胞间素，简称白介素，最初是指由白细胞产生又在白细胞间发挥作用的细胞因子，虽然后来发现白细胞介素亦可由其他细胞产生，也能作用于其他细胞，但这一名称仍在广泛应用。当今所指的白细胞介素是指由活化的单核-巨噬细胞及淋巴细胞等所产生的一类细胞因子，它作用于淋巴细胞、巨噬细胞或其他细胞，负责信号传递，联络白细胞群的相互作用。在细胞的活化、增殖和分化中起调节作用。白细胞介素与相应细胞结合，这种连续的细胞因子与细胞间相互作用，可以扩大和调节免疫应答。

1979 年在瑞士召开第二届国际淋巴因子专题会议，会上建议将 Gery 于 1972 年命名的 LAF 定名为 IL-1 以来，到现在已有 23 种白细胞介素得到国际公认，分别命名为 IL-1、IL-2、IL-3、IL-4……IL-23。白细胞介素研究如此快速的主要原因是：①发现和应用了绝对依赖某一种 IL 而生长的细胞株；②获得产生高效价 IL 的细胞株，可提供足够数量的 IL 用于研究；③应用基因重组技术制备了重组 IL。由此推论，今后可能会有新的、更多的细胞因子被克隆出来，加入到白细胞介素的家族中来。

白细胞介素是非常重要的细胞因子家族；它们在免疫细胞的成熟、活化、增殖和免疫调节等一系列过程中均发挥重要作用，此外它们还参与机体的多种生理及病理反应。

一、白细胞介素-1

1. IL-1 的一般性质

（1）IL-1 的产生细胞　又称淋巴细胞激活因子（LAF）、B 细胞活化因子（BAF）、胸腺细胞增生因子（TPF）等；1979 年国际统一命名为 IL-1。IL-1 主要由巨噬细胞产生；此外几乎所有的有核细胞，如 B 细胞、NK 细胞、体外培养的 T 细胞、角质细胞、树突状细胞、星形细胞、成纤维细胞、中性粒细胞、内皮细胞以及平滑肌细胞均可产生 IL-1。正常情况下只有皮肤、汗液和尿液中含有一定量的 IL-1，绝大多数细胞在受到外来抗原或丝裂原刺激后才能合成和分泌 IL-1。

（2）IL-1 分子　IL-1 有两种不同的分子形式，一种称 IL-1α，由 159 个氨基酸组成；另一种称为 IL-1β，含 153 个氨基酸；两者由不同的基因分别编码。虽其氨基酸顺序仅有 26％的同源性，然而 IL-1α 和 IL-1β 以同样的亲和力结合于相同的细胞表面受体，发挥相同的生物学作用。

2. IL-1 的生物学活性

（1）局部作用　局部低浓度的 IL-1 主要发挥免疫调节作用。①与抗原协同作用：可使 CD4⁺T 细胞活化，IL-2R 表达。②促进 B 细胞生长和分化：可使脾细胞的溶血空斑数（PFC）增加 100 倍，这说明 IL-1 也促进抗体的形成。③促进单核-巨噬细胞等 APC 的抗原递呈能力。④与 IL-2 或干扰素协同可以增强 NK 细胞活性。⑤吸引中性粒细胞，引起炎症介质释放。⑥可刺激多种不同的间质细胞释放蛋白分解酶并产生一些效应，例如类风湿性关节炎的滑膜病变（胶原破坏、骨质重吸收等）就是由于关节囊内巨噬细胞受刺激后活化并分泌 IL-1，使局部组织间质细胞分泌大量的前列腺素和胶原酶，分解破坏滑膜细胞所致。⑦IL-1 对软骨细胞、成纤维细胞和骨代谢也均有一定影响。

（2）全身性作用　动物实验证明，IL-1 的大量分泌或注射可以通过血液循环引起全身反应。①作用于下丘脑可引起发热，具有较强的致热原作用。这种作用与细菌内毒素明显不同：IL-1 致热曲线为单向、潜伏期 200min 左右，而内毒素致热曲线为双向，潜伏期至少为 1h；IL-1 对热敏感、易破坏，而内毒素耐热；给家兔反复注射内毒素可出现耐受，但对 IL-1 不会耐受。②刺激下丘脑释放促肾上腺皮质激素释放激素，使垂体释放促肾上腺素，促进肾上腺释放糖皮质激素，对 IL-1 的生成具有反馈调节作用。③作用于肝细胞使其摄取氨基酸的能力增强，进而合成和分泌大量急性期蛋白，如 α2 球蛋白、纤维蛋白原、C 反应蛋白等。④使骨髓细胞库的中性粒细胞释放到血液，并使之活化；增强其杀伤病原微生物的能力和游走能力。⑤与 CSF 协同可促进骨髓造血祖细胞的增殖能力，使之形成巨大的集落；还可诱导骨髓基质细胞产生多种 CSF 并表达相应受体，从而促使造血祖细胞定向分化。

二、白细胞介素-2

1. IL-2 的一般性质

IL-2 可引起 T 细胞增殖和维持 T 细胞在体外的持续生长，故曾称 T 细胞生长因子（TCGF），1979 年更名为 IL-2。该因子于 1976 年由 Morgan 报告，Taniguchi 等于 1983 年克隆成功。

(1) IL-2 的产生细胞 IL-2 主要由 T 细胞（特别是 CD4$^+$ T 细胞）在受抗原或丝裂原刺激后合成；B 细胞、NK 细胞及单核-巨噬细胞亦能产生 IL-2。

(2) IL-2 分子 IL-2 分子质量为 15kD，是含有 113 个氨基酸残基的糖蛋白，在人类由第 4 号染色体上的一个基因编码。IL-2 具有一定的种属特异性，人类细胞只对灵长类来源的 IL-2 起反应，而几乎所有种属动物的细胞均对人的 IL-2 敏感。

2. IL-2 的生物活性

(1) 刺激 T 细胞生长 各种刺激物活化的 T 细胞一般不能在体外培养中长期存活，加入 IL-2 则能维持其长期持续增殖，因此 IL-2 曾被命名为 T 细胞生长因子（T cell growth factor，TCGF）。静止的 T 细胞表面不表达 IL-2R，对 IL-2 没有反应；受丝裂原或其他刺激活化后 T 细胞才能表达 IL-2R，成为 IL-2 的靶细胞；而 IL-2 又可诱导靶细胞增加 IL-2R 的表达。在活体内，IL-2 对 CD4$^+$ T 细胞的作用是通过自分泌途径实现的，因为活化的 CD4$^+$ T 细胞能够产生大量的 IL-2；而 CD8$^+$ T 细胞则通过旁分泌途径来维持细胞的生长。IL-2R 在 T 细胞上的表达是一过性的，一般在活化后 2~3 天达到高峰，6~10 天左右消失。随着 IL-2R 的消失，T 细胞即失去对 IL-2 的反应能力。因此若要维持正常 T 细胞在体外长期生长，必须不断地用丝裂原或其他刺激物刺激 T 细胞，以维持 IL-2R 的表达。

(2) 诱导细胞毒作用 ①接受了预刺激信号的 CD8$^+$ T 细胞可以受 IL-2 的作用活化为 CTL，发挥细胞毒作用；在一定条件下，CD4$^+$ T 细胞也可受 IL-2 的诱导而具有杀伤作用。②NK 细胞是唯一正常情况下表达 IL-2R 的淋巴样细胞，因此始终对 IL-2 保持反应性。然而静止的 NK 细胞上只表达 IL-2R 的 β 链和 γ 链，对 IL-2 的亲和力低，只能对高浓度的 IL-2 发生反应。一旦 NK 细胞活化，就表达 IL-2R 的 α 链，成为高亲和力的受体；大剂量的 IL-2 诱导的 LAK 活性主要来源于 NK 细胞。③使 T 细胞和 NK 细胞产生 IFN-γ、TNF-β 和 TGF-β 等因子，促进非特异性细胞毒作用；还可诱导产生某些 B 细胞生长因子以及造血生长因子等，从而发挥相应的生物学作用。

(3) 对 B 细胞的作用 IL-2 对 B 细胞的生长及分化均有一定的促进作用。活化或恶变的 B 细胞表面表达高亲和力 IL-2R，但是密度较低；较高密度的 IL-2 可诱导 B 细胞生长繁殖，促进抗体分泌，并诱使 B 细胞由分泌 IgM 向着分泌 IgG2 转换。

(4) 对巨噬细胞的作用 人类单核-巨噬细胞表面在正常时有少量 IL-2Rβ 链的表达，但是受到 IL-2、IFN-γ 或其他活化因子作用后，可表达高亲和力 IL-2R。单核-巨噬细胞受到 IL-2 的持续作用后，其抗原递呈能力、杀菌力、细胞毒性均明显增强，分泌某些细胞因子的能力也得到加强。

3. IL-2 的应用研究

由于 IL-2 能诱导和增强细胞毒活性，目前应用 IL-2 治疗某些疾病、特别是对肿瘤治疗的研究得到了广泛开展，单独使用 IL-2 或与 LAK 细胞等联合使用治疗肿瘤取得了一定的疗效，还有望用于病毒感染、免疫缺陷病及自身免疫病的治疗。

但 IL-2 的副作用也日益引起人们的注意：IL-2 可引起发热、呕吐等一般症状，还可导致水盐代谢紊乱和肾、肝、心、肺等功能异常；最常见、最严重的是毛细血管渗漏综合征，使患者不得不中止治疗。IL-2 的副作用常与 IL-2 的剂量及用药时间相关，停止用药后症状多迅速减轻或消失。IL-2 引起副作用的机制是多方面的，但主要是间接性的，即 IL-2 诱导产生的某些因子或杀伤性细胞起着重要作用；现已知 LAK 细胞可通过溶解血管内组织而导致多种副作用。给予适当药物（如吲哚美辛、哌替啶、对乙酰氨基酚等）、采取联合用药、改进给药方式（如少量多次短时间输注）和给药途径（如改全身用药为肿瘤局部用药）等将有效地减轻不良反应。

三、其他白细胞介素

1. IL-3

IL-3 又称为多能集落刺激因子（multi-CSF），主要由活化的 CD4[+] T 细胞产生。其主要作用为促进骨髓中多能造血干细胞的定向分化与增殖，产生各种类型的血细胞。此外 IL-3 还可调节多种成熟细胞的生长、分化及相关的基因表达，如 c-myc、IL-$2R\alpha$ 基因等。IL-3 分子质量约为 15kD，其化学本质为糖蛋白。人类的 IL-3 基因位于第 5 号染色体长臂区，1987 年人 IL-3 cDNA 克隆成功，并产生重组 IL-3。由于 IL-3 对早期阶段造血细胞的作用较广，有望用于放疗或化疗后患者的骨髓重建。

2. IL-4

IL-4 由抗原或丝裂原刺激的 CD4[+] T 细胞产生，活化的肥大细胞亦可产生 IL-4。人和小鼠的 IL-4 cDNA 均已克隆成功，并获得了相应的重组产品。人 IL-4 基因与 IL-3、IL-5 一样，位于第 5 号染色体上。成熟 IL-4 分子质量为 18～19kD，是一种糖蛋白。

IL-4 功能的多效性见图 5-6，其生物学活性包括以下几个方面：①促使抗原或丝裂原活化的 B 细胞分裂增殖，但其作用远弱于 IL-2；然而 IL-4 能促使静止的 B 细胞表达 MHC-Ⅱ类分子，增强 B 细胞的抗原递呈能力，因此曾被称为 B 细胞刺激因子。IL-4 是 Ig 重链基因类转换的主要调节因子，能促使 B 细胞表达和分泌 IgE。此外，IL-4 还能诱导 B 细胞表达低亲和力 Fcε 受体。②同 IL-2 一样，IL-4 也是 CD4[+] T 细胞的自分泌性生长因子；此外，IL-4 还能促进 Tc 细胞的活性。③IL-4 不能刺激巨噬细胞增殖，但可增强巨噬细胞的功能；巨噬细胞受刺激后Ⅱ类抗原和 FcγR 的表达量均明显增加；同时巨噬细胞递呈抗原的能力及对肿瘤细胞的细胞毒作用也显著增强。④IL-4 与 IL-3

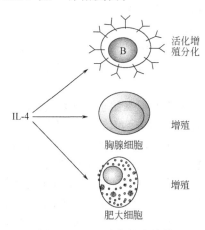

图 5-6 IL-4 功能的多效性

协同可维持和促进肥大细胞的增殖，在某些超敏反应性疾病发生中具有一定的意义；可与 CSF 协同作用，促进骨髓造血前体细胞的增殖，诱导髓样细胞定向分化；诱导内皮细胞表达血管细胞黏附分子-1（VCAM-1），对淋巴细胞的迁移具有一定意义。

3. IL-5

与 IL-4 一样，IL-5 也由抗原活化的 CD4[+] T 细胞产生；肥大细胞也能产生 IL-5。天然 IL-5 的分子质量为 40～50kD，是由二硫键连接的二聚体糖蛋白，但是单体 IL-5 也有 IL-5 活性。

IL-5 曾被称为 T 细胞替代因子（T cell replacing factor，TRF），后来发现人类的 IL-5 对 B 细胞没有明显的刺激作用；其主要功能是刺激嗜酸性粒细胞增殖、分化及活化。IL-5 不仅使嗜酸性粒细胞的数量增加，而且能增强其功能。在蠕虫感染和过敏性疾病时出现的嗜酸性粒细胞增多主要是由 IL-5 引起的。人类 IL-5 还能促进嗜碱性粒细胞释放组胺和白三烯等炎症介质，从而提高嗜碱性粒细胞的活性。

4. IL-6

IL-6 可由多种细胞合成，包括活化的 T 细胞和 B 细胞、单核-巨噬细胞、内皮细胞、上皮细胞以及成纤维细胞等。人类 IL-6 基因位于第 7 号染色体上；IL-6 分子质量在 21～30kD

之间，其差异是由于肽链的糖基化和磷酸化程度不同所致。IL-6R 由 2 条糖蛋白链组成，一条为 α 链，分子质量 80kD；另一条为 β 链，分子质量 130kD。α 链缺少胞内区，只能以低亲合性与 IL-6 结合，所形成的复合物迅即与高亲和性的 β 链结合，通过 β 链向细胞内传递信息。

IL-6 作用的靶细胞很多，包括巨噬细胞、肝细胞、静止的 T 细胞、活化的 B 细胞和浆细胞等；其生物效应也十分复杂，曾被称为 B 细胞刺激因子 2（BSF-2）、26kD 蛋白、B 细胞分化因子（BCDF）、肝细胞刺激因子（HSF）等。IL-6 功能如下。①促进 T 细胞表面 IL-2R 的表达，增强 IL-1 和 TNF 对 Th 细胞的致有丝分裂作用。②作为肝细胞刺激因子，在感染或外伤引起的急性炎症反应中诱导急性期反应蛋白的合成，其中以淀粉状蛋白 A 和 C 反应蛋白增加尤为明显。③促进 B 细胞增殖、分化并产生抗体；多发性骨髓瘤的恶变 B 细胞既能产生 IL-6，又能对 IL-6 发生应答，提示 IL-6 可能作为这些细胞的自分泌性生长因子。④IL-6 还能有效地促进 TNF 和 IL-1 诱导的恶病质，促进糖皮质激素合成，刺激破骨细胞活性和角质细胞生长，还能促进骨髓造血的功能。IL-6 不能刺激相应细胞分泌其他细胞因子，在生理浓度下对免疫细胞的自分泌作用亦比较弱，提示其主要免疫学功能是加强其他细胞因子的效果。

5. IL-7

IL-7 是由骨髓基质细胞分泌的糖蛋白，分子质量为 25kD；其基因位于第 8 号染色体。现多采用基因工程手段，从转染含 IL-7 cDNA 表达性质粒的哺乳类细胞培养上清中获取 IL-7。

IL-7 的靶细胞主要为淋巴细胞，对来自人或小鼠骨髓的 B 祖细胞、胸腺细胞及外周成熟的 T 细胞等均有促生长活性。①与干细胞生长因子（SCF）协同能够刺激 B 前体细胞发生有丝分裂，这一效应可被 TGF-α 和 TGF-β 所抑制；但对 B 祖细胞（pro-B）的生长没有明显作用。②促进双阴性胸腺细胞的成熟，提供胚胎胸腺细胞发育过程中 TCR 基因重组的始动信号；但对成熟 T 细胞无明显作用。③诱导胸腺细胞或外周血淋巴细胞产生 LAK 细胞活性，其效应细胞主要为 $CD8^+$ 亚群；但 IL-7 诱导的 LAK 细胞不具有 NK 活性。④IL-7 能刺激髓样前体细胞和巨核细胞产生集落形成单位和血小板，使机体从环磷酰胺的免疫抑制作用中恢复过来；在较高浓度时，IL-7 还能增强巨噬细胞的细胞毒活性，诱导单核细胞分泌细胞因子。

6. IL-8

IL-8 主要由单核-巨噬细胞产生，其他如成纤维细胞、上皮细胞、内皮细胞、肝细胞等亦可在适宜的刺激条件下产生 IL-8。IL-8 的分子质量约为 8kD，主要活性形式含 72 个氨基酸。IL-8 的氨基酸顺序与许多炎症因子有较高的同源性，属于同一个家族；现初步证实 IL-8 家族（亦称 PF4 家族）至少有 12 个成员。IL-8 可以分成 α 和 β 亚群，α 亚群的基因位于第 4 号染色体上，β 亚群的基因位于第 17 号染色体上。IL-8 的受体也有两型：一种只能与 IL-8 结合，而另一种还能结合其他的趋化因子；中性粒细胞和嗜碱性粒细胞表面均表达丰富的 IL-8 受体。

IL-8 的主要生物学活性是吸引和激活中性粒细胞，曾被命名为中性粒细胞激活肽（NAF）、粒细胞趋化肽（GCP）、中性粒细胞激活因子（NAF）等。中性粒细胞与 IL-8 接触后发生形态变化，定向游走到反应部位并释放一系列活性产物；这些作用可导致机体局部的炎症反应，达到杀菌和损伤细胞的目的。此外 IL-8 对嗜酸性粒细胞、嗜碱性粒细胞和淋巴细胞也有一定作用。

7. IL-9

IL-9 主要是由 Th 细胞产生，成熟分子含 126 个氨基酸，包括 10 个半胱氨酸；由于糖基化不同，分子质量为 30～40kD；经 N-聚糖酶处理后，分子质量降到 15kD。2-巯基乙醇可使 IL-9 失活，表明分子间二硫键在维持分子生物学活性方面十分重要。

IL-9 可在无 IL-2 和 IL-4 的情况下维持 Th 细胞长期生长；IL-9 还可促进某些骨髓样白血病细胞系（如 MOTE）的生长，提示其可能还参与造血过程的调控。IL-9 与其他白细胞介素的关系尚不清楚，但与 IL-2 明显的不同是不能诱导 CTL 和 LAK 等细胞毒活性，但能维持非抗原依赖性 Th 细胞的长期生长。此外，IL-9 还促进肥大细胞的生长及活性。

8. IL-10

IL-10 的分子质量为 35～40kD，通常为二聚体；主要由 Th2 细胞产生，也可由单核细胞、角质细胞及活化的 B 细胞产生。

IL-10 能够抑制活化的 T 细胞产生细胞因子，因此曾被称为细胞因子合成抑制因子（CSIF），特别是抑制 Th1 细胞产生 IL-2、IFN-γ 和 LT 等细胞因子，从而抑制细胞免疫应答。IL-10 可降低单核-巨噬细胞表面 MHC-Ⅱ类分子的表达水平，损害了 APC 的抗原递呈能力，实际上这可能是其抑制细胞介导免疫的原因。此外，IL-10 还能抑制 NK 细胞活性，干扰 NK 细胞和巨噬细胞产生细胞因子；但可刺激 B 细胞分化增殖，促进抗体生成。

9. IL-11

IL-11 由骨髓基质细胞产生，分子质量约为 23kD，是造血微环境中一个多功能的调节因子。

IL-11 可刺激浆细胞增殖及 T 细胞依赖的 B 细胞发育；促进巨核细胞的形成及成熟，提高外周血血小板数目；与 IL-3 和 IL-4 协同作用刺激休止期造血干细胞的增殖；影响红细胞的生成及分化；调节肝细胞血浆蛋白基因的表达，诱导急性期蛋白生成。

10. IL-12

IL-12 主要由 B 细胞和巨噬细胞产生；其分子是一种异型二聚体，40kD（P40）和 35kD（P35）的 2 个亚基通过二硫键相连接。

IL-12 主要作用于 T 细胞和 NK 细胞，曾被命名为细胞毒性淋巴细胞成熟因子（CLMF）和 NK 细胞刺激因子（NKSF）。IL-12 可刺激活化型 T 细胞增殖，促进 Th0 细胞细胞向 Th1 细胞分化；诱导 CTL 和 NK 细胞的细胞毒活性并促进其分泌 IFN-γ、TNF-α、GMCSF 等细胞因子；促进 NK 细胞和 IL-2Rα、TNF 受体及 CD56 分子的表达，增强对肿瘤细胞的 ADCC 效应。

由于 IL-12 在抗肿瘤免疫及抗感染免疫中的重要作用，人们对其临床应用寄予厚望；特别是 IL-12 可协同 IL-2 促进 CTL 和 LAK 细胞的产生表明，IL-12 与 IL-2 联用可望构成一种更有效的肿瘤免疫治疗方法。

11. IL-13

IL-13 由 Th2 细胞产生，分子质量约 10kD；其基因位于第 5 号染色体上，与 IL-4 基因紧密连接。IL-13 分子的氨基酸顺序与 IL-4 有 20%～25% 的同源性，在功能上也与 IL-4 有许多相似之处。

IL-13 可诱导单核细胞分化，增强其 MHC-Ⅱ类分子的表达；抑制 LPS 诱导的单核因子分泌，控制炎症反应；诱导 B 细胞增殖及合成 IgE 类抗体，增强 B 细胞表面 MHC-Ⅱ类分子、CD23 及 CD72 的表达；协同 IL-2 刺激 NK 细胞产生 IFN-γ，从而促进单核-巨噬细胞活化和 Th1 型细胞免疫反应。最近还发现，IL-13 还具有抑制 HIV-1 在巨噬细胞内复制，诱导中性粒细胞中 IL-1Ra 基因表达和蛋白质合成等多种功能。

12. IL-14

IL-14 由 T 细胞分泌，其成熟形式含 468 个氨基酸残基，可刺激活化的 B 细胞增殖，抑制丝裂原诱导的 B 细胞分泌免疫球蛋白。

13. IL-15

IL-15 是新近发现的一种因子,可由活化的单核-巨噬细胞、表皮细胞和成纤维细胞等多种细胞产生。IL-15 的分子结构与 IL-2 有许多相似之外,因此可以利用 IL-2 受体的 β 链和 γ 链与靶细胞结合,发挥类似 IL-2 的生物学活性。

IL-15 可诱导 B 细胞增殖和分化,是唯一能部分取代 IL-2 诱导初期抗体产生的细胞因子;IL-15 能够刺激 T 细胞和 NK 细胞增殖,诱导 LAK 细胞活性,还能与 IL-12 协同刺激 NK 细胞产生 IFN-γ。

第三节 干 扰 素

一、干扰素的性质及类型

干扰素是由多种细胞产生的具有广泛的抗病毒、抗肿瘤和免疫调节作用的可溶性糖蛋白。干扰素在整体上不是均一的分子,可根据产生细胞分为 3 种类型:白细胞产生的为 α 型,成纤维细胞产生的为 β 型,T 细胞产生的为 γ 型,见表 5-4。根据干扰素的产生细胞、受体和活性等综合因素将其分为 2 种类型:Ⅰ型和Ⅱ型。

(1)Ⅰ型干扰素 又称为抗病毒干扰素,其生物活性以抗病毒为主。Ⅰ型干扰素有 3 种形式:IFN-α、IFN-β 和 IFN-ω。IFN-α 主要由白细胞产生,含有至少 14 种不同基因编码的蛋白质,各成分之间氨基酸顺序的同源性约为 90%,成熟的 IFN-α 的分子质量约 18~20kD。IFN-β 是单基因的产物,主要由成纤维细胞和白细胞以外的其他细胞产生;分子质量 20kD,与 IFN-α 的同源性在氨基酸水平上仅为 30%,在核苷酸水平上约 45%。IFN-ω 的基因有 6 个,但其中只有 1 个是有功能的;IFN-ω 与 IFN-α 的基因相近,而且其主要产生细胞也为白细胞。IFN-α、IFN-β 和 IFN-ω 的受体为同一种分子,其基因位于第 21 号染色体上,表达在几乎所有类型的有核细胞表面,因此其作用范围十分广泛。多数Ⅰ型干扰素对酸稳定,在 pH2.0 时不被破坏。

(2)Ⅱ型干扰素 又称免疫干扰素或 IFN-γ,主要由 T 细胞产生,主要活性是参与免疫调节,是体内重要的免疫调节因子。IFN-γ 与Ⅰ型干扰素几乎在所有方面均有不同:IFN-γ 是只有一种活性形式的蛋白质,由一条分子质量为 18kD 的多肽链进行不同程度的糖基化修饰而成;IFN-γ 的基因只有一个,位于人类第 12 号染色体上;IFN-γ 的受体与Ⅰ型干扰素的受体无关,其基因位于第 6 号染色体上,但也同样表达在多数有核细胞表面;IFN-γ 对酸不稳定,在 pH2.0 时极易破坏,利用此特性可以很容易地将其与Ⅰ型干扰素区分开来。

表 5-4 三种类型干扰素及功能

名称	氨基酸数	受体	产生细菌	功 能
IFN-α	166	CD118	白细菌	抗病毒,促进 MHC-Ⅰ类分子的表达
IFN-β	166	CD118	成纤维细胞	抗病毒,促进 MHC-Ⅰ类分子的表达
IFN-γ	143	CD119	T 细胞、NK 细胞	激活巨噬细胞,促进 MHC 分子表达和抗原递呈,抑制 Th2 细胞

二、干扰素的诱导及产生

正常情况下组织或血清中不含干扰素,只有在某些特定因素的作用下才能诱使细胞产生干扰素。Ⅰ型干扰素的主要诱生剂是病毒及人工合成的双链 RNA，此外某些细菌和原虫感染及某些细胞因子也能诱导Ⅰ型干扰素的产生。IFN-α 和 IFN-ω 的表达细胞非常局限，以白细胞为主；但 IFN-β 则可由几乎所有的有核细胞产生。IFN-γ 由 CD8$^+$ T 细胞和某些 CD4$^+$ T 细胞（特别是 Th1 细胞）产生，NK 细胞亦可合成少量的 IFN-γ；这些细胞只有在免疫应答中受到抗原或丝裂原活化后才能分泌 IFN-γ。

三、干扰素的生物活性

干扰素的生物活性有较严格的种属特异性，即某一种属细胞产生的干扰素，只能作用于相同种属的细胞。Ⅰ型干扰素的抗病毒作用较强，而Ⅱ型干扰素则具有较强的抑制肿瘤细胞增殖和免疫调节作用。目前，国内外均已利用基因工程技术批量生产重组人 IFN-α、IFN-β、IFN-γ，并投入抗病毒和抗肿瘤治疗的临床研究。

（1）抗病毒作用　Ⅰ型干扰素具有广谱的抗病毒活性，对多种病毒如 DNA 病毒和 RNA 病毒均有抑制作用；但这种效应不是直接的，而是通过对宿主细胞的作用引起的。①对干扰素敏感的细胞表面存在干扰素受体，核内有"抗病毒蛋白"基因，受干扰素作用后该基因活化，产生的抗病毒蛋白可阻止病毒 mRNA 翻译，并促进病毒 mRNA 降解（图 5-7）。②干扰素能提高细胞表面 MHC-Ⅰ类分子的表达水平，受到病毒感染的细胞表面 MHC-Ⅰ类分子的增加有助于向 Tc 细胞递呈抗原，引起靶细胞的溶解。③干扰素可增强 NK 细胞对病毒感染细胞的杀伤能力。

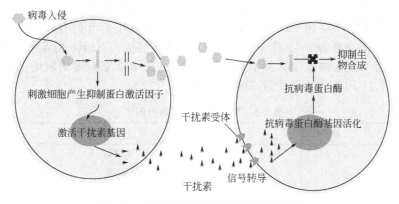

图 5-7　Ⅰ型干扰素广谱抗病毒活性机制

（2）抗肿瘤作用　Ⅰ型干扰素能抑制细胞的 DNA 合成，减慢细胞的有丝分裂速度。这种抑制作用有明显的选择性，对肿瘤细胞的作用比对正常细胞的作用强 500～1000 倍。另外，Ⅱ型干扰素也可通过增强机体免疫机制、加强免疫监督功能来实现其抗肿瘤效应。

（3）免疫调节作用　干扰素的免疫调节作用表现在对宿主免疫细胞活性的影响方面，如对巨噬细胞、T 细胞、B 细胞和 NK 细胞等均有一定作用。

① 对巨噬细胞的作用：IFN-γ 可使巨噬细胞表面 MHC-Ⅱ类分子的表达增加，增强其抗原递呈能力；还能增强巨噬细胞表面表达 Fc 受体，促进巨噬细胞吞噬免疫复合物、抗体包被的病原体和肿瘤细胞。

② 对淋巴细胞的作用：干扰素对淋巴细胞的作用较为复杂，可受剂量和时间等因素的影响而产生不同的效应。在抗原致敏之前使用大剂量干扰素或将干扰素与抗原同时投入会产生明显的免疫抑制作用；而低剂量干扰素或在抗原致敏之后加入干扰素则能产生免疫增强的效果。在适宜的条件下，IFN-γ 对 B 细胞和 CD8$^+$ T 细胞的分化有促进作用，但不能促进其

增殖。IFN-γ 能增强 Th1 细胞的活性，增强细胞免疫功能；但对 Th2 细胞的增殖有抑制作用，因此抑制体液免疫功能。IFN-γ 不仅抑制 Th2 细胞产生 IL-4，而且抑制 IL-4 对 B 细胞的作用，特别是抑制 B 细胞生成 IgE。

③ 对其他细胞的作用：IFN-γ 对其他细胞也有广泛影响：a. 刺激中性粒细胞，增强其吞噬能力；b. 活化 NK 细胞，增强其细胞毒作用；c. 使某些正常不表达 MHC-Ⅱ类分子的细胞（如血管内皮细胞、某些上皮细胞和结缔组织细胞）表达 MHC-Ⅱ类分子，发挥抗原递呈作用；d. 使静脉内皮细胞对中性粒细胞的黏附能力更强，且可分化为高内皮静脉，吸引循环的淋巴细胞。

第四节　肿瘤坏死因子

一、肿瘤坏死因子的性质及类型

人 TNF 有两种分子形式，一种称为 TNF-α，另一种称为 TNF-β。TNF-α 由细菌脂多糖活化的单核-巨噬细胞产生，可引起肿瘤组织出血坏死，也称恶病质素（cachectin）；TNF-β 由抗原或丝裂原刺激的淋巴细胞产生，具有肿瘤杀伤及免疫调节功能，又称淋巴毒素（lymphotoxin，LT）。尽管两型 TNF 有不同的细胞来源，DNA 水平上也仅有 28% 的核苷酸序列同源，但两者结合于相同的膜受体，并且具有非常相似的生物学功能。

人 TNF-α 和 TNF-β 的基因均位于第 6 号染色体。成熟 TNF-α 的分子质量约为 17kD，而 TNF-β 略呈异质性，为 20~25kD。TNF 受体存在于几乎所有的有核细胞表面，目前已发现多种 TNF 受体，见表 5-5。TNFRa 的亲和力比较强，TNFRb 的亲和力相对弱一些。两者与 TNF 结合后产生的效应有所不同，TNFRa 主要增强细胞毒细胞的活性和促进成纤维细胞生长，而 TNFRb 主要是增进 T 细胞增殖。

表 5-5　肿瘤坏死家族细胞因子

名　　称	氨基酸数	受体	产生细胞举例	功　　能
TNF-α	157	CD120a	巨噬细胞	局部炎症
		CD120b	NK 细胞	激活内皮细胞
			T 细胞	
TNF-β	171	CD120a	T 细胞	杀伤
		CD120b	B 细胞	激活内皮细胞
CD40L	261	CD40	T 细胞	B 细胞激活
			肥大细胞	类别转换
FasL	278	CD95	T 细胞	诱导细胞凋亡

二、肿瘤坏死因子的生物效应

最初对 TNF 功能的认识仅限于对肿瘤的特异性杀伤作用，后来发现 TNF 也具有免疫调节作用，而且参与某些炎症反应的过程。TNF 的生物活性与 IL-1 十分相似，只是 TNF 的毒性较大，更易引起血管阻塞，抗肿瘤作用更强。低浓度的 TNF-α 主要在局部发挥作用，高浓度的 TNF-α 可以进入血流，引起全身性反应。近来的研究表明人和小鼠 TNF-α 和 TNF-β 的基因都与 MHC 基因紧密连锁，暗示其可能参与免疫调节基因的表达调控。

（1）抗肿瘤及抑瘤作用　TNF 对多种肿瘤细胞均有杀伤或抑制作用，敏感性因肿瘤细胞类型而异。TNF 抗瘤机制现尚不完全清楚，可能包括：①通过 TNF 受体介导的直接效应；②诱导组织内凝血活性，导致病理性凝血，阻断进入瘤区的血流；③诱导肿瘤局部的炎症反应及血管改变；④介导多种细胞的杀瘤效应，如自然细胞毒细胞、杀瘤性单核-巨噬细胞等。

（2）抗病毒作用　TNF 呈剂量依赖性地抑制病毒介导的细胞病变的发展，对 RNA 病毒和 DNA 病毒均有抑制作用。TNF 的抗病毒活性与抗瘤活性一样没有明显的种属特异性，抗病毒的机制不是通过诱导干扰素的间接作用，与 TNF 的细胞毒性也无直接关系。除诱导未感染细胞获得抗病毒能力之外，TNF 也可选择性杀伤病毒感染的细胞。现还证实，多种病毒、poly I：C 等也可刺激 TNF 的产生。

（3）免疫调节作用　TNF 能够增强 T 细胞产生以 IL-2 为主的淋巴因子，提高 IL-2R 的表达水平，从而促进 T 细胞的增殖；还能促进 B 细胞增殖、分化和产生抗体。

此外，TNF 能诱导单核-巨噬细胞系统的前体细胞分化，增加其吞噬能力和氧化代谢水平，扩大单核-巨噬细胞对肿瘤的 ADCC 效应，提高巨噬细胞的抗原递呈能力。TNF 可增加某些细胞的 MHC-I 类分子的表达，协同 IFN-γ 诱导 MHC-II 类分子的表达。近来还发现 TNF 可促进骨髓基质细胞和巨噬细胞产生 CSF，特别是 GM-CSF，可促使骨髓释放中性粒细胞和巨噬细胞。

（4）诱发炎症反应　TNF 有中性粒细胞和单核细胞趋化作用，并使之活化和脱颗粒，释放炎症介质。TNF 作用于血管内皮细胞，一方面提高黏附分子的表达水平，促进对中性粒细胞的黏附作用；一方面诱使血管内皮细胞产生其他炎症介质，如 PG、IL-6 和 IL-8 等，与白细胞产生的介质共同引起局部的炎症反应；活化的血管内皮细胞还可释放凝血第三因子，启动凝血过程，引起小血管阻塞，造成局部组织（如肿瘤组织）血液供给中断和出血坏死，这是 TNF 得以被发现的主要特征。细菌内毒素休克时发生的弥散性血管内凝血（DIC）即是由于大量的 TNF 产生和释放入血所致。此外，TNF 还可诱导肝细胞合成急性期反应蛋白，是 IL-1 之外又一个急性期反应的强力诱导剂。

（5）对结缔组织的作用　TNF 可刺激成骨细胞内的碱性磷酸酶活性，诱导成骨细胞吸收骨质、促进软骨细胞进行软骨更新，抑制新骨形成。TNF 还能刺激成纤维细胞和滑膜细胞的增生，引起关节组织的纤维化和增厚。

三、肿瘤坏死因子的应用研究

由于 TNF 的抗肿瘤作用和多种免疫调节功能，TNF 疗法的临床研究已在许多国家开展。动物实验和临床实验均表明，TNF 对某些肿瘤具有明显的抑制作用；但是由于副作用较大，为 TNF 的临床应用造成困难。TNF 的副作用包括发热、头痛、恶心、呕吐、全身倦怠、肌肉酸痛等；高剂量时可导致休克、肾功能不全和 DIC 形成等。建立合理的用药方案及治疗措施，可望降低用量，减轻副作用，达到最佳治疗效果。

静脉注射 rhTNF 可使部分肿瘤缩小，但是副作用大，人体很难耐受。瘤内注射可在局部出现坏死，且副作用较轻，对某些肿瘤的治疗效果优于静脉注射。已报道的有效病例包括肾癌、胃癌、肝癌等，并使转移性大肠癌腹水减少。鉴于 TNF 可直接杀伤瘤细胞而不损伤正常细胞，比化疗药物毒性小，rhTNF 可望较其他细胞因子更快地大量应用于临床。

单独使用 TNF 用量大，不容易获得好的效果，患者常因不能耐受其副作用而中止用药。将其他具有肿瘤抑制作用的细胞因子（如 IL-2、IFN 等）或某些抗肿瘤药物与 TNF 联合应用, 既可减少各种药物的用量、降低毒副作用, 又可提高疗效, 不失为肿瘤治疗的一种可行方法。此外, 由于 TNF 对肺癌的杀伤能力有明显的温度依赖性, 在 40℃ 条件下杀瘤活性最强, 因此结合温热疗法可能有助于降低 TNF 用量, 增加疗效。

第五节　细胞因子受体

细胞因子通过结合细胞表面相应的细胞因子受体而发挥生物学作用。细胞因子与其受体结合后启动复杂的细胞内分子间的相互作用, 最终引起细胞基因转录的变化, 这一过程称为细胞的信号转导。细胞因子和其受体的结合是细胞因子介导的细胞信号转导的启动刺激。已知的细胞因子受体绝大多数是跨膜蛋白, 由胞膜外区、跨膜区和胞浆区组成。胞膜外区为识别结合细胞因子的部位, 胞浆区启动受体激活后的信号转导。

随着细胞因子受体及基因的确认, 人们发现多数细胞因子受体属于几个较大的多基因家族 (multigene families) 见表 5-6。每个家族的成员具有独特的结构特征, 相互之间在进化上可能有一定关系。如 IL-1、M-CSF、G-CSF 和 IL-6 受体的细胞外段均含有一个 Ig 样的功能区, 因此属于 Ig 基因超家族 (immunoglobulin gene superfamily) (图 5-8)。而 TNF 受体家族的特点是在细胞外段含有 4 个富含半胱氨酸的区域; 属于此家族的还有神经生长因子和 fas 抗原受体及 CD27、CD30 和 CD40 的配体。造血生长因子受体家族包括 IL-2、IL-3、IL-4、IL-5、IL-6、IL-7、IL-9、GM-CSF、EPO、LIF 及生长因子的受体, 其特点是每个受体的细胞外段均含有 4 个富含半胱氨酸的区域及靠近细胞外膜的 trp-ser-X-trp-ser (即色氨酸-丝氨酸-任一氨基酸-色氨酸-丝氨酸) 的保守顺序功能段。

表 5-6　细胞因子受体家族

受　体	特　　点	配　　体
造血生长因子家族	Trp-Ser-X-Trp-Ser 功能段; 4 个细胞外半胱氨酸残基	IL-2、IL-3、IL-4、IL5、IL-6、IL-7、IL-9、G-CSF、GM-CSF、EPO、ILF、生长因子、催乳素
Ig 超家族	Ig 样的细胞外功能区	IL-1、IL-6、M-CSF、G-CSF、SCF
TNF 家族	4 个富含半胱氨酸的细胞外区	TNF、CD27、CD30、CD40、Fas 抗原、神经生长因子
IL-3 家族	共同的 β 亚单位	IL-3、IL-5、GM-CSF
IL-6 家族	共同的 β 亚单位	IL-6、IL-11、ILF、OSM
IL-8 家族	具有 7 个穿膜区的样蛋白质	IL-8、GRO、PF4、TG、C3a、IP-10、MIP-1α、MIP-1β、MCP-1、血管活性肠肽、P 物质、PAF
酪氨酸激酶家族	细胞内功能区具有独特的酪氨酸激酶活性	M-CSF、SCF、PDGF、成纤维细胞生长因子
TGF-β 家族	细胞内功能区具有独特的苏氨酸/色氨酸激酶活性	TGF-β、Muller 抑制物质、骨形态发生蛋白、抑制素、活化素
IFN 家族	Ⅰ型和Ⅱ型	IFN-α、IFN-β、IFN-ω、IFN-γ、IL-10

细胞因子受体家族的划分不是绝对的, 有些受体可归于多个家族。例如, IL-6 受体既属于造血生长因子受体家族, 又属于免疫球蛋白超家族, 而且还是 IL-6 受体家族的原型。

细胞因子受体除了镶嵌于细胞膜表面的形式外, 还有分泌游离的形式, 即可溶性细胞因子受体。IL-1、IL-2、IL-4、IL-5、IL-6、IL-7、IL-8、G-CSF、GM-CSF、IFN-γ 及 TNF 的受体均有其可溶性形式。可溶性细胞因子受体可作为相应细胞因子的载体, 也可与相应的膜受体竞争配体而起到抑制作用。

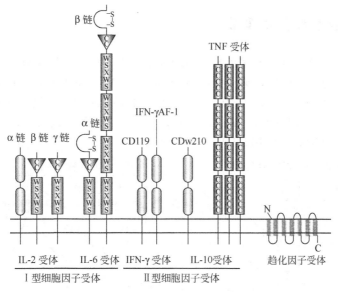

图 5-8　细胞因子受体结构模式图

第六节　细胞因子的生物学效应

细胞因子的生物学活性非常复杂，主要有以下五个方面。

一、抗细菌作用

细菌可刺激感染部位的巨噬细胞释放 IL-1、TNF-α、IL-6、IL-8 和 IL-12，这些细胞因子转而启动对细菌的攻击。IL-1 激活血管内皮细胞，促进免疫系统的效应细胞进入感染部位并激活淋巴细胞。TNF-α增加血管的通透性，促进 IgG、补体和效应细胞进入感染部位和使淋巴液向淋巴结引流。IL-6 激活淋巴细胞，促进抗体的生成。IL-8 趋化中性粒细胞和 T 淋巴细胞进入感染部位。IL-12 激活自然杀伤细胞，诱导 CD4 细胞分化成 Th1 细胞。IL-1、TNF-α 和 IL-6 引起发热反应。上述错综复杂的细胞因子的协同作用构成一种重要的抗细菌防卫体系。

二、抗病毒作用

病毒刺激机体细胞产生 IFN-α 和 IFN-β。IFN-α 和 IFN-β 通过下述环节发挥抗病毒作用。①IFN-α 和 IFN-β 通过作用于病毒感染细胞和其邻近的未感染细胞产生抗病毒蛋白酶而进入抗病毒状态。②IFN-α、IFN-β 刺激病毒感染的细胞表达 MHC-Ⅰ类分子，提高其抗原递呈能力，使其更容易被杀伤性 T 淋巴细胞（CTL）识别并杀伤。③IFN-α 和 IFN-β 激活自然杀伤细胞，使其在病毒感染早期有效地杀伤病毒感染细胞。④被病毒感染细胞激活的 CTL 分泌高水平的 IFN-γ，IFN-γ 刺激病毒感染细胞表达 MHC-Ⅰ类分子，促进 CTL 杀伤病毒感染细胞。⑤IFN-γ 也增强自然杀伤细胞的杀伤病毒感染细胞的活性。⑥趋化性细胞因子 MIP-1α、MIP-1β 可和 HIV-1 竞争结合巨噬细胞趋化因子受体而表现抗 HIV 感染的活性。

三、参与免疫应答和免疫调节

在免疫应答的全过程中，不同种类的细胞因子在不同环节发挥重要作用。细胞因子在天然免疫和适应性免疫中的作用，见图 5-9。IFN 可诱导 APC 表达 MHC-Ⅱ类分子，从而促进抗原递呈作用；IL-2、IL-4、IL-5、IL-6 等可促进 T 淋巴细胞、B 细胞的活化、增殖和分化；巨噬细胞活化因子（TNF-α、IL-1、IFN-γ 等）可使巨噬细胞活化，增强其吞噬、杀伤等功能；TNF-α 具有细胞毒作用；IFN-γ 可抗病毒。

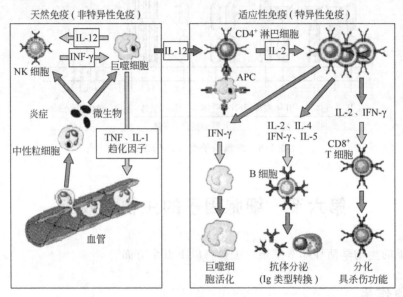

图 5-9　细胞因子在天然免疫和适应性免疫中的作用

在免疫应答过程中，细胞因子还发挥着重要的免疫调节作用。免疫细胞间可通过所分泌的细胞因子而相互刺激、彼此约束，从而对免疫应答进行调节。一般情况下，多数细胞因子具有正向调节作用，即促进免疫应答的产生。如 IL-1、IL-2、IL-4、IL-5、IL-6、IL-7 和 IL-12 均可刺激 T 淋巴细胞、B 淋巴细胞活化、增殖和分化，进而合成、分泌抗体或形成致敏淋巴细胞，产生体液或细胞免疫应答。细胞因子也具有负向调节的作用，即抑制免疫应答的产生。如 TGF-β 是典型的免疫抑制因子，它可抑制多种免疫细胞如造血干细胞，T 淋巴细胞、B 淋巴细胞的生长；抑制巨噬细胞和 NK 细胞的吞噬和杀伤活性。IL-4 和 IL-10 通过抑制巨噬细胞的活化、抑制 Th1 细胞产生 IL-2、IFN-γ 和 TNF-β，从而抑制细胞免疫功能。

四、刺激造血

在免疫应答和炎症反应过程中，白细胞、红细胞和血小板不断被消耗，因此机体需不断从骨髓造血干细胞补充这些血细胞。由骨髓基质细胞和 T 细胞等产生刺激造血的细胞因子调控着血细胞的生成和补充。粒细胞-巨噬细胞集落刺激因子（GM-CSF）、巨噬细胞集落刺激因子（M-CSF）和粒细胞集落刺激因子（G-CSF）刺激骨髓生成各类髓样细胞。GM-CSF 是树突状细胞的分化因子。IL-7 刺激未成熟 T 细胞前体细胞的生长与分化。红细胞生成素（EPO）刺激红细胞的生成。IL-6、IL-11 和血小板生成素（TPO）均可刺激骨髓巨核细胞的分化、成熟和血小板的产生（图 5-10）。

五、其他

许多细胞因子除参与免疫系统的调节效应功能外，还参与非免疫系统的一些功能。例如 IL-8 具有促进新生血管形成的作用，这对组织的损伤修复有重要的病理生理意义；M-CSF 可降低血胆固醇；IL-1 刺激破骨细胞、软骨细胞的生长；IL-6 促进肝细胞产生急性期蛋白等。这些作用为免疫系统与其他系统之间的相互调节提供了新的证据。细胞因子还有许多其他的生物学活性，这会在本书的多个章节中涉及。

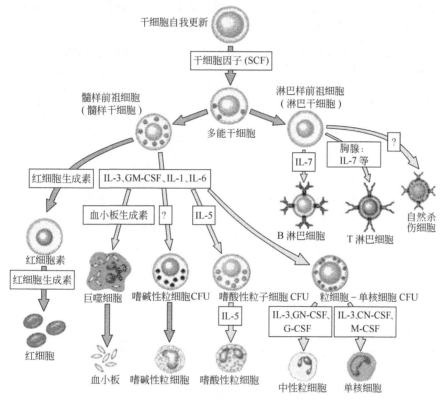

图 5-10 细胞因子在刺激造血中的作用
CFU—集落形成单位；CSF—集落刺激因子

第七节 细胞因子的临床意义

细胞因子具有广泛的生物学活性，不但参与体内多种生理活动，也与许多疾病的发生、发展密切相关。

一、细胞因子与疾病

正常情况下，细胞因子表达和分泌受机体严格的调控。在病理状态下，细胞因子会出现异常表达，表现为细胞因子及其受体的缺陷、细胞因子表达过高，以及可溶性细胞因受体的水平增加等。

1. 细胞因子及其受体的缺陷

包括先天性缺陷和继发性缺陷两种病理情况，例如先天性性联重症联合免疫缺陷病（XSCID），表现为体液免疫和细胞免疫的双重缺陷。现已发现这种患者的 IL-2 受体 γ 链缺陷，由此导致 IL-2、IL-4 和 IL-7 的功能障碍，使免疫功能严重受损。细胞因子的继发性缺陷往往发生在感染、肿瘤等疾病以后，如人类免疫缺陷病毒（HIV）感染并破坏 Th 后，可导致 Th 细胞产生各种细胞因子缺陷，免疫功能全面下降，从而表现出获得性免疫缺陷综合征（艾滋病，AIDS）的一系列症状。

采用现代生物技术研制开发的重组细胞因子和细胞因子受体拮抗蛋白已获得了广泛的临床应用，创造了十分巨大的商业价值。表 5-7 列举的是美国国家食品和药品管理局（FDA）批准上市的细胞因子及其受体相关的生物制品和治疗的疾病。

表 5-7 美国 FDA 批准上市的细胞因子及其受体相关的生物制品

名称	商品名	批准的年份	治疗的疾病
重组干扰素 α	Intron-A Roferon-A	1986	人毛细胞白血病、Kaposi 肉瘤、慢性髓性白血病、滤泡性非霍奇金淋巴瘤、T 淋巴瘤皮肤转移瘤、肾细胞癌、黑色素瘤、尖锐湿疣、丙型肝炎和乙型肝炎
重组促红细胞生成素(EPO)	Epogen	1989	慢性肾功能衰竭引起的重度贫血,抗艾滋病药物 AZT 引起的严重贫血
重组干扰素 γ			慢性肉芽肿病
重组 G-CSF	Actimmune	1991	肿瘤化疗后白细胞减少
重组 GM-CSF	Neupogen	1990	肿瘤化疗后白细胞减少
	Leukine	1991	
重组干扰素 β	Prokine	1991	多发性硬化
白细胞介素-11	Betaseron	1993	化疗引起的血小板减少
	oprelvekin	1997	
TNF 嵌合抗体	Neumega		溃疡性结肠炎
	Inflixmab	1998	类风湿性关节炎
重组 IL-1 受体拮抗蛋白	Anakinra	2001	类风湿性关节炎
人 TNF 的单克隆抗体	HumiraTM	2002	类风湿性关节炎
TNF-受体-Ig 融合蛋白	Enbrel	2002	类风湿性关节炎

2. 细胞因子表达过高

在炎症、自身免疫病、变态反应、休克等疾病，某些细胞因子的表达量可成百上千倍地增加，而这些细胞因子均可促进炎症过程，使病情加重。如慢性肝炎急性期患者的 TNF 和 IL-6 水平显著升高，恢复期或稳定期两者水平则明显降低。风湿性关节炎患者中也可观察到 TNF、IL-1、IL-6、IL-8 明显高于正常人。

3. 可溶性细胞因子受体水平升高

在某些疾病条件下，体液和血清中可出现可溶性细胞因子受体水平升高。这类分子可结合细胞因子，使其不再与膜表面的细胞因子受体结合，因而封闭了细胞因子的功能。

此外，某些细胞因子受体还与一些疾病的发生有关，如 CXCR4、CCR5 是 HIV 感染宿主细胞时所需的辅助受体，与 AIDS 的发生密切相关。

二、细胞因子与疾病治疗

鉴于细胞因子具有广泛的生物学效应并参与多种疾病的发生、发展，细胞因子或其拮抗剂可应用于疾病的治疗。细胞因子疗法基本上可分为两种，即细胞因子补充疗法及细胞因子拮抗疗法。细胞因子补充疗法即通过各种途径使患者体内细胞因子水平增加，充分发挥细胞因子的生物学作用，从而抗御和治疗疾病。例如应用 IL-2、IFN-γ 和 TNF-β 等细胞因子抗肿瘤、抗感染。细胞因子拮抗疗法是应用抗细胞因子抗体、细胞因子受体等拮抗物治疗炎症、移植排斥、自身免疫病及超敏反应等。目前已有多种细胞因子（多为基因重组产品）应用于临床治疗。常见的有用 EPO、CSF 治疗造血功能障碍，用 IFN-γ 治疗病毒感染，用免疫增强剂 IL-2、IFN-γ 等治疗肿瘤等。

小 结

　　细胞因子是由机体的各种细胞分泌的小分子蛋白质，通过结合细胞表面的特异性受体发挥生物学作用。细胞因子由抗原、丝裂原或其他刺激物活化的细胞分泌，通过旁分泌（paracrine）、自分泌（autocrine）或内分泌（endocrine）的方式发挥作用。众多细胞因子在机体内相互促进或相互抑制，形成十分复杂的细胞因子调节网络。细胞因子可分为白细胞介素、干扰素、肿瘤坏死因子、集落刺激因子、趋化因子和生长因子六类。细胞因子具有抗细菌、抗病毒、参与免疫应答和免疫调节及刺激造血等多种生物学活性。细胞因子通过结合细胞表面的细胞因子受体而发挥生物学作用。细胞因子受体分为Ⅰ型细胞因子受体、Ⅱ型细胞因子受体、肿瘤坏死因子受体和趋化因子受体四个蛋白质家族。Ⅰ型细胞因子受体家族的多数成员属多亚单位受体，其中一种亚单位是细胞因子结合亚单位，另一种是信号转导单位。多种Ⅰ型细胞因子受体有共用的相同的信号传递亚单位。许多细胞因子受体有游离的形式即可溶型细胞因子受体。一些细胞因子的受体存在天然拮抗剂。采用现代生物技术研制开发的重组细胞因子、细胞因子抗体和细胞因子受体拮抗蛋白已获得了广泛的临床应用，创造了十分巨大的社会效益和经济效益。

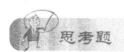 思考题

1. 细胞因子的分类及生物学活性有哪些？
2. 细胞因子有哪些临床应用及应用前景？
3. 已经商品化的细胞因子及其相关药物的作用机制是什么？

第 六 章

补 体 系 统

19世纪末，在发现抗体之后不久，人们就注意到，于新鲜的免疫血清中加入相应细菌可将细菌溶解，如将此血清56℃加热30分钟，则只能使细菌凝集而不溶解，但再加入新鲜正常血清，细菌又被溶解。据此证明，新鲜血清中有两种成分：一种是对热相对稳定的、能使细菌凝集的成分，即特异性抗体；另一种是对热不稳定的、可辅助或"补充"抗体溶菌作用的必要成分，即补体。Ehrlich（1894）将存在于新鲜血清中，能辅助特异抗体溶菌的物质称为补体。目前已知，补体是由30种以上的蛋白分子组成的、具有高度自限性的（有自我调节作用）蛋白酶系统。后来，Bordet利用绵羊红细胞和溶血素对补体进行了较为详细的研究，并建立了检测抗原、抗体的补体结合实验。他因此而获得了1919年的诺贝尔生理学和医学奖。

近十余年来，随着分子生物学技术的迅猛发展，几乎所有补体成分的cDNA及部分补体成分的基因组DNA已克隆成功，并已获得多种补体成分的基因工程产物。这些成果有力地促进了在分子和基因水平上对补体结构与功能的研究。

第一节　补体系统的组成和性质

补体（complement，C）是广泛存在于哺乳动物、鸟类、两栖类、鱼类等动物血清中的一组具有酶样活性的球蛋白，约占血清球蛋白总量的10%，大部分在肝脏合成，巨噬细胞、肠道及泌尿生殖道上皮细胞也可合成。补体于激活后表现生物活性，参与机体抗微生物、抗肿瘤等免疫保护反应并具免疫调节作用，也可诱导炎症，介导免疫损伤等病理反应，它是迄今所知最复杂的一个限制性蛋白水解系统，也是体内重要的免疫效应系统和放大系统。

一、补体系统的组分及命名

补体系统包括30余种活性成分，按其性质和功能可以分为三组：第一组为补体系统固有的成分，即存在于体液中，参与补体激活级联反应的补体成分，包括16种蛋白分子，即C1q、C1r、C1s、C4、C2、C3、C5~C9、B因子、D因子、P因子、甘露糖结合凝集素（mannose-binding lectin）和丝氨酸蛋白酶（serine protease）；第二组以可溶性或膜结合的形式存在，为调节与控制补体系统活化的分子，即C1INH、C4bp、H因子、I因子、P因子和S蛋白等；第三组为介导补体活性片段，或调节蛋白生物学效应的补体受体分子如CR1、CR2、CR3、CR4、CR5、H因子受体（fHR）及C3a受体（C3aR）、C2a受体（C2aR）及C4a受体（C4aR）等。

补体是Nuttall（1888）和Buchner（1889）于多年前发现的，但直至1968年世界卫生组织命名委员会方规定以C代表补体的固有成分进行了统一命名，参与补体激活经典途径的固有成分按其被发现的先后顺序分别称为C1、C2……C9，C1由C1q、C1r、C1s三种亚单位组成；补体系统的其他成分以英文大写字母表示，如 B 因子、D 因子、P 因子、H 因子等；补体活化后的裂解片段以该成分的符号后面加小写英文字母表示，如 C3a、C3b 等；当某一种成分或数种成分的复合物活化后，在其数字上加一横线表示；灭活的补体成分，在其符号前加英文字母 i 表示，如 iC3a。补体调节成分多以其功能进行命名，如 C1 抑制物、C4 结合蛋白、衰变加速因子等。

二、补体组分的生成和理化特性

体内多种组织细胞能合成补体成分，包括肝细胞、单核-巨噬细胞、内皮细胞、肠道上皮细胞及肾小球细胞等，其中肝细胞和单核-巨噬细胞是产生补体的主要细胞。血清中的补体蛋白大多来自肝脏；炎症组织内的补体主要来自巨噬细胞，但也有一部分是从血液中扩散而来的。

补体的大多数组分是糖蛋白，且多属于 β 球蛋白；C1q、C8 等为 γ 球蛋白，C1s、C9 为 α 球蛋白。正常血清中各组分的含量相差较大，C3 含量最多、C2 最低。各种属动物间血中补体含量也不相同，豚鼠血清中含有丰富的补体，故实验室多采用豚鼠血作为补体来源。

补体性质很不稳定，易受各种理化因素影响，例如，65℃加热 30min 即被灭活。另外紫外线照射、机械振荡或某些添加剂等理化因素均可能破坏补体。所以补体活性检测标本应尽快地进行测定，以免补体失活。补体系统各组分的主要理化性质见表 6-1。

表 6-1　补体成分及其主要理化性质

补体成分	相对分子质量	电泳区带	肽链数目	血清含量/(μg/ml)
C1q	400000	γ_2	18	70
C1r	95000	β	1	35
C1s	85000	α_1	1	35
C4	180000	β_2	3	430
C2	117000	β_1	1	30
C3	190000	β_1	2	1600
C5	190000	β_1	2	75
C6	128000	β_2	1	60
C7	120000	β_2	1	55
C8	163000	γ_3	3	55
C9	79000	α	1	200
P 因子(备解素)	220000	γ_2	4	25
D 因子(C3PAse)	25000	α	1	2
B 因子(C3PA)	95000	β	1	240
C1INH(C1 抑制物)	105000	α	1	180
C4bp(C4 结合蛋白)	100000	—	—	250
I 因子	93000	β	2	50
H 因子(β、H)	150000	β	1	400
S 蛋白(SP)	80000	—	—	500
过敏毒素灭活因子	30000	α	—	—

三、补体成分的分子结构

（1）C1　是由 C1q、C1r、C1s 三个糖蛋白亚单位组成，有 Ca^{2+} 存在时形成巨分子复合体，病理状态下可有单体形式存在。C1q 是补体成分中最大的分子，分子质量为 410kD，化学组成为胶原蛋白，由 18 条多肽链组成，肽链间由二硫键连接，多肽链的末端呈球形，每 3 条不同的多肽链（α、β、γ）组合在一起形成 6 个亚单位，可与 6 个 IgG 分子结合，其结合部位在球状的头部（图 6-1）。

C1r 是一种 β 球蛋白，正常时以无活性的酶原样形式存在，有两条相同的非共价键连接的多肽链，C1r 常与 C1s 紧密相连在一起，同时 C1r 还是 C1q 和 C1s 的联桥。C1s 是一种 α2 球蛋白，单链，可被 C1r 激活，C1s 具有酶样活性，在 Mg^{2+} 存在时激活 C4 和 C2。

（2）C4　是一种 β 球蛋白，由 3 条多肽链组成（α、β、γ），分子质量分别是 95kD、78kD 和 33kD。C1s 可将 3 条链中最大的 α 链裂解，释放出一较小的多肽 C4a，余下的大部分结合在靶细胞上，进行补体的下一步活化程序。

（3）C2　是一种 β 球蛋白，单链，是血清中含量最少的补体成分。激活的 C2 极不稳定，易衰变，形成

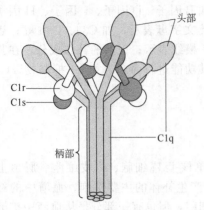

图 6-1　C1 分子模式图

补体系统中的一种自身调节机制，以控制补体的激活过程。

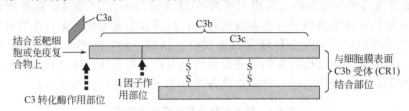

图 6-2　C3 分子及其裂解产物示意图

（4）C3　是一种 β 球蛋白，由 α 和 β 两条多肽链组成（图 6-2），分子质量分别是 110kD 和 75kD。α 链有 998 个氨基酸残基，β 链有 669 个氨基酸残基；两链间以氢键、疏水键及二硫键相连，相互平行。α 链参与 C3 活化，链的第 77 位精氨酸和 78 位丝氨酸之间的肽键是 C3 裂解酶的作用部位。C3 裂解后产生小片段 C3a 和大片段 C3b；C3b 受 H 因子、I 因子和 CR1 的协同作用降解为无活性的 iC3b；iC3b 可以被水解为 C3c 和 C3dg，C3dg 还可被进一步降解成 C3d 和 C3g。

C3 呈多样性，有 30 多种异构型。完整的 C3 分子含糖约 2.2%，主要是甘露糖和岩藻糖。C3 在血清中含量甚高，可达 $550\sim120\mu g/ml$。C3 是补体系统中起关键作用的一种成分，所有的补体激活途径均需 C3 的参与。

（5）C5　是一种 β 球蛋白，由 2 条多肽链组成，与 C3 相似。α 链被裂解后游离出一小分子，即具有特殊生物活性的 C3a，其余大部分片段 C3b 参与后续的补体活化，见图 6-3。

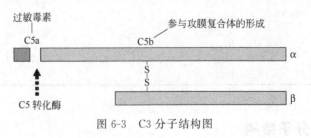

图 6-3　C3 分子结构图

第二节　补体系统的激活

在生理情况下，大多数补体成分以无活性的酶的前体形式存在。只有在某些激活物的作

用下或在特定的固相表面上，补体成分才被依次激活。在这一过程中，每当某一组分被激活后，即具备了裂解下一组分的活性，由此形成一系列放大的补体级联反应，最终导致溶细胞效应。补体系统的激活主要有 3 条途径，即经典途径、旁路途径和 MBL 途径。

一、经典激活途径

又称传统途径或 C1 激活途径。参与经典途径的补体成分共 11 种，各成分只有在抗原-抗体（如 IgG 和 IgM）复合物的作用下，才能依次活化（图 6-4）。

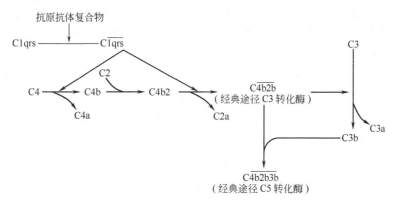

图 6-4 补体经典激活途径示意图

（一）经典激活途径的特点

经典激活途径体现四个方面特点：①抗原-抗体特异结合活化；②反应顺序为 C1qrs→C4→C2→C3→C5→C6→C7→C8→C9。③产生 3 个转化酶：C1 酶、C3 转化酶、C5 转化酶。④产生 3 个过敏毒素：C3a、C4a、C5a。

（二）激活物

IgG 或 IgM 与相应抗原结合后形成免疫复合物（immune complex，IC），是经典途径的主要激活物（图 6-5）。IgG1～IgG3 和 IgM 的重链恒定区具有补体结合点，当它们与相应抗原结合形成免疫复合物时，抗体构型发生改变，暴露出补体结合位点，C1q 才能与之结合。另外，每一个 C1q 分子须同时与两个以上 Ig 单体分子的 Fc 段结合才能活化。由于 IgM 为五聚体，含 5 个 Fc 段，故单个 IgM 分子与抗原结合即可激活 C1，启动经典途径。而 IgG 分子为单体，它与抗原结合后，需要两个以上紧密相邻的 IgG 分子才能激活 C1。

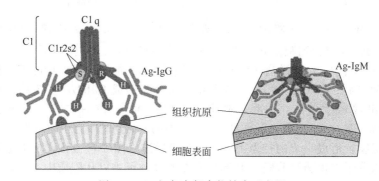

图 6-5 C1 与免疫复合物结合示意图

（三）激活过程

参与经典激活途径的补体成分包括 C1～C9，整个激活过程可分为识别、活化和攻膜三个阶段。

（1）识别阶段　是 C1 识别免疫复合物中 Fc 段并与之结合而活化形成 C1 酯酶的阶段。C1 是由 1 个 C1q 分子、2 个 C1r 分子和 2 个 C1s 分子借 Ca^{2+} 连接而成的大分子复合物。其中，C1q 由 6 个相同的亚单位组成，各亚单位羧基端盘卷成球形结构，放射状排列呈花蕾状。此球形结构是 C1q 与 Ig Fc 段结合的部位。当抗原与抗体（IgM 和 IgG1～IgG3）结合时，抗体构型发生改变，使 Fc 段的补体结合点暴露出来，C1q 分子的球形结构即识别并与之结合，导致 6 个亚单位构象改变，进而相继裂解激活 C1r 和 C1s，形成 C$\overline{1s}$，即 C1 酯酶。

（2）活化阶段　即 C3 转化酶和 C5 转化酶形成阶段。在 Mg^{2+} 存在的情况下，C$\overline{1s}$ 可裂解 C4，产生 C4a 和 C4b 两个片段。其中 C4a 游离于液相中，C4b 则迅速与邻近细胞或 IC 结合形成固相 C4b。未被结合的 C4b 在液相中很快被灭活。C2 对固相 C4b 有较高亲和力，能与之结合，然后被 C$\overline{1s}$ 裂解为 C2a 和 C2b，其中 C2a 游离于液相中，而 C2b 与固相 C4b 结合形成 C$\overline{2b4b}$ 复合物，此即经典途径的 C3 转化酶。在 C$\overline{4b2b}$ 作用下，体液中 C3 被裂解为两个片段，产生的 C3a 游离于液相中，C3b 与 C$\overline{2b4b}$ 结合形成 C$\overline{2b4b3b}$ 复合物，即 C5 转化酶（图 6-6）。

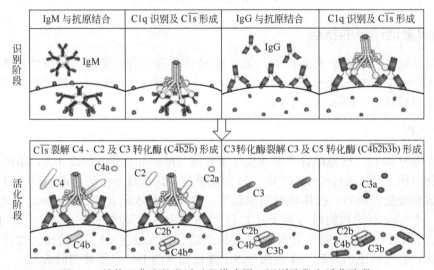

图 6-6　补体经典途径激活过程模式图（识别阶段和活化阶段）

（3）攻膜阶段　即末端效应阶段。此阶段形成膜攻击复合物（membrane attack complex，MAC），导致靶细胞溶解。在 C5 转化酶（C$\overline{2b4b3b}$）作用下，C5 被裂解为两个片段 C5a 和 C5b。其中，C5a 游离于液相中，C5b 结合在细胞表面。C6、C7 依次与 C5b 结合形成 C5b67 复合物。该复合物与 C8 高亲和力结合，形成 C5b678 复合物，插入靶细胞膜中，使细胞膜出现轻微损伤。在此基础上，C5b678 可与 12～15 个 C9 分子结合，形成 C5b6789 复合物，即 MAC。电镜下可见，MAC 中的 C9 多聚体为中空的管状结构，插入靶细胞的脂质双层膜，形成一个内径为 11nm 的跨膜通道（图 6-7）。该孔道能够使小的可溶性分子、离子和水分子自由透过胞膜，但蛋白质类的大分子难以从胞质中逸出，最终导致胞内渗透压降低，细胞溶解。此外，MAC 插入胞膜，可能使致死量的钙离子被动地向胞内弥

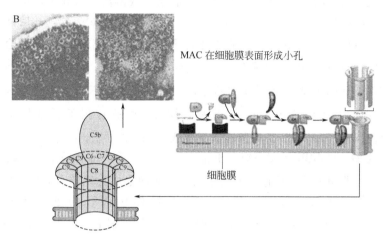

图 6-7 膜攻击复合体的形成

散，并最终导致细胞死亡。

二、旁路激活途径

又称替代途径、C3 激活途径、备解素途径、第二前端反应或第二通路。该途径是不经 C1、C4、C2，而在 IF、P 因子、D 因子和 B 因子等参与的补体激活过程（图 6-8）。

（一）旁路激活途径的特点

经典激活途径体现以下特点：①天然活化，LPS 等多糖类物质可促进其活化；②含有一个 C3 活化的正反馈调节环路；③产生 C3 转化酶和 C5 转化酶；④C1、C4 和 C2 不参与，B 因子、D 因子、P 因子参与；⑤机体早期抗感染免疫中起作用。

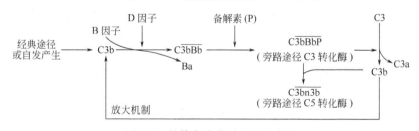

图 6-8 补体旁路激活过程示意图

（二）激活物

革兰阴性菌内毒素即细菌脂多糖、革兰阳性菌肽聚糖、酵母多糖、凝聚的 IgA、IgG4 等可以直接激活旁路途径。这些成分实际上是为补体旁路途径的激活提供了保护性微环境和接触表面。在细菌感染早期，机体尚未产生特异性抗体之前，旁路途径就被激活，因此在机体抗感染免疫具有重要意义。

（三）激活过程

C3 是启动旁路途径并参与其后级联反应的关键分子。在正常情况下，体液中蛋白水解酶等能有限微弱裂解 C3，产生少量的 C3a 和 C3b。C3b 可与邻近的细胞、细菌或免疫复合物等非特异性结合。C3b 若与非激活物如自身细胞结合或游离于液相中，可被补体调节蛋白迅速灭活，中止级联反应；C3b 若与旁路途径激活物如细菌表面结合，其构型变化将有助于与体液中的 B 因子结合，在 Mg^{2+} 离子存在条件下，两者结合形成 $C\overline{3bB}$ 复合物。

D 因子是启动旁路途径的重要成分，在体液中能以无活性（D）和有活性（$\overline{D}$）两种形式（$D \rightleftharpoons \overline{D}$）存在。B 因子是 $\overline{D}$ 因子作用的底物，但在液相中不能直接被 $\overline{D}$ 因子裂解。当 B 因子与激活物表面的 C3b 结合形成 $C\overline{3bB}$ 复合物时，可被 $\overline{D}$ 因子裂解为 Ba 和 Bb 两个片段。其中 Ba 游离于液相中，Bb 仍保留在激活物表面与 C3b 结合形成 $C\overline{3bBb}$ 复合物，此即旁路途径 C3 转化酶。C3bBb 半衰期短，不稳定，易被灭活，而 P 因子与其结合后半衰期延长，并可封闭 H 因子和 I 因子对它的灭活作用，从而使之成为稳定态 C3 转化酶（$C\overline{3bBb}$）。此种 C3 转化酶对 C3 有强大裂解作用，能产生大量 C3b。C3b 可进一步与激活物表面的 $C\overline{3bBb}$ 结合形成 $C\overline{3bBb3b}$ 或 $C\overline{3bnBb}$，此即旁路途径 C5 转化酶，其功能与经典途径的 C5 转化酶（$C\overline{2b4b3b}$）一样，能够裂解 C5，后续激活过程与经典途径相同。同时，稳定态 C3 转化酶（$C\overline{3bBbP}$）裂解 C3 产生的大量 C3b，又可以与 B 因子结合并在 D 因子作用下，形成更多的 C3 转化酶（$C\overline{3bBbP}$）。如此循环，产生显著放大效应，此即旁路途径的正反馈性放大机制。

三、MBL 激活途径

活化补体的 MBL 途径，与经典途径的过程基本类似，只是其活化起始于炎症产生的 C 反应蛋白及 MBL 与病原体结合之后，而非依赖于抗原-抗体复合物活化补体系统。

在病原微生物感染早期，体内巨噬细胞和中性粒细胞可产生 TNF-α、IL-1 和 IL-6 等细胞因子，这些细胞因子导致机体发生急性期反应，并诱导肝细胞合成分泌急性期蛋白，其中参与补体激活的有甘露糖结合凝结素（mannan-binding lectin，MBL）和 C 反应蛋白。MBL 是一种钙依赖性糖结合蛋白，属于凝集素家族，可与甘露糖残基结合。正常血清中 MBL 水平极低，在急性期反应时，其水平明显升高。MBL 首先与细菌的甘露糖残基结合，然后与丝氨酸蛋白酶结合，形成 MBL 相关的丝氨酸蛋白酶（MBL associated serine protease，MASP）；MASP 与活化的 C1q 具有相同的生物学活性，可水解 C4 和 C2 分子，继而形成 C3 转化酶。其后的反应过程与经典途径相同。另外，C 反应蛋白亦可与 C1q 结合并将其激活，然后依次激活补体其他成分。

现将补体三条激活途径作一比较（图 6-9，表 6-2）。

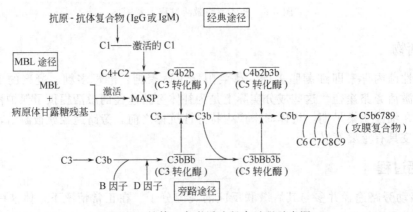

图 6-9　补体三条激活途径全过程示意图

表 6-2　补体三条激活途径的比较

项目	经典激活途径	旁路激活途径	MBL 激活途径
激活物质	抗原-抗体（IgM、IgG1、IgG2、IgG3）复合物	肽聚糖、酵母多糖、脂多糖、凝聚的 IgA、IgG4	MBL 相关的丝氨酸蛋白酶（MASP）
起始分子	C1q	C3	C2、C4
参与成分	C1、C4、C2、C3、C5～C9	C3、C5～C9、B 因子、D 因子	C2～C9、MASP
所需离子	Ca^{2+}、Mg^{2+}	Mg^{2+}	Ca^{2+}
C3 转化酶	$\overline{C4b2b}$	$\overline{C3bBb}$	$\overline{C4b2b}$
C5 转化酶	$\overline{C4b2b3b}$	$\overline{C3bnBb}$	$\overline{C4b2b3b}$
生物学作用	参与特异性免疫的效应阶段，感染后期发挥作用	参与非特异性免疫的效应阶段，感染早期发挥作用	参与非特异性免疫的效应阶段，感染早期发挥作用

第三节　补体激活的调控

正常情况下，补体系统的激活在体内受一系列调节机制的严格控制，使之反应适度，以防止补体成分过度消耗和对自身组织造成损伤。

一、自身衰变的调节

有些激活的补体成分很不稳定，易于衰变，成为补体激活过程中的一种自身调控机制，例如 C4、C3 及 C5 活化的片段 C4b、C3b、C5b 等，若不与细胞膜结合，则在极短时间内失活；又如 C2a 和 Bb 极易自 C4b2a 及 C3bBb 两种转化酶中解离下来，而使这两种酶失去活性。

二、体液中补体某些成分的调节

血清中含有多种补体成分的抑制物或灭活因子，可分别灭活特定的补体成分。如 C1 抑制物、C3b 灭活因子、C3b 灭活因子促进因子（C3b 灭活剂加速因子），C4 结合蛋白及 S 蛋白等。

1. C1 抑制物

C1 抑制分子（C1INH）可与活化的 C1s 结合，使之失去酯酶活性，而不能裂解 C4 和 C2，即不再形成 C3 转化酶，从而阻断后续补体成分的活化（图 6-10）。

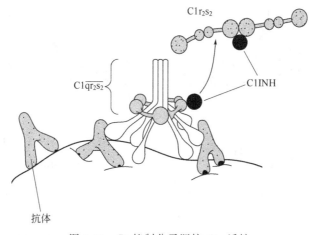

图 6-10　C1 抑制分子调控 C1s 活性

2. C4 结合蛋白

C4 结合蛋白（C4bp）可与 C4b 结合，抑制 C4b 与 C2 结合，防止经典途径 C3 转化酶（C4b2b）形成；C $\overline{4bp}$ 还可从 C $\overline{4b2b}$ 中解离并置换 C2b，促进 I 因子对 C4b 的蛋白水解，加速经典途径 C3 转化酶的衰变失活（图 6-11）。

3. I 因子

具有丝氨酸蛋白酶活性，能使 C4b 和 C3b 裂解失活，从而阻断经典途径和旁路途径 C3 转化酶的形成。

4. H 因子

能与 C3b 结合，竞争性抑制 B 因子与 C3b 结合，并辅助 I 因子裂解 C3b，借此阻止旁路途径 C3 转化酶形成。另外，H 因子还可从 C $\overline{3bBb}$ 中解离并置换 Bb，促进旁路途径 C3 转化酶的衰变失活。

5. S 蛋白

S 蛋白又称膜攻击复合物抑制因子，可与 C5b67 复合物结合，干扰 C5b67 复合物与细胞膜结合，阻止 MAC 形成，保护正常细胞不受损伤。

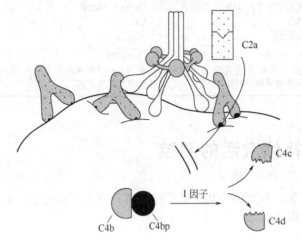

图 6-11　C4 结合蛋白抑制 C4b 与 C2 结合

6. 备解素

备解素（P 因子）可与 C $\overline{3bBb}$ 结合，并使之稳定，半衰期延长 10 倍，从而加强旁路途径 C3 转化酶裂解 C3 的作用。

三、膜结合性补体成分的调节

1. 膜辅因子蛋白

膜辅因子蛋白（MCP）广泛分布于血细胞（红细胞除外）和其他细胞表面，能与上述细胞表面黏附的 C4b/C3b 结合，协助 I 因子裂解灭活自身组织细胞表面结合的 C4b/C3b，

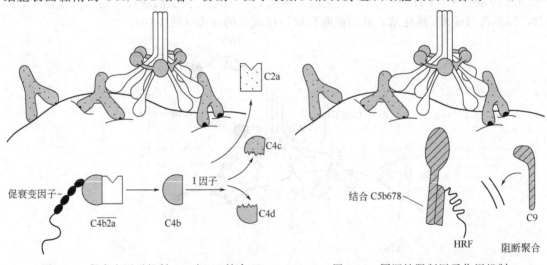

图 6-12　促衰变因子抑制 C4b 与 C2 结合　　　图 6-13　同源性限制因子作用机制

抑制经典途径和旁路途径 C3 转化酶在细胞膜上的形成，保护正常组织细胞免受补体激活介导的损伤。

2. 促衰变因子

促衰变因子（DAF）广泛分布于各种血细胞和其他细胞表面，可竞争性抑制 B 因子与 C3b 结合，阻止旁路途径 C3 转化酶的形成，还能从 C$\overline{4b2a}$ 和 C$\overline{3bBb}$ 复合物中快速解离 C4b 和 C2a，使已形成的 C3 转化酶迅速自发衰变，从而阻止 MAC 在自身组织细胞膜上形成，保护宿主细胞不被溶解破坏（图 6-12）。

3. 同源性限制因子

同源性限制因子（HRF）又称 C8 结合蛋白（C8bp），广泛分布于正常人血细胞表面，能与 C5b678 复合物中的 C8 分子结合，阻断了 C9 与 C8 的结合及 C9 分子的聚合，从而抑制 MAC 形成。由于 C8bp 与 C8 之间的结合有种属特异性，故又称同种限制因子（图 6-13）。

第四节　补体受体

补体系统被激活后，可产生一系列具有重要生物活性的片段，这些活性片段通过与表达在不同细胞表面的特异性受体结合而发挥作用。具体讲，补体受体（complement receptor，CR）是与 C3、C4 或其他活化组分相结合的一种细胞膜结构，目前已知的 CR 有 10 种以上，见表 6-3。近年来，由于探讨补体组分与生物膜相互间的识别和作用，所以对补体受体及其生物学活性有所了解。发现红细胞、血小板、B 淋巴细胞、单核细胞及肾小球上皮细胞等表

表 6-3　主要的补体受体

受体	配体	细胞分布	生物学功能
CR1	C3b,C4b,iC3b	红细胞	清除循环 IC
	MBL	大、小吞噬细胞	加速 C3 转化酶解离
		嗜酸性粒细胞	辅助 I 因子裂解 C3b、C4b
		B 细胞、T 细胞	增强 Fc 受体介导的吞噬作用，介导非 Fc 受体依赖的吞噬作用
		肾小球上皮细胞	促进被捕获的 IC 溶解
		滤泡树突状细胞	结合 IC
CR2	iC3b,C3dg,C3d,C3b(弱)	B 细胞	B 细胞激活
	EBV	鼻咽部上皮细胞	介导 EBV 感染
		滤泡树突状细胞	结合 IC，记忆性 B 细胞激活
CR3	iC3b	单核-巨噬细胞	参与黏附、趋化及调理作用
		中性粒细胞	
		脾脏 DC	
		NK 细胞	
CR4	iC3b	嗜酸性粒细胞	增强 Fc 受体介导的吞噬作用
		平滑肌细胞	介导非 FcR 依赖的吞噬作用
CR5	C3dg/C3d	中性粒细胞	处理带有 iC3b 的 IC
		血小板	
C3aR	C3a,C4a	肥大细胞	脱颗粒释放各种炎症介质
		嗜碱性粒细胞	
		平滑肌细胞	收缩平滑肌
		淋巴细胞	
C5aR	C5a	肥大细胞、嗜碱性粒细胞	脱颗粒释放炎症介质
		内皮细胞	增强血管通透性
		吞噬细胞	增强趋化作用
C1qR	C1q(胶原区)MBL	B 细胞及其母细胞、单核-巨噬细胞、中性粒细胞、内皮细胞、成纤维细胞	促进 B 细胞产生 Ig，促进吞噬作用和 ADCC 效应，调节血小板的作用

面都具有补体受体，同一种细胞可能同时含有不同的补体受体，并且每一个细胞膜上不同补体受体的数量亦有很大差别。在某些淋巴瘤、免疫缺陷病和病毒感染时，补体受体的种类和数目也不相同，因而补体受体在疾病诊断上可能有一定的参考价值。

已报道的结合 C3 片段的补体受体（CR）主要有五型：CR1、CR2、CR3、CR4 和 CR5。首先发现的 C3 受体（C3bR）称为 1 型补体受体（CR1），亦称免疫黏附受体，是与 C3b、C3c 和 C4b 反应的受体，现已从红细胞膜上提纯，为糖蛋白，相对分子质量 20500。2 型补体受体（CR2）也称 C3d 受体，仅能与 C3d 结合，主要见于 B 淋巴细胞，相对分子质量 118000，是一种膜蛋白。3 型补体受体（CR3）即 iC3b 的受体，他与 iC3b（为 C3b 被 I 因子和 H 因子降解的产物）有高度的亲和性，表现于单核巨噬细胞、中性粒细胞及某些 NK 细胞系的膜蛋白，由相对分子质量为 175000 及 95000 两条肽链通过二硫键联结而成。4 型补体受体（CR4）是与 iC3b 和 C3dg 反应的受体，主要分布在中性粒细胞及单核细胞上。5 型补体受体（CR5）是 C3dg 和 C3d 片段的特异性受体，主要分布在粒细胞及血小板的表面。但只能与液相中的上述片段发生反应。

补体受体的功能是：①激发 B 细胞合成 RNA，增强代谢，促进介质的释放；②参与和调节 B 淋巴细胞产生抗体；③增强颗粒性免疫复合物与吞噬细胞间的吸附，并促进吞噬；④辅助抗体依赖性细胞毒作用。目前，由于对细胞膜补体受体的性质还了解不多，许多问题尚待进一步研究。

第五节　补体系统的生物活性

补体系统是机体发挥免疫作用的重要成分，活化后可产生多种生物学功能，主要包括 MAC 溶解细胞作用和补体活化过程中产生的各种活性片段的生物学效应。这些应用一般对机体有利，但在一定条件下也可造成自身组织的损伤，对机体产生不良后果（表 6-4）。

表 6-4　补体成分的生物学活性

补体成分或裂解产物	生物活性	作用机制
C1～C9	溶菌、溶细胞作用	嵌入细胞膜的磷脂双层结构中，使细胞膜穿孔，细胞内容物渗漏
C3b、C4b、iC3b	调理作用	与细菌或细胞结合，使之易于被吞噬细胞吞噬
C3b、C4b	免疫黏附作用	与免疫复合物结合后黏附于红细胞或血小板，使免疫复合物易被吞噬
C2a	激肽样作用	增强血管通透性
C3a、C5a、C4a	过敏毒素作用	与肥大细胞或嗜碱性粒细胞结合，释放组胺等介质，使毛细血管扩张
C3a、C5a、C5b67	趋化作用	借其梯度浓度吸引中性粒细胞及单核-巨噬细胞

一、溶解细胞、细菌和病毒

不论何种途径活化，补体系统都能对其黏附的细胞产生溶解作用。在经典活化途径中，抗体的作用只是特异性地定位靶细胞和活化补体，而靶细胞的溶解则是补体系统的作用结果。对不同种类的靶细胞，补体的溶解效果亦不相同；例如革兰阴性杆菌、支原体、异体红细胞和血小板对补体很敏感；革兰阳性菌对补体不敏感。

补体的溶细胞反应不仅可以溶解抗菌，也可抵抗其他微生物及寄生虫的感染。病毒在与相应的抗体结合后，补体的参与可显著增强抗体对病毒的灭活作用，其机制可能是直接溶解有包膜的病毒，防止病毒对易感细胞的吸附和穿入，或干扰病毒在细胞内的增殖。补体缺陷的病人，机体易受病原微生物的侵害。另一方面，补体也常常引起病理性反应，例如异型输血时的溶血反应、自身免疫病时的细胞损伤等都可由补体系统引起。

从目前的资料看，免疫因素对病毒的中和作用，至少包括 3 种机制：病毒表面的包被、病毒颗粒的凝集和病毒被溶解。而抗体单独作用时，只能包被或凝集病毒，补体参与免疫反应时，则能引起上述 3 种作用同时发生，灭活病毒。如纯化的补体可明显提高对致敏疱疹病毒颗粒的灭活；又如不依赖特异性抗体参与，而由补体介导的，对 RNA 肿瘤病毒的作用，可发生溶解现象。

另外，也有人认为补体可阻止病毒进入易感细胞或干扰病毒的复制。

 链接：为什么 ABO 血型不合时不能输血？

体内流淌不息的血液是人类生命的源泉。在人体失血过多的情况下，只要输入同型健康人的血液，就可以挽救生命。现在，输血已经是一种常用的急救方法。然而，人类认识输血却经历了漫长的道路，甚至付出了生命的代价。在 ABO 血型发现以前输血事故时有发生：有的病人在接受输血后，会突然出现发冷、发热，头痛，胸闷、呼吸困难和心脏衰竭等，甚至会死亡。其原因就在于：ABO 血型不合输血以后，红细胞上的抗原可与血清中的天然抗体 IgM 结合，激活补体，造成红细胞大量溶解，引起溶血反应。

二、免疫复合物清除作用

补体在活化过程中生成的中间产物，例如 C3b 和 C4b 等，对抗原-抗体复合物有很强的亲和力，可共价结合到免疫复合物上，然后通过补体的其他效应对免疫复合物产生抑制或清除作用。

（1）吞噬调理作用 人及哺乳类动物的单核-巨噬细胞和中性粒细胞表面都存在 C3b 和 C4b 受体，能与带有补体成分的免疫复合物相结合，将两者连接起来，促进吞噬细胞对免疫复合物的吞噬作用。在这种意义上，补体也可称为非特异性调理素（opsonin）。补体成分 C3b、C4b、iC3b 均有调理作用，这种调理作用在机体的抗感染过程中具有重要意义。

（2）免疫黏附作用 带有补体成分的免疫复合物还可通过 C3b 受体结合到红细胞和血小板的表面（免疫黏附作用）。被黏附的免疫复合物在肝中得到处理，或者通过吞噬作用促进其清除。

（3）免疫复合物抑制作用 C3 和 C4 对免疫复合物的共价结合可导致如下结果：①阻碍免疫复合物相互结合形成大的网格而易于在组织中沉积；②阻止免疫复合物激活补体而诱发一系列的病理损伤；③可破坏免疫复合物的空间结构而使其溶解。上述作用对免疫复合物病有抑制效果，在补体活性降低或补体缺乏时，易发生免疫复合物病或使病情加重。

三、炎症介质作用

补体是机体重要的炎症介质之一，可通过许多途径引起不同的炎症。

（1）过敏毒素的作用 C5a 和 C3a 可以作用到肥大细胞和嗜碱性粒细胞的细胞膜上，使细胞脱颗粒，释放组胺、白三烯及前列腺素等活性介质，引起类似过敏反应的病理变化，所以将 C5a 和 C3a 称为过敏毒素（anaphylatoxin）；现已发现 C4a 亦有较弱的过敏毒素作用。这类作用可被抗组胺药物封闭。

（2）趋化作用 C4a、C5a、C3a 和 C5b67 是中性粒细胞和单核-巨噬细胞的趋化因子（chemotaxin），可使这些吞噬细胞向炎症部位聚集，加强对病原体的吞噬和消除，同时引起炎症反应。

（3）激肽样作用 C2a、C4a 等具有激肽样活性，能增强血管的通透性，引起炎性充血。

第六节 补体的合成及代谢

一、补体的编码基因

补体系统的成分非常复杂，各成分的编码基因也分散在不同的染色体上，其中的大多数基因已被成功地克隆出来，其产物的氨基酸顺序也得到测定。补体成分的许多蛋白质分子具有同种异构现象，显示其具有遗传多态性。几乎所有的补体蛋白均为单位点常染色体显性遗传。

编码人 C4、C2 及 B 因子的基因在第 6 对染色体短臂上，与 MHC 系统的基因相邻，被命名为Ⅲ类组织相容性基因，此种排列的意义尚不清楚。但有趣的是，第 6 对染色体上各有 2 个 C4 基因位点，分别编码 C4A 和 C4B，两者具有不同的生物活性。现已清楚 C4 基因中至少有 1 个无效等位基因（null allele）可能与自身免疫病的发病有关。

与 C4 和 C3 反应的许多调节蛋白的基因被组合在一起，在第一对染色体上形成 1 个基因超家族（super family）。此基因超家族编码的蛋白现已知的有 H 因子、C4bp、DAF、CR1、CR2 等；这些产物都有 1 个由 60 个氨基酸残基组成的反复重复排列的同源区，可能来自同 1 个基因前体。

二、补体合成的器官和细胞

人类 2 周龄胚胎已具有补体溶血活性，出生时脐血中的补体溶血活性已达成人的一半，出生后 1 周时即接近其母体水平。由于补体的产生比抗体早，故补体对机体的早期抗微生物感染具有重要意义。

肝是产生补体的主要器官，大部分补体可在肝细胞内合成。其他的一些器官和组织也能产生不同的补体成分，主要细胞是巨噬细胞（表 6-5）。

表 6-5 补体的产生部位

补体成分	产 生 部 位	补体成分	产 生 部 位
C1	小肠上皮细胞、脾、巨噬细胞	C6	肝、巨噬细胞
C2	巨噬细胞、肝、脾、肺、骨髓	C7	?
C3	肝、淋巴组织、巨噬细胞、骨髓	C8	肝、脾、肺、小肠、肾
C4	巨噬细胞、肝、脾、肺	C9	肝
C5	骨髓、肝、肾、肺、脾		

三、补体的代谢平衡

和其他血蛋白一样，补体在机体内受各种因素的调节，维持其含量的相对平衡。补体成分可被血中的蛋白酶直接降解，在病理情况下补体的代谢速率反映补体的激活程度。补体活化后的酶解片段迅速在体液中失活，并很快地从循环中清除，沉着于细胞表面及组织中会被消耗或分解，例如 C3 在 C3 转化酶的作用下，生成有活性的 C3a 和 C3b，C3b 降解为无活性的 iC3b，再裂解为 C3c 和 C3dg，最后降解为 C3d 和 C3g。血中的其他补体成分也有相似的代谢方式。

在不同疾病的进展过程中，补体的代谢速度变化非常大。临床观察补体含量时应取不同时期的标本进行动态观察，才能了解补体的动态变化。另外，补体的正常水平存在很大的个体差异，补体成分的更新也较快，故单凭测定补体成分含量，有时很难反映补体系统的激活情况，现主张应用测定补体单个成分及其相应裂解产物的方式，例如测定血清 C3a、C5c、C3d 等。补体碎片的连续测定，对预报有关疾病活动情况是很有价值的。

补体血清水平的变化对有关疾病的诊断具有重要意义，例如系统性红斑狼疮和肾小球肾炎时，由于补体系统被免疫复合物过度激活，导致 C3 接近耗竭，其他补体成分也减少；临床症状改善后，其含量又回升。遗传性血管神经性水肿时由于 C1INH 缺陷导致 C4 过度消耗，造成补体含量下降；肝病患者由于肝功能障碍导致蛋白质合成能力下降，出现低补体血症。这些患者均有不同程度的对传染病和化脓性细菌的易感性增高；另一方面在发生感染时，常出现代偿性的血液补体含量升高，以抵抗外来微生物的侵入。

第七节 补体系统的异常

正常情况下血清中的补体含量相对稳定，正常发挥其酶活性和自我调节作用，但在遗传缺陷或某些疾病状态时，补体总量或各补体组成成分的含量会发生变化，出现异常。

一、补体的遗传缺陷

1. 补体固有成分缺陷

补体各固有成分均可能出现遗传缺陷。例如：C1、C2、C4 等可发生缺陷，常导致系统性红斑狼疮、肾小球肾炎等；C3 缺乏可导致严重的，甚至是致死性的化脓性细菌感染；C5～C9 各成分也可出现遗传性缺陷，表现为易发生革兰阴性菌感染，尤以奈瑟菌属感染为最常见。

2. 补体调节分子缺陷

（1）C1 抑制物缺陷 C1 抑制物缺陷可引起遗传性血管神经性水肿。该病为常染色体显性遗传病，临床特征为反复发作的局限性皮肤和黏膜水肿。若水肿发生于咽喉部或器官黏膜，有窒息致死的危险。水肿的发生主要是由于 C1 抑制物缺乏，不能使活化的 C1 灭活，致使 C1 酯酶持续过度裂解底物 C4 和 C2，产生大量 C2a 所致。

（2）I 因子缺陷 I 因子缺陷者常反复发生细菌感染。这主要是由于 I 因子缺乏时，C3b 不被灭活，在旁路途径形成正反馈放大回路，使 C3 转化酶（C$\overline{3bBb}$）生成失控所致。在 C3 转化酶不断生成和作用下，C3 大量裂解，以致合成不能补充消耗，结果使体内 C3 含量始终处于低水平。

二、补体含量增高

许多炎症、感染以及恶性肿瘤中可以看到高补体血症。补体总量的升高通常比正常值大

2~3倍，它与许多补体组分的升高有关，特别与C4、C3及C9的升高有关。在许多急性传染病中，血中补体效价显著升高，但症状来势凶猛时，血中补体反而下降，这是由于消耗了补体成分。此外，甲状腺炎、糖尿病、溃疡性结肠炎等时，补体量上升。

三、补体含量降低

1. 补体成分消耗过多

此种情况常见于免疫复合物病，如血清病、链球菌感染后肾小球肾炎、系统性红斑狼疮、自身免疫性溶血性贫血、类风湿性关节炎等；同种异体器官移植排斥反应及细菌性心内膜炎时，补体含量均低下。上述疾病除补体总量下降外，还伴有C1q、C4、C2、C3及C5水平下降。

2. 补体大量丢失

多见于大面积烧伤、肾病综合征、大出血病人。由于血清蛋白大量丢失，引起补体成分丢失，造成低补体血症。

3. 补体合成不足

主要见于各种肝病患者，如肝硬化、慢性活动性肝炎及急性肝炎的重症病例。上述疾病患者，由于肝脏损伤而导致主要由肝细胞合成的补体成分（如C4、C3、C6、C8、C9）水平明显下降。在营养不良的病人，可见C1、C5、C6、C8、C9和B因子水平明显下降。

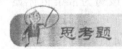 **小 结**

补体系统是存在于人和脊椎动物血清中的一组具有酶活性的蛋白质，由30余种蛋白质成分组成，是体内一个重要的效应系统和效应放大系统。补体的各种固有成分在不同的激活物作用下分别循经典途径、旁路途径或MBL途径被依次激活，然后通过共同的末端通路，最终形成具有溶细胞作用的膜攻击复合物，参与机体的特异性和非特异性免疫效应。同时，补体激活过程中还产生多种活性片段，发挥多种生物学作用，如调理作用、免疫黏附作用和炎症介质作用。正常时，补体激活对机体有利，表现为抗感染和清除免疫复合物等，但有时也可引起炎症反应，导致机体组织细胞损伤。补体的激活处于严格的调控之下，体内多种可溶性蛋白和膜结合蛋白参与补体激活的调节。补体的固有成分或调节蛋白的遗传缺陷，均可导致补体功能的紊乱，并引发严重的病理后果。

思考题

1. 补体系统的概念及其组成。
2. 比较补体3条激活途径的异同。
3. 试述补体激活的调节机制。
4. 补体系统具有哪些生物学作用？

第七章

主要组织相容性复合体

在不同种属或同种不同系的动物个体间进行肿瘤或正常组织移植会出现排斥，而动物的自体组织器官移植则容易存活，并能保持良好的功能。其后证明，移植排斥反应本质上是一种免疫反应，它是由组织表面的同种异型抗原诱导的，它是供者与受者组织不相容的表现。组织移植成功与否，是由供体和受体细胞表面的组织抗原特异性决定的。如两者的组织抗原特异性相同，移植物便被受体接受，移植成功；否则，移植物被排斥，移植失败。

第一节 概 述

早在 20 世纪 40 年代已经确定，属于不同近交系的小鼠之间进行皮肤移植，移植物的排斥由多基因决定，这些基因分布在不同的染色体上，分别称为 H-1、H-2、H-3……其中的 H-2 基因定位在第 17 号染色体。它有两个特点，一是在排斥中起主要作用，是移植物不相容的主要决定者；二是结构上为基因复合体。由此，把小鼠的 H-2 基因称为主要组织相容性复合体（major histocompatibility complex，MHC）。随后发现，各种动物特别是哺乳动物都有 MHC。人的 MHC 称为 HLA。HLA 是指人类白细胞抗原（human leukocyte antigen），应属基因产物。为避免混淆，现称人体 MHC 为 HLA 基因或 HLA 基因复合体；将其编码产物称为 HLA 分子或 HLA 抗原。需要指出的是，主要组织相容性复合体的生物学功能并非主宰移植物排斥，因为在自然界一般不发生个体间组织和器官的交换和移植，用"组织相容性"来为这一基因系统定名显然是不确切的，仅由于习惯或尊重历史而沿用至今。现知 MHC 的主要功能是以其产物递呈抗原肽进而激活 T 淋巴细胞。因而 MHC 在启动特异性免疫应答中起重要作用。

MHC 的发现主要得益于对近交系小鼠（inbred mice）及同类系小鼠（congenic mice）的研究。近交系小鼠又称纯系小鼠，是通过连续 20 代以上同胞兄弟姊妹交配而育成，同一系内各个体的遗传背景完全相同，同源染色体都是纯体型。同类系小鼠是应用两纯系小鼠不断杂交和回交筛选而育成，同一系内各个体的 MHC 结构有所不同，其他遗传背景完全一致；这种动物对研究 MHC 非常重要。另外还可用不同的同类系小鼠杂交进一步产生重组体小鼠。

1936 年，R. Gorer 利用近交系小鼠研究发现：小鼠的自发肿瘤移植到同系小鼠体内能够生长，但在不同系小鼠则遭排斥；这种排斥作用不仅针对肿瘤，也针对供者正常的组织、细胞。还发现决定移植物排斥的基因与红细胞抗原 2 的基因一致，故将其称为 H-2 系统。1948 年 C. Snell 用同类系小鼠证明了 H-2 基因复合体（图 7-1），并陆续发现了其他动物的 MHC。1954 年，J. Dausset 利用多产妇血清发现了人类的 MHC 即 HLA 系统。于 1963 年，B. Benacerraf 发现了免疫应答（Ir）基因，并发现 Ir 基因与 MHC 紧密连锁。因此，Benacerraf、Dausset 和 Snell 分享了 1980 年度的诺贝尔生理学奖。

除了人和哺乳动物之外，很多脊椎动物及两栖动物均有各自独特的 MHC。在迄今为止

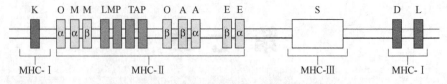

图 7-1　小鼠 H-2 基因复合体（第 17 号染色体）

所研究过的哺乳动物中，除小鼠的 MHC 称为 H-2 外，其他种属多以白细胞抗原（leukocyte antigen，LA）命名，例如人的 MHC 是 HLA（human leukocyte antigen），恒河猴的为 RhLA，狗的为 DLA，家兔的为 RLA，豚鼠的为 GPLA 等。MHC 的研究开创了免疫遗传学的新领域，许多免疫学的重要问题可望从 MHC 研究中找到答案。

第二节　MHC 分子的分布与基本结构

根据 MHC 分子结构和功能的不同可将 MHC 分子分为 Ⅰ、Ⅱ 两类。MHC-Ⅰ类分子表达于所有的有核细胞表面，而 MHC-Ⅱ类分子仅表达于部分细胞表面，如抗原递呈细胞、B 细胞、活化的 T 细胞及部分内皮细胞等。两类 MHC 分子结构不同，其抗原递呈功能也明显不同，表现为抗原的选择性和所递呈的细胞的选择性差异以及免疫应答效应的差异。

一、MHC 分子的分布

MHC-Ⅰ类分子分布于几乎所有的有核细胞表面，但不同组织细胞的表达水平差异很大。淋巴细胞表面Ⅰ类抗原的密度最高，肾、肝、肺、心及皮肤次之，肌肉、神经组织和内分泌细胞上抗原最少，而成熟红细胞、胎盘滋养层细胞上未能检出。干扰素、肿瘤坏死因子在体内、外均可增强各种细胞对Ⅰ类分子的表达。

MHC-Ⅱ类分子的分布比较局限，主要表达于 B 细胞、单核-巨噬细胞和树突状细胞等抗原递呈细胞上，精子细胞和某些活化的 T 细胞上也有Ⅱ类分子。一些在正常情况下不表达Ⅱ类分子的细胞，在免疫应答过程中亦可受细胞因子的诱导表达Ⅱ类分子，因此Ⅱ类分子的表达被看成是抗原递呈能力的标志。IL-1、IL-2 和干扰素在体内外均能增强Ⅱ类分子的表达。

二、MHC 分子的基本结构

（一）MHC-Ⅰ类分子的基本结构

MHC-Ⅰ类分子是由两条肽链以非共价键连接而成的糖蛋白。其中一条称为重链或 α 链。人的 HLA-Ⅰ类分子的 α 链的分子质量为 44kD；另一条为轻链或称为 β2 微球蛋白（β2m）。分子质量 12kD。α 链结构呈多态性，其羧基端穿过细胞膜，伸入胞浆之中，氨基端则游离于细胞膜外。α 链的膜外区肽段折叠形成三个功能区，分别称为 α1、α2 和 α3 区，各有 90 个氨基酸残基，其结构与 Ig 相似。α1 和 α2 区的氨基酸顺序变化较大，决定着Ⅰ类分子的多态性。β2m 不是由 MHC 基因编码，而是第 15 号染色体上单个基因编码的产物，其结构与 Ig 恒定区（CH3）有较大同源性，属于 Ig 超家族成员。β2m 不穿过细胞膜，也不与细胞膜接触，而是以非共价形式附着于 α3 的功能区上。虽然 β2m 不直接参与Ⅰ类分子的抗原递呈过程，但是它能促进内质网中新合成的Ⅰ类分子向细胞表面运输，并对稳定Ⅰ类分子的结构具有一定作用。

结构分析表明 MHC-Ⅰ类分子可分为 4 个区（图 7-2）。

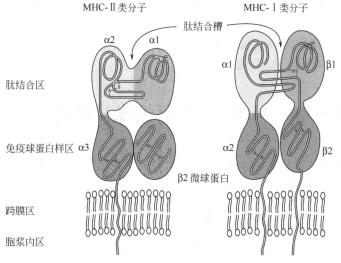

图 7-2　MHC-Ⅰ 和 MHC-Ⅱ分子结构

① 肽结合区：该区由 α1 和 α2 组成，含有与抗原结合的部位，呈深槽状。α1 和 α2 共同形成 8 条反向平行的 β 片层和 2 个 α 螺旋，组成肽结合槽（peptide-binding cleft），8 条 β 片层构成槽底，2 个 α 螺旋形成侧壁。结合槽的大小为 $25\text{Å} \times 10\text{Å} \times 11\text{Å}(1\text{Å} = 10^{-10}\text{ m})$，槽的两端封闭，能容纳 9～11 氨基酸组成的短肽。

蛋白质抗原必须经过剪切加工成 9～11 个氨基酸的短肽才能与 MHC-Ⅰ类分子结合，进而递呈给 T 细胞而被识别。抗原的肽表位与 MHC-Ⅰ类分子结合后形成特殊的空间结构被 T 细胞抗原受体（T cell antigen receptor，TCR）识别并与之结合。抗原肽为 TCR 的第三个互补决定区 CDR3 所识别。而 MHC-Ⅰ类分子结合槽两侧的 α 螺旋则分别与 T 细胞受体的 CDR1 和 CDR2 结合。

② 免疫球蛋白样区：由 α3 与 β2m 结构域组成，α3 与 Tc 细胞表面 CD8 分子结合，这与 MHC-Ⅰ类分子参与肽抗原介导的对靶细胞裂解杀伤作用有关。β2m 与 α1、α2 和 α3 区相互作用，以维持 MHC-Ⅰ类分子膜外正常的空间构象。

③ 跨膜区：该区由 25 个疏水性氨基酸组成，以螺旋状穿过细胞膜脂质双层，以锚定 MHC-Ⅰ类分子。

④ 胞内区：该区由 30 个基酸组成，位于胞浆中，可能参与跨膜信号的传递。

（二）MHC-Ⅱ类分子的基本结构

MHC-Ⅱ类分子同样也是由两条多肽链以非共价键连接而组成，分别称为 α 链和 β 链；与Ⅰ类分子不同的是，两条链均由 MHC-Ⅱ基因编码。α 链的分子质量约为 34kD，β 链约为 29kD；两条肽链均嵌入细胞膜，伸入胞质之中；其膜外区各有两个 Ig 样的功能区，分别称为 α1、α2、β1 和 β2 功能区（图 7-2）。

MHC-Ⅱ类分子与 MHC-Ⅰ类分子具有显著的同源性。结构分析表明 MHC-Ⅱ类分子也同样分为 4 个区。

① 肽结合区：该区由 α1、β1 组成，形成一个与Ⅰ类分子相似的肽结合槽，是 MHC-Ⅱ类分子与相应的抗原肽段结合的区域。α1 和 β1 各有一条 α 螺旋，形成槽的两侧壁，其余 8 条反向平行的 β 片层构成槽的底部。Ⅱ类分子肽结合槽的两端呈开放状，能够容纳较长（10～18 个氨基酸残基）的肽段。MHC-Ⅱ类分子结合抗原肽后，其肽表位与 T 细胞受体的

CDR3 结合，而结合槽两侧的 α 螺旋则分别与 TCR 的 CDR1 和 CDR2 结合。

② 免疫球蛋白样区：由 α2 和 β2 结构域组成，β2 结构域是与 Th 细胞表面的 CD4 分子结合的部位。

③ 跨膜区：同样由 25 个疏水性氨基酸组成，穿过细胞膜脂质双层，锚定 MHC-II类分子。

④ 胞浆内区：参与跨膜信号的传递。

第三节 MHC 的基因组成及遗传学特点

根据基因和编码产物的结构和功能的不同，将 MHC 基因分为 3 类，即 MHC-I、MHC-II、MHC-III类基因。

一、人类 MHC（HLA）基因结构

人的 MHC 又称 HLA 基因，是迄今为止所知的人类最复杂的基因族。人类 MHC 位于第 6 号染色体短臂上，长约 4kD。除成熟的红细胞外，HLA 抗原分布于人体的各种有核细胞以及血小板。目前已鉴定出 100 余个基因座位。诸多 HLA 基因座按其编码分子的特性分为 3 类（图 7-3）。

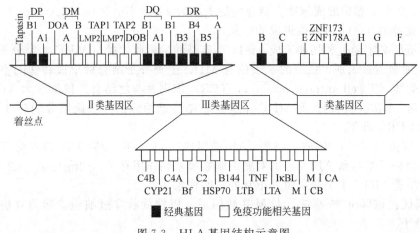

图 7-3 HLA 基因结构示意图

1. HLA-I 类基因

经典的 HLA-I 类基因包含 A、B、C 位点；每个基因座位有几十个以上的等位基因，编码化学结构相似但抗原特异性不同的 HLA-A、HLA-B、HLA-C 肽链，作为 HLA-I 类分子的重链，与 15 号染色体上 β2 微球蛋白基因编码产物，通过非共价键结合后，成为 HLA-I 类抗原。

在 I 类基因区还发现 E、F、G、H 等基因座位，称为 I 类样基因（class I -like gene），确切的功能还在研究之中。

2. HLA-II 类基因

经典的 HLA-II 类基因包含 DP、DQ、DR 等基因座位，每个基因座位中又包含多个基因位点，并呈高度多态性，分别编码 HLA-II 类分子的 α 链和 β 链。

在 II 类基因区还发现多个与内源性抗原加工处理和递呈有关的基因。如抗原肽转运体基因（transporter of antigen peptides，TAP）、低分子量多肽（low molecular-weight polypeptide，LMP）等。LMP 基因包括 LMP2 和 LMP7 两个座位，编码胞质中蛋白酶体的亚单位，参与对内源性抗原的酶解。TAP 基因包括 TAP1 和 TAP2 两个座位，其编码分子 TAP 是内质网上的异二聚体分子，参与内源性抗原肽的转运，使经蛋白酶体降解的抗原肽从胞质中进入内质网腔，与新合成的 MHC-Ⅰ类分子结合。

3. HLA-Ⅲ类基因

HLA-Ⅲ类基因位于Ⅰ类和Ⅱ类基因区之间，包括编码补体 C4B、C4A、C2 的基因，肿瘤坏死因子（TNF）、淋巴毒素（LT）、热休克蛋白 70（heat shock protein 70，HSP70）等产物的基因，在免疫应答和调控中也起着重要作用。

二、MHC 的遗传学特点

1. 单元型遗传

同一条染色体上紧密连锁的一系列等位基因的特殊组合，称为单元型（haplotype）。MHC 复合体是一组紧密连锁的基因群，这些连锁在一条染色体上的等位基因相对稳定、很少发生同源染色体间的交换，因此构成了以单元型为特征的遗传。在遗传过程中，MHC 单元型作为一个完整的遗传单位由亲代传给子代（图 7-4）。

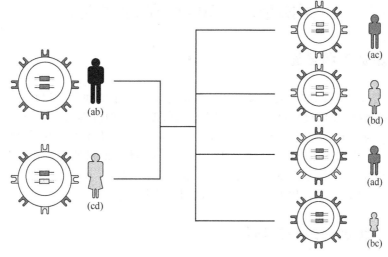

图 7-4　HLA 的单元型遗传

2. 多态性

同一个体，染色体某一基因座位最多只能有两个等位基因，分别来自父母双方的同源染色体上。在随机婚配的群体中，染色体同一基因座位上可存在两种以上的基因型，即可能编码二种以上的产物，此现象称为多态性（polymorphism）。MHC 是目前发现的最具多态性的基因系统。MHC 编码的分子分为 3 类，即Ⅰ类分子、Ⅱ类分子和Ⅲ类分子。每一类基因都有许多基因座位。如人的 HLA-Ⅰ类基因就有 A、B、C、D、E、F、G、H 等基因座位。Ⅱ类基因至少有 14 个基因座位，主要有 DR、DQ、DP 等。每个基因座位又有许多等位基因，如人类仅 A 座位就已经发现至少有 55 个等位基因。人群中基因虽具有高度多态性，但每个个体每个基因座位上最多取用两个等位基因，这两个等位基因可能相同也可能不同。由于基因座位较多，而每一种基因座位又有多种取用的可能性，因此这种多座位及其不同等位基因的组合，可以形成群体中数以百万计的基因型和表型。不同的个体，甚至在几万个个体中找不到一对 HLA 基因型和表型完全相同的人。

MHC 的高度多态性具有重要的生物学意义。由于 MHC 是抗原递呈和免疫应答中的重要分子，环境致病因子抗原的高度多态性对高等动物群体 MHC 形成了选择压力，从而产生了 MHC 的高度多态性，这可能是高等动物抵御不利环境因素的一种适应性表现，从而对维持种属的生存与延续具有重要的生物意义。

3. 连锁不平衡

MHC 各等位基因均有其各自的基因频率。基因频率是指某一特定等位基因与该基因座中全部等位基因总和的比例。由于 MHC 各基因座是紧密连锁的，若各座的等位基因随机组合构成单体型，则某一单元型的出现频率应等于组成该单元型各等位基因频率的乘积。但实际上 MHC 各基因并非完全随机地组成单元型，某些基因常紧密地连锁在一起，而另一些基因则不常连锁一起，从而出现连锁不平衡（linkage disequilibrium）。例如，在北欧白人中 HLA-A1 和 HLA-B8 频率分别为 0.17 和 0.11。若随机组合，则单体型 A1-B8 的预期频率为 $0.17 \times 0.11 = 0.019$。但实际所测行的 A1-B8 单体型频率是 0.088，故 A1-B8 处于连锁不平衡，实测频率与预期频率间的差值（$\Delta 0.088 - 0.19 = 0.069$）为连锁不平衡参数。在 HLA 复合体中已发现有 50 对以上等位基因显示连锁不平衡。由于连锁不平衡，使得人群中实际存在的单元型的总数少于理论值，且某些单元型在群体中可呈现较高频率。

第四节　MHC 分子的功能

一、参与抗原加工和呈递

HLA 分子是参与抗原加工处理和呈递的关键分子。T 细胞通常只识别 APC 呈递的抗原肽-HLA 分子复合物。内源性抗原，如被病毒感染细胞合成的病毒蛋白抗原，在细胞中被分解成抗原肽后，与 MHC-Ⅰ类分子结合，形成抗原肽-MHC-Ⅰ类分子复合物，转运至靶细胞表面，供 CD8$^+$ T 细胞识别，使其活化；外源性抗原，如胞外感染的病原微生物，被 APC 摄取，在细胞内降解为抗原肽，与 MHC-Ⅱ类分子结合，形成抗原肽-MHC-Ⅱ类分子复合物，转运至 APC 表面，供 CD4$^+$ T 细胞识别，使其活化。

二、限制免疫细胞间的相互作用

70 年代中期 Zinkernagel 等发现，细胞毒性 T 细胞只杀伤具有同一 MHC 表型的病毒感染的靶细胞。这意味着 T 细胞识别细胞表面抗原决定簇的同时，还须识别细胞上的 MHC 分子。以后证实，不仅 Tc-靶细胞间，而且 Th-MΦ，Th-B 以及 Th-Tc 间的相互作用也受 MHC 约束。这一现象，即具有同一 MHC 表型的免疫细胞才能有效地相互作用，称为 MHC 限制性。只有当表达有抗原肽-MHC 复合物的 APC，与起识别和反应作用的 T 细胞表面所表达的 MHC 分子相同时，两者才能彼此作用而启动免疫应答过程。

CD8$^+$ T 细胞在识别抗原肽的同时，需识别 MHC-Ⅰ类分子，此为 MHC-Ⅰ类限制性；CD4$^+$ T 细胞在识别抗原肽的同时需识别 MHC-Ⅱ类分子，此为 MHC-Ⅱ类限制性。

三、参与 T 细胞分化过程

早期，T 细胞在胸腺的发育过程中，必须与表达 HLA-Ⅰ类分子或 HLA-Ⅱ类分子的胸腺上皮细胞接触后才能继续分化，成为 CD4$^+$ 或 CD8$^+$ 的 T 细胞。成熟、有功能的 T 细胞必须在胸腺中经过阳性选择和阴性选择，MHC 在这两种选择中起关键的作用。

四、参与对免疫应答的遗传控制

机体对某种抗原物质是否产生应答以及应答的强弱是受遗传控制的。控制免疫应答的基因称为免疫应答基因（immune response gene，Ir 基因）。小鼠 Ir 基因位于 H-2 I 区内。人的 Ir 基因定位目前尚无直接证据，但一般认为也位于 HLA-II 类等位基因区，其对特定抗原的免疫应答能力各异。其机制可能是：不同类型 MHC 等位基因产物结合统一抗原时，两者结合的亲和力各异，由此决定携带不同 MHC 等位基因产物的个体对特定抗原是否产生应答及应答的强度。

五、引起移植排斥反应

在同种异体组织器官移植时，HLA 分子作为同种异型抗原可在受者体内诱导免疫应答，引起排斥反应。

第五节　MHC 在医学上的意义

一、MHC 与器官移植

前已述及，通过移植排斥的研究发现了 MHC，所以 MHC 的意义首先与器官移植相关。I 类和 II 类分子是引起同种异体移植排斥反应的主要抗原，供者与受者 MHC 的相似程度直接反映两者的相容性；供、受者间的 MHC 相似性越高，移植成功的可能性越大。同卵双胎或多胎兄弟姊妹之间进行移植时几乎不发生排斥反应；亲子之间有一条 HLA 单倍型相同，移植成功的可能性也较大；而在无任何亲缘关系的个体之间进行器官移植时存活率要低得多。为了降低移植排斥反应，延长移植物的存活时间，移植前的重要工作就是通过 HLA 检测的方法进行组织配型，选择 HLA 抗原与受者尽量相同的供者；在移植后发生排斥反应时进行恰当的免疫抑制。

 链接：基因决定你爱谁

科学家研究发现，大鼠在选择配偶时受到 MHC 的制约，雌性鼠总是选择与自身 MHC 基因不同的雄性鼠为"丈夫"，这是一种出于"优生"的本能，因为选择异基因型配偶生下的后代拥有更强大的免疫系统，抵抗疾病侵袭的能力强。研究发现，雌性鼠识别对方的 MHC 基因是靠气味（体味），MHC 基因不同，身上发出的气味便不同。

为证实人类是否也有类似情况，科学家设计出闻 T 恤的方案。先让男子两天穿同一件 T 恤衫，使其带有浓浓的体味，再让受试的女大学生嗅闻，令人惊奇的是，受试女大学生所喜欢的 T 恤衫上的气味所对应的男子的 MHC 果然与其不同。据此推测，如果女性被一位男子的体味所吸引，则可以肯定这个男子的 MHC 与她的一定不一样。换言之，体内基因不同的异性方能互相吸引而终成眷属。

二、MHC 与免疫应答

（1）免疫调控作用　动物实验证明，不同品质的小鼠对同一抗原的应答能力大不相同：甲小鼠可产生抗体应答和细胞性应答，乙小鼠完全无应答，两者杂交的 F1 有应答能力。这说明对某抗原的应答能力受遗传调控，也就是说受免疫应答基因（Ir 基因）调控；Ir 基因的编码产物称为免疫应答相关抗原（immune response associated antigen，Ia 抗原）；后来发现实际上就是 MHC-Ⅱ类基因及其抗原。Ⅱ类分子调控免疫应答的机制尚未清楚，可能是不同Ⅱ类分子与抗原结合的部位不同，因此递呈给 Th 细胞的抗原表位也不相同。

（2）MHC 限定性识别　当抗原递呈细胞向免疫活性细胞递呈抗原时，免疫活性细胞在识别特异性抗原的同时，必须识别递呈细胞的 MHC 抗原，这种机制称为 MHC 限定性（MHC restriction）。CD4$^+$ T 细胞必须识别Ⅱ类分子的特异性，CD8$^+$ T 细胞必须识别Ⅰ类分子的特异性；MHC 分子对抗原识别的机制已如前述，见图 7-5。

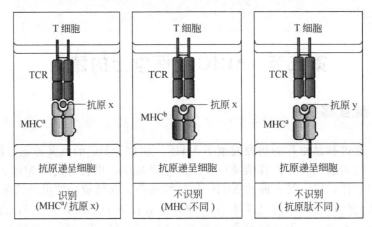

图 7-5　T 细胞-抗原递呈细胞间相互作用的 MHC 限制性

三、MHC 与疾病

近 20 年来，已发现 50 余种人类疾病与 HLA 的一种或数种抗原相关，例如某些传染病和自身免疫病。强直性脊柱炎就是其中一个典型代表。在美国白人中，90％的强直性脊柱炎患者为 HLA-B27 阳性，而正常人 HLA-B27 仅为 9％，表明 HLA-B27 与强直性脊柱炎的发生呈高度相关。需要指出的是，这种"相关性"只是一种统计学的概念，并不表明两者之间有绝对的因果关系，因为除了 HLA 之外，其他基因及许多未知的环境因素都可能影响疾病的发生。HLA 与某疾病的相关程度常用相对危险性（relative risk，RR）表示，这是带有某种 HLA 抗原的人群发生某种疾病的频率与不带该抗原的人群发生某病频率的比值，其公式为：

$$RR = \frac{患者(Ag^+/Ag^-)}{对照(Ag^+/Ag^-)}$$

RR 数值越大，表示某病与该抗原的相关性越强。一般地说，RR 值大于 3 就表示相关性较强；但是如果某抗原在患者中出现的频率低于 20％，即使 RR 值很大，也无较大意义。表 7-1 列出了几种疾病与 HLA 的 RR 数值。

表 7-1 HLA 与某些疾病的相对危险性

疾 病	HLA	RR	疾 病	HLA	RR
霍奇金病	A1	1.4	胰岛素依赖型糖尿病	DR3	3.3
特发性血色素沉着症	A3	8.2		DR4	6.4
先天性肾上腺皮质增生	B47	15.4	重症肌无力	DR3	2.5
强直性脊柱炎	B27	87.4		D8	2.7
急性前葡萄膜炎	B27	10.4	系统性红斑狼疮	DR3	5.8
亚急性甲状腺炎	B35	13.7	多发性硬化	DR2	4.1
银屑病(牛皮癣)	Cw6	13.3	类风湿性关节炎	DR4	4.2
疱疹性皮炎	DR3	15.4	天疱疮	DR4	14.4
乳糜泻	DR3	10.3	慢性甲状腺炎(桥本病)	DR5	3.2
特发性阿狄森病	DR3	6.3	恶性贫血	DR5	5.4
突眼性甲状腺肿	DR3	3.7			

MHC 在 HLA 相关疾病中的作用机制目前尚不十分清楚，抗原决定簇选择 (determinant selection) 学说部分地解释了 MHC 的作用：①某些自身抗原的抗原片段与某个或几个特定 HLA 抗原的结合力比与其他 HLA 分子的结合力高得多，因此带有该特异性 HLA 分子的个体较易针对此抗原产生 MHC 限制性的免疫应答，引起自身免疫病；②某些 HLA 分子与病原体的某些抗原相同（共同抗原），不能有效地产生对该病原体的免疫应答，导致机体对该病原体所致的感染性疾病的易感性增强。虽然决定簇选择学说还未得到证实，但是许多动物实验结果均支持这一学说。

 链接： HLA 与梦游症

瑞士日内瓦大学医院的 Tafti 医师及其同事研究了 60 例梦游症患者，发现 HLA-DQBI* 0501 阳性者有 25 例，占 35%，而对照组 8 例呈阳性，仅占 13.3%。Tafti 认为发现了第一个梦游症的遗传标志，由此推断睡眠与免疫系统关系紧密，可能细胞因子的免疫信号影响睡眠，而睡眠又可促进某些细胞因子的释放。尽管这种相关性的确切机制还不清楚，但研究人员已开始挖掘线索，并提出了一种假说：睡眠障碍可能有一个自然免疫起因，一旦清楚了睡眠与免疫系统相互作用于的机制，睡眠障碍将会有新的治疗方法。

四、HLA 与输血反应

多次接受输血的患者会发生非溶性输血反应，主要表现为发热、白细胞增高及荨麻疹等。其原因主要是病人体内产生了抗白细胞、血小板 HLA 分子的抗体，使白细胞和血小板受到破坏所致。因此，从理论上讲，多次接受输血的患者应尽量选择 HLA 相同的供血者。

五、MHC 与法医学

HLA 是体内最复杂的多态性基因系统，其表现型数以亿计，两个无血缘关系的个体很难具有完全相同的 HLA，而且 HLA 终身不变。因此 HLA 检测至少具有两方面的意义：①由于 HLA 具有单倍型遗传的特点，每个子代均从其父母各得到一个单倍型，因此可用于亲子关系鉴定；②如用分子生物学方法，尚可对极少量的陈旧性标本进行检测，在法医学上可用于凶犯身份鉴定和死者身份鉴定。

六、MHC 与人类学研究

不同民族的种族起源等人类学研究可从多方面进行，如历史、文化、语言、体质和基因等，其中唯基因受外界环境的影响最小，故其意义最大。因为 HLA 的基因连锁不平衡，某些基因或单倍型在不同种族或地区人群的频率分布有明显差异，故在人类学研究中可为探讨人类的源流和迁移提供有用的资料。

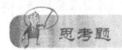 **小 结**

在组织细胞表面存在引起移植排斥反应的抗原。其中引起较强移植排斥反应的抗原称为主要组织相容性抗原系统。人体主要组织相容性复合体（HLA）的结构显示多样性。这一多样性首先表现在多基因性，即该复合体由经典的 HLA 基因和免疫功能相关基因两大类组成。前者包括 HLA Ⅰ类、Ⅱ类基因，其产物的结构、组织分布和功能行使各有特点，在特异性免疫应答中发挥重要作用；后者主要包括血清补体成分编码基因、抗原加工递呈相关基因、非经典Ⅰ类基因和炎症相关基因，较多地参与调节固有性免疫应答。

HLA 基因的多样性同时表现在具有极为丰富的多态性方面。多态性反映群体中不同个体 HLA 等位基因拥有状态的不同，是导致个体间免疫应答能力和对疾病易感性出现差异的主要免疫遗传学原因。确定不同个体所拥有的等位基因及其产物的特异性称为 HLA 分型。

MHC 的主要生物学功能，是以其等位基因产物（MHC 分子）结合并递呈抗原肽供 T 细胞识别，启动特异性免疫应答。HLA 和器官移植的成败以及临床疾病的发生关系十分密切。

思考题

1. 何谓 HLA 基因复合体的多基因性和多态性？
2. HLA-Ⅰ、HLA-Ⅱ类分子结构、分布和功能有何异同？
3. 为什么 MHC 的主要生物学功能体现在结合与递呈抗原肽？HLA 与临床医学有什么关系？

第 八 章

免 疫 应 答

免疫系统最重要的生理功能是对"自己"和"非己"抗原分子的识别及应答,这种识别作用是由免疫细胞完成的。机体免疫系统的每个成员分工明确,各自忠实地执行着自己的职责,当病原微生物等外来抗原入侵或体内细胞突变时,这些成员便按照各自的分工向"敌人"或"异己"发起进攻。在攻击过程中,各个成员互相配合,共同完成保持机体内环境稳定的"任务"。当然,在这场"战斗"中,也难免发生自身组织的损伤。

第一节 概 述

免疫应答(immune response)是机体免疫系统对抗原刺激所产生的以排除抗原为目的的生理过程。广义的免疫应答包括非特异性免疫应答和特异性免疫应答(表8-1)。非特异性免疫应答是机体遇到病原体后首先发挥防御作用的生理过程;特异性免疫应答则是机体在接受抗原刺激后产生的。本章主要介绍特异性免疫应答。参与特异性免疫应答的细胞主要包括 T 细胞、B 细胞和抗原递呈细胞(APC)。整个特异性免疫应答过程是免疫系统各部分生理功能的综合体现,包括 APC 对抗原的摄取、加工处理和递呈,抗原特异性淋巴细胞对抗原的识别及自身的活化、增殖、分化,以及产生免疫效应的一系列过程。通过有效的免疫应答,机体得以维护内环境的稳定。

表 8-1 免疫应答的两大类型与特点

项 目	天然免疫(非特异)	获得性免疫(特异性)
参与成分	1. 皮肤黏膜(理/化)	1. T 细胞(细胞免疫)
	2. 肥大细胞、吞噬细胞、NK	2. B 细胞(体液免疫)
	3. 分子(补体)	3. APC(DC)
作用特点	1. 快,早期 96h 内,不经克隆扩增分化	1. 迟,96h 以上,T 淋巴细胞、B 淋巴细胞经克隆扩增分化
	2. 非特异性	2. 特异性
	①识别	①识别 TCR、BCR、MHC
	②反应——炎症	②效应 Th1、CTL、Ab
	3. 无免疫记忆	3. 免疫记忆

一、免疫应答的类型

根据抗原刺激、参与细胞或应答效果等各方面的差异,免疫应答可以分成不同的类型。

(1) 按参与细胞分类 根据主导免疫应答的活性细胞类型,可分为细胞介导的免疫(cell mediated immunity,CMI)和体液免疫(humoral immunity)两大类,见图8-1。CMI 是 T 细胞介导的免疫应答,简称为细胞免疫,但与 E. Metchnikoff 描述的细胞免疫(吞噬细胞免疫)已有本质的区别。体液免疫是 B 细胞介导的免疫应答,也可称抗体应答,以血清

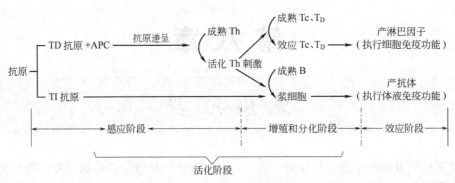

图 8-1 免疫应答的三个阶段和两大类型

中出现循环抗体为特征。

（2）按抗原刺激顺序分类　某抗原初次刺激机体与一定时期内再次或多次刺激机体可产生不同的应答效果，据此可分为初次应答（primary response）和再次应答（secondary response）两类。一般地说，不论是细胞免疫还是体液免疫，初次应答比较缓慢柔和，再次应答则较快速激烈。

（3）按应答效果分类　一般情况下，免疫应答的结果是产生免疫分子或效应细胞，具有抗感染、抗肿瘤等对机体有利的效果，称为免疫保护（immunoprotection）；在异常情况下，机体对"非己"抗原产生过强应答、过弱应答（负应答），前者导致超敏反应的发生，后者导致免疫功能低下或缺失，造成严重的微生物感染或肿瘤的发生。过度或不适宜的免疫应答可导致病理损伤，称为超敏反应（hypersensitivity），包括对自身抗原应答产生的自身免疫病。与此相反，特定条件下的免疫应答可不表现出任何明显效应，称为免疫耐受（immunotolerance）。

另外，在免疫系统发育不全时，可表现出某一方面或全面的免疫缺陷；而免疫系统的病理性增生则称为免疫增殖病。

二、免疫应答的物质基础和场所

各种免疫细胞（尤其是 APC 和淋巴细胞）是特异性免疫应答的物质基础。淋巴结、脾脏以及黏膜相关的淋巴组织等外周免疫器官是免疫应答的主要场所。抗原经皮肤或黏膜进入机体以后，一般在进入部位即被辅佐细胞捕获处理，并递呈给附近的淋巴细胞；如果附近没有相应特异性的淋巴细胞，辅佐细胞会沿着淋巴细胞再循环的途径去寻找。抗原在入侵部位如未得到及时处理，最迟不越过附近的淋巴结，在那里会被辅佐细胞捕获，递呈给淋巴细胞。无论在何处得到抗原刺激，淋巴细胞都会迁移到附近淋巴组织，并通过归巢受体定居于各自相应的区域，在那里分裂增殖、产生抗体或细胞因子。所以，外周免疫器官是免疫应答发生的生理部位。淋巴细胞的大量增殖导致外周淋巴组织发生形态学改变：T 细胞增殖使其胸腺依赖区变厚、细胞密度增大；B 细胞增殖使非胸腺依赖区增大，在滤泡区形成生发中心。所以在发生感染等抗原入侵时，常伴有局部淋巴结的肿大等现象，便是免疫应答发生的证明。

在局部发生的免疫应答，可循一定的途径扩展到身体的其他部位甚至全身各处。抗体可直接进入血液循环，很容易遍布全身；T 细胞则从增殖区进入淋巴细胞再循环，也可以很快遍及全身。在黏膜诱导的局部免疫应答，分泌型 IgA 不能通过血液循环向全身扩散，但淋巴细胞可经由再循环的途径，通过特殊的归巢受体选择性地定居于其他部位的黏膜组织，定向地转移局部免疫性能。

三、免疫应答的特点

免疫应答的特点如下。

（1）特异性 抗原特异性淋巴细胞只能被相应抗原刺激而活化，所产生的免疫效应细胞和免疫效应分子也只能与相应抗原发生反应（细胞因子除外）。

（2）记忆性 机体再次接触相同抗原时可形成比初次接触抗原更快、更强烈的免疫应答。

（3）MHC 限制性 在免疫应答过程中，免疫细胞间、免疫细胞与靶细胞间相互作用时，要求有相同的 MHC 遗传背景，即要求具有相同的 MHC 表型。

四、免疫应答的基本过程

免疫应答是多种细胞和细胞因子相互作用共同完成的复杂过程，为便于理解，可人为地分为 3 个阶段，见图 8-1。实际上，这 3 个阶段是紧密相关、不可分割的连续过程。

（1）抗原识别和递呈阶段（antigen-recogniting phase） 该阶段是抗原通过某一途径进入机体，并被免疫细胞识别、递呈和诱导细胞活化的开始时期，又称感应阶段。一般，抗原进入机体后，首先被局部的单核-巨噬细胞或其他辅佐细胞吞噬和处理，然后以有效的方式（与 MHC-Ⅱ类分子结合）递呈给 Th 细胞；B 细胞可以利用其表面的免疫球蛋白分子直接与抗原结合，并且可将抗原递呈给 Th 细胞。T 细胞与 B 细胞可以识别不同种类的抗原，所以不同的抗原可以选择性地诱导细胞免疫应答或抗体免疫应答，或者同时诱导两种类型的免疫应答。另一方面，一种抗原颗粒或分子片段可能含有多种抗原表位，因此可被不同克隆的细胞所识别，诱导多特异性的免疫应答。

（2）淋巴细胞活化、增殖和分化阶段（lymphocyte-activating phase） 该阶段是接受抗原刺激的淋巴细胞活化和增殖的时期，又可称为活化阶段。仅仅抗原刺激不足以使淋巴细胞活化，还需要另外的信号；Th 细胞接受协同刺激后，B 细胞接受辅助因子后才能活化；活化后的淋巴细胞迅速分化增殖，变成较大的细胞克隆。

分化增殖后的 Th 细胞可产生 IL-2、IL-4、IL-5 和 IFN 等细胞因子，促进自身和其他免疫细胞的分化增殖，生成大量的免疫效应细胞。B 细胞分化增殖变为可产生抗体的浆细胞，浆细胞分泌大量的抗体分子进入血液循环。这时机体已进入免疫应激状态，也称为致敏状态。

（3）抗原清除阶段（antigen-eliminating phase） 该阶段是免疫效应细胞和抗体发挥作用将抗原灭活并从体内清除的时期，也称效应阶段。这时如果诱导免疫应答的抗原还没有消失，或者再次进入致敏的机体，效应细胞和抗体就会与抗原发生一系列反应。

抗体与抗原结合形成抗原-抗体复合物，将抗原灭活及清除。T 效应细胞与抗原接触释放多种细胞因子，诱发免疫炎症。CTL 直接杀伤靶细胞。通过以上机制，达到清除抗原的目的。

第二节　B 细胞介导的体液免疫应答

体液免疫应答（humoral immune response）是指 B 细胞接受抗原刺激后，活化、增殖、分化为浆细胞，浆细胞合成并分泌抗体，由抗体所发挥的免疫效应。抗体的产生不仅涉及到抗原与免疫细胞间的相互作用，同时也涉及到多种免疫细胞和细胞因子间的相互作用。体液免疫可由胸腺依赖性抗原（TD-Ag）和非胸腺依赖性抗原（TI-Ag）诱发，这两类抗原分子结构组成特征不同，它们刺激机体产生体液免疫所需的免疫细胞种类也有很大差异。由 TD 抗原引起的体液免疫必须有抗原递呈细胞（如巨噬细胞）和 Th 细胞参与，而由 TI 抗原引起的体液免疫则无须 Th 细胞协助，通常也不需要巨噬细胞的参与。它们引起体液免疫的特点也各不相同。

一、B 细胞对 TD 抗原的免疫应答

1. 抗原识别

（1）Th 细胞对抗原的识别　TD 抗原诱导体液免疫应答需 Th 细胞的辅助，而 Th 细胞必须活化后才能辅助 B 细胞，因此 TD 抗原诱导体液免疫的过程中也包括 Th 细胞对抗原的识别。Th 细胞不能直接识别天然蛋白质抗原，只能识别经 APC 加工处理后与 MHC-Ⅱ 类分子结合的抗原肽。首先，TD 抗原被 APC 摄取、加工处理，与细胞内新合成的 MHC-Ⅱ 类分子结合成复合物，以抗原肽-MHC-Ⅱ 类分子复合物的形式，表达于 APC 表面。之后，$CD4^+$ Th 细胞以其表面的 TCR 识别 APC 表面的抗原肽-MHC-Ⅱ 类分子复合物，CD4 分子识别 MHC-Ⅱ 类分子的免疫球蛋白区，此即 T 细胞的双识别现象。因此，$CD4^+$ Th 细胞识别抗原受 MHC-Ⅱ 类分子的限制。

（2）B 细胞对抗原的识别　B 细胞可以其表面的 BCR 识别天然抗原分子表面的构象抗原决定簇，而无须 APC 对抗原的加工处理和呈递。因此，B 细胞识别抗原无 MHC 限制性。但 B 细胞只有得到活化的 Th 细胞的辅助后才能完成对 TD 抗原的识别而活化。

2. 抗原的递呈

抗原递呈（antigen presentation）是辅佐细胞向辅助性 T 细胞展示抗原和 MHC-Ⅱ 类分子的复合物，并使之与 TCR 结合的过程。这个过程是几乎所有淋巴细胞活化的必需步骤。辅佐细胞可通过多种方式捕获抗原，例如吞噬作用（对同种细胞或细菌等大型颗粒）和吞饮作用（对病毒等微小颗粒或大分子）等。这种吞噬和吞饮作用无抗原特异性，可能的识别机制在于吞噬细胞与被吞噬颗粒之间的表面亲水性差异。另外还有受体介导的内摄作用，这是弱吞噬力的辅佐细胞捕获抗原的主要方式，例如 B 细胞可借助抗原受体（表面免疫球蛋白）与相应的抗原特异性结合，并将抗原内化处理。这些捕获方式与中性粒细胞的吞噬作用相似。

抗原处理（antigen processing）是指辅佐细胞将天然抗原转变成可被 Th 细胞识别形式的过程；这一过程包括抗原变性、降解和修饰等。例如细菌在吞噬体内被溶菌酶消化降解，将有效的抗原肽加以整理修饰，并将其与 MHC-Ⅱ 类分子相连接，然后转运到细胞膜上。

可与 MHC-Ⅱ 类分子结合的都是蛋白性抗原；多糖和脂类不易与 MHC-Ⅱ 类分子连接，难以被 Th 细胞识别，因而多不是良好的免疫原；但有时可以诱导抗体性免疫应答。

超抗原的递呈有独特的模式，它不需要胞内处理，可以直接与 MHC-Ⅱ 类分子结合。超抗原不结合在 MHC-Ⅱ 类分子的顶端槽中，而是结合在槽的外侧；与 TCR 结合时，不结合其 α 链，只结合 β 链的 V 节段。超抗原对 TCR 和 MHC-Ⅱ 类分子的结合都非常牢固，像一支双向钩子将 T 细胞和辅佐细胞紧紧地连在一起，很容易使 T 细胞活化。另外，任何超抗原都只与含特殊 β 链 V 节段的 TCR 结合，这样的 TCR 约占外周 T 细胞总数的 $1\% \sim 10\%$，这一数字远远大于任何普通抗原所能识别的细胞数；所以某些产毒细胞感染时，容易发生急性期休克综合征，就是超抗原刺激的结果（图 8-2）。

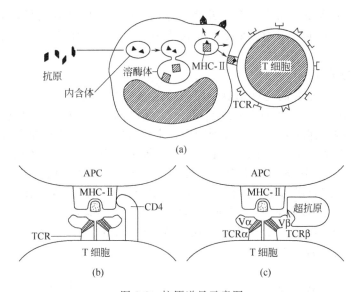

图 8-2　抗原递呈示意图

（a）APC 的抗原处理和递呈；（b）抗原与 MHC-Ⅱ类分子、TCR 与 CD4 的

相互关系；（c）超抗原作用示意图

需要强调的是，TCR 只识别自身或与自身相同的 MHC 分子，这就是 MHC 对 TCR 识别的限制性。这种限制性是 T 细胞在胸腺内发育成熟的过程中，由阳性选择作用所规定的。

除了辅佐细胞外，体内表达 MHC-Ⅰ类分子的细胞都可向 Tc 细胞递呈抗原，自身成靶细胞而被 Tc 杀灭。这类递呈作用是重要的免疫效应方式之一。

3. Th 细胞、B 细胞的活化

（1）Th 细胞的激活　一般情况下，当大量抗原进入未经免疫的机体诱发初次免疫应答时，多由巨噬细胞（MΦ）和树突状细胞（DC）作为抗原递呈细胞负责摄取、处理抗原，以抗原肽-MHC-Ⅱ类分子复合物的形式将抗原递呈给 $CD4^+$ Th 细胞。使 $CD4^+$ Th 细胞激活。与此同时，MΦ 作为 APC 在与 $CD4^+$ Th 细胞相互作用的过程中，产生 IL-1、IL-12 等细胞因子，其中 IL-1 可促进 T 淋巴、B 细胞活化，活化的 $CD4^+$ Th 细胞可表达 IL-2、IL-4、IL-6 和 IFN-γ 等多种细胞因子，这些细胞因子是诱导 T 淋巴、B 细胞增殖分化的重要活性介质。

当再次免疫应答发生时，抗原递呈细胞则主要由已扩增的抗原特异性 B 细胞克隆承担。B 细胞对抗原的摄取与其他抗原递呈细胞有所不同。B 细胞通过表面抗原受体（BCR）与 TD 抗原分子上相应的半抗原决定簇（即 B 细胞决定簇）特异性结合而将抗原摄入胞内，然后通过与巨噬细胞对外源性抗原类似的加工处理方式，使抗原降解成具有免疫原性、能被 T 细胞识别的小分子多肽。该种暴露出 T 细胞决定簇的多肽与 MHC-Ⅱ分子结合，形成抗原肽-MHC-Ⅱ类分子复合物。后者表达于 B 细胞表面，可被具有相应抗原识别受体的 $CD4^+$ Th 细胞识别，$CD4^+$ Th 细胞通过和其他抗原递呈细胞类似的相互作用方式（参见本章细胞免疫）与 B 细胞相互作用，从而被激活。活化的 $CD4^+$ Th 细胞可表达协同刺激分子 CD40L（CD40 ligand，CD40 配体，又称 gp39）和分泌 IL-2、IL-4、IL-5、IL-6 及 IFN-γ 等细胞因子。

（2）B 细胞的激活　B 细胞是抗原递呈细胞，同时也是体液免疫应答的效应细胞。当 B 细胞通过表面抗原受体结合摄入抗原时，即可获得 B 细胞活化的第一信号。进而通过表面协同刺激分子受体 CD40 和 LFA-1 等分子与活化的 $CD4^+$ Th 细胞表面相应配体即协同刺激

分子 CD40L（gp39）和 ICAM-1 结合，并相互作用，产生协同刺激信号，即 B 细胞活化的第二信号而被激活。活化的 B 细胞表面可表达 IL-2、IL-4、IL-5、IL-6 等多种细胞因子受体。

4. B 细胞的增殖与分化

CD4$^+$Th 细胞具有重要的免疫调节作用，活化的 CD4$^+$Th 细胞（主要是 Th2）产生大量以 IL-4、IL-5、IL-6、IL-10 为主的细胞因子，为活化 B 细胞进一步增殖分化准备了必要的物质条件，并影响抗体的分泌、Ig 类别转换、亲和力成熟和记忆 B 细胞的产生等。

活化 B 细胞通过表面 IL-2、IL-4、IL-5、IL-6 等细胞因子受体与活化 CD4$^+$Th 细胞产生的 IL-2、IL-4、IL-5、IL-6 等细胞因子作用后，可进一步增殖分化为浆细胞，浆细胞是 B 细胞的终末细胞，具有合成 Ig 的功能。活化的 B 细胞在不同细胞因子作用下，可激发形成不同种类的浆细胞，如 IL-4 及 IL-5 共同作用可激发 IgM 型浆细胞；IL-4、IL-5 和 IL-6 共同作用可激发 IgG 型浆细胞；IL-5 可激发 IgA 型浆细胞；IL-4 激发形成 IgE 型浆细胞，从而合成分泌不同类型的 Ig，见图 8-3。

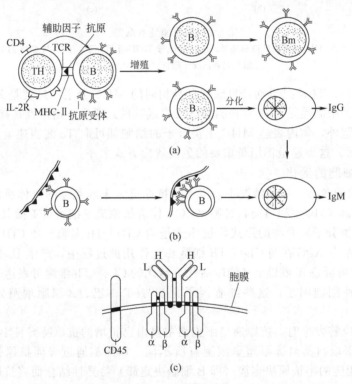

图 8-3 B 细胞的活化
(a) TD-Ag 诱导的活化；(b) TI-Ag 诱导的活化；(c) 活化信号的传导

在 B 细胞的分化阶段，有部分 B 细胞停止增殖分化，成为记忆性 B 细胞（Bm），当再次接触相同抗原时，由于记忆性 B 细胞带有高亲和性受体，对抗原亲和力大，故能迅速活化、增殖、分化为浆细胞，合成分泌抗体。机体对 TD 抗原的再次抗体应答（或回忆应答）则取决于体内记忆性 T 细胞（Tm）和记忆性 B 细胞（Bm）的存在，记忆性 T 细胞保留了对抗原分子载体决定簇的记忆，在再次应答中，记忆性 T 细胞可被诱导很快增殖分化成 Th 细胞，对 B 细胞的增殖和产生抗体起辅助作用；记忆性 B 细胞为长寿的，可以再循环，具有对抗原分子决定簇的记忆，可分为 IgG 记忆细胞、IgM 记忆细胞、IgA 记忆细胞等。机体与抗原再次接触时，各类抗体记忆细胞均可被活化，然后增殖分化成产生 IgG、IgM 等的浆细胞。其中 IgM 记忆细胞寿命较短，所以再次应答的间隔时间越长，机体越倾向只产生 IgG，而不产生 IgM。抗原物质经消化道等黏膜途径进入机体可诱导产生分泌型 IgA。

二、B 细胞对 TI 抗原的免疫应答

TI 抗原可直接激活未致敏 B 细胞产生抗体，而无须抗原特异性 T 细胞的辅助。目前认为对 TI 抗原产生免疫应答的细胞为 B1 细胞，这种 B1 细胞只表现初次应答的特性，而不表现再次应答的一系列变化。TI 抗原可根据分子构型的不同分为两型，即 TI-1（如细菌脂多糖和聚合鞭毛素等）和 TI-2（如肺炎球菌荚膜多糖和 D-氨基酸聚合物等），它们通过不同的机制激活 B 细胞。

（1）TI-1 抗原诱导的 B 细胞应答　TI-1 抗原分子具有 TI 抗原的特异性决定簇和有丝分裂原这两种不同结构。TI-1 抗原在高浓度时可与 B 细胞上的有丝分裂原受体结合，从而诱导多克隆 B 细胞增殖和分化，而不需要 BCR 激活 B 细胞。TI-1 抗原在低浓度时（比多克隆激活时低 $10^3 \sim 10^5$ 倍），则无多克隆激活作用，只有 BCR 能结合 TI-1 抗原的 B 细胞，才能在细胞表面浓缩足够量的 TI-1 抗原，从而被激活。目前认为在此情况下 TI-1 抗原对 B 细胞的激活需要两个信号，即 B 细胞通过 BCR 与 TI-1 抗原的表面特异性抗原决定簇交联结合，产生第一信号；通过表面有丝分裂原受体与 TI-1 抗原表面相应有丝分裂原结合，产生第二信号，此即 B 细胞活化的双信号学说。

在机体感染病原体时，可能 TI-1 抗原的浓度很低，因此只有抗原特异性 B 细胞才能被激活，并产生该抗原的抗体。B 细胞对 TI-1 抗原的应答在机体抵御某些胞外病原体感染中发挥重要作用，因其无须 Th 细胞预先致敏和克隆扩增，故比对 TD 抗原的应答发生早。但 TI-1 抗原单独作用不足以诱导 Ig 类别的转换、抗原亲和力成熟及记忆 B 细胞形成。

（2）TI-2 抗原诱导的 B 细胞应答　TI-2 抗原的结构特点是具有高度重复排列的相同抗原决定簇，而不具备 B 细胞有丝分裂原，这种 TI 抗原呈线性排列，在体内不易降解。TI-2 抗原只能激活成熟 B 细胞，而婴幼儿的 B 细胞多为不成熟 B 细胞，故不能有效产生抗多糖抗原的抗体。TI-2 抗原可通过与成熟的抗原特异性 B 细胞表面的 BCR 发生广泛交联，形成帽化（capping）而使 B 细胞活化，此即 B 细胞活化的单信号学说（或受体交联学说）。但这种交联也可诱导成熟 B 细胞的无反应性。因此表位的密度在 TI-2 抗原激活 B 细胞中可能起决定作用。密度过低，BCR 交联程度不足以激活 B 细胞；密度过高，可使 B 细胞变为无反应性。

B 细胞对 TI-2 抗原的应答具有重要的生理意义。多数胞外菌含胞壁多糖成分，能使细菌抵抗吞噬细胞的直接吞噬和杀伤作用。而 TI-2 抗原可直接激活 B 细胞，在无须抗原特异性 T 细胞辅助的情况下迅速产生抗荚膜多糖抗体，通过该抗体的调理作用，促进吞噬细胞对细菌的吞噬和杀伤。

三、抗体产生的一般规律

机体在初次和再次接受抗原刺激后，引起体内的抗体应答，在质和量等方面均存在明显的区别。因此，B 细胞对抗原刺激的应答可分为初次免疫应答和再次免疫应答两种不同的情况，具体见图 8-4。

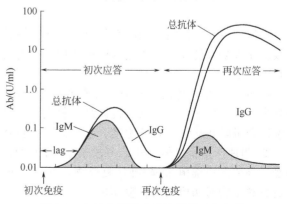

图 8-4　初次和再次免疫应答的一般规律

(1) 初次应答（primary response） 机体初次接受适量的抗原刺激后，引起体内抗体产生的过程称为初次应答。主要特点为：①机体初次接触抗原后，需经一定的潜伏期血清中才能出现抗体，潜伏期的长短取决于抗原的性质、抗原进入机体的途径、所用的佐剂类型、受体情况等，潜伏期之后为抗体的对数上升期，抗体含量直线上升，然后为持续期，抗体产生和排出相对平衡，最后为下降期；②初次应答最早产生的抗体为 IgM，可在几天内达到高峰，然后开始下降，接着才产生 IgG，IgG 抗体产生的潜伏期比 IgM 长，如果抗原剂量少，可能仅产生 IgM，IgA 产生最迟，而且含量少；③初次应答产生的抗体总量较低，维持时间也短，通常以 IgM 为主，且抗体的平均亲和力较低。

(2) 再次应答（secondary response） 机体再次接触相同的抗原时，体内产生抗体的过程称为再次应答或回忆应答（anamnestic response）。主要特点为：①潜伏期显著缩短，约为初次应答潜伏期的一半；②抗体含量大幅度上升，比初次应答多几倍到几十倍，而且维持时间长；③诱发再次应答所需的抗原剂量极小；④再次应答产生的抗体主要为 IgG，而 IgM 很少，抗体的平均亲和力高。再次应答间隔的时间越长，机体越倾向于只产生 IgG。抗原物质如经消化道和呼吸道等黏膜途径进入机体，可诱导产生分泌型 IgA，在黏膜表面发挥免疫效应，见表 8-2。

表 8-2　初次应答与再次应答的比较

项　目	初次应答	再次应答	项　目	初次应答	再次应答
抗原递呈	非 B 细胞为主	B 细胞为主	抗体类别	IgM 为主	IgG 为主
抗原要求	较高浓度	较低浓度	抗体亲和性	相对低	相对高
滞后期	5～10 天	2～5 天	非特异抗体	多见	罕见
抗体滴度	相对低	相对高			

初次和再次应答在几方面存在着质与量的区别。首先，再次应答比初次应答更快，产生的抗体量更大，这是因为免疫记忆的作用。其次，初次应答时分泌的抗体类型通常为 IgM，而在再次应答中 IgG、IgA 和 IgE 等类别的抗体则相对增加，这种改变是由于 Ig 重链类别转换的结果。第三，在再次应答中产生的特异性抗体的平均亲和力高于初次应答，这种现象称为亲和力的成熟，这是由于 Ig 基因发生体细胞突变和抗原对带高亲和性 Ig 分子的 B 细胞选择性激活的结果。记忆细胞的产生、Ig 重链类别的转换和亲和力成熟是体液免疫对 TD 抗原（蛋白质）的典型应答，这些现象一般不发生于 TI 抗原的免疫。因此可进一步说明 B 细胞对 TD 抗原的应答是由辅助性 T 细胞及其分泌产物诱导的。

四、体液免疫的生物学效应

抗体是特异性体液免疫应答的效应分子，在体内可发挥多种免疫功能，由抗体介导的免疫效应在大多数情况下发挥免疫保护作用，但有时也会造成免疫病理损伤。抗体的免疫效应可归纳如下。

① 中和作用：体内针对细菌毒素的抗体与相应毒素结合后，可改变毒素分子的构型而使其失去毒性作用，而毒素与抗体复合物也易于被吞噬细胞所吞噬。针对病毒的抗体与相应病毒结合可阻止病毒与靶细胞结合，从而发挥抗体的免疫保护作用。

② 调理作用：抗体以其 Fab 段与病原菌表面的抗原表位结合。形成细菌-抗体复合物，或激活补体形成细菌-抗体-补体复合物，并以其 Fc 段与吞噬细胞表面的 Fc 受体结合，从而促进吞噬细胞对病原菌的吞噬作用。

③ 激活补体：抗体与病原体结合可激活补体经典途径，通过形成膜攻击复合物而使病

原体溶解死亡，即免疫溶解作用。补体激活所产生的活化片段也可发挥调理作用。

④ 局部黏膜免疫作用：由黏膜固有层中浆细胞产生的分泌型 IgA 可阻止病原微生物对黏膜上皮的吸附，是抵抗从呼吸道、消化道和泌尿生殖道感染的病原微生物的主要防御力量。

⑤ 抗体依赖性细胞介导的细胞毒作用（ADCC）：IgG 和 IgM 与靶细胞（病毒感染细胞或肿瘤细胞等）结合后，其 Fc 片段可以与效应细胞（巨噬细胞、K 细胞等）的 Fc 受体结合，从而发挥效应细胞的细胞毒作用，杀伤靶细胞。

⑥ 免疫损伤作用：抗体在体内引起的免疫损伤主要是介导 Ⅰ 型（IgE）和 Ⅱ 型（IgG、IgM）超敏反应，以及一些自身免疫疾病。

第三节　T 细胞介导的细胞免疫应答

细胞免疫应答（cellular immune response）指 T 细胞接受抗原刺激后，转化为效应 T 细胞而发挥的免疫效应。细胞免疫通常由 TD 抗原引起，有多种细胞参与，其过程与体液免疫应答基本相似。细胞免疫通过两种基本方式发挥免疫效应：①CD8$^+$ Tc 细胞介导的对靶细胞的特异性杀伤作用；②CD4$^+$ Th1 细胞介导的慢性炎症反应。

一、抗原的递呈和识别

抗原递呈细胞（antigen presenting cell，APC）也称辅佐细胞（accessory cell，AC），是指能摄取和处理抗原并将处理后的抗原递呈给淋巴细胞而使淋巴细胞活化的一类免疫细胞。按照细胞表面的主要组织相容性复合体（MHC）Ⅰ 类和 Ⅱ 类分子，可把抗原递呈细胞分为两类。一类是带有 MHC-Ⅱ 类分子的细胞，包括单核-巨噬细胞、树突状细胞（DC）、B 淋巴细胞、朗格汉斯细胞（LC）等，主要进行外源性抗原的递呈；另一类是带有 MHC-Ⅰ 类分子的抗原递呈细胞，包括所有的有核细胞，如病毒感染细胞、肿瘤细胞、胞内菌感染的细胞等均属于这一类细胞。在这些细胞中，除 B 细胞具有识别捕获抗原的表面抗原识别受体，即膜表面免疫球蛋白（SmIg）外，其余均无抗原识别受体。

（1）对外源性抗原的摄取、加工、处理和递呈　巨噬细胞等对外源性抗原的识别大多是随机捕获，无特异性识别能力，也可通过细胞膜上的受体如 FcR、C3bR 捕获抗原并摄入细胞内，摄取的方式有吞噬、吞饮、吸附和调理等。抗原被摄取后内化（internalized）形成吞噬体（phagosome），与溶酶体（lysosome）融合形成吞噬溶酶体（phagolysosome），或称内体（endosome），外源性抗原在酸性环境中被多种水解酶降解形成抗原肽段，同时在内质网中新合成的 MHC-Ⅱ 类分子转运到内体，并与其内具有免疫活性的多肽结合，形成抗原肽-MHC-Ⅱ 类分子复合物，再经高尔基复合体转运并呈现于抗原递呈细胞表面供 Th（CD4$^+$）细胞所识别（图 8-5）。

（2）对内源性抗原的摄取、加工、处理和递呈　这一过程可用病毒感染的宿主细胞为例说明。病毒侵入易感染宿主细胞（靶细胞）后，以其 DNA 为模板，通过转录、翻译在胞质内生成病毒蛋白质抗原；该种内源性抗原被存在于胞质内的蛋白酶体（proteasome）即小分子聚合多肽体（low-molecular-mass polypeptide，LMP）摄取并降解成肽段；抗原肽转运体（transporter of antigenic peptides，TAP）将胞内生成的肽段转运到内质网中，经加工修饰成具有免疫原性的抗原肽；抗原肽与内质网中合成的 MHC-Ⅰ 类分子结合，形成抗原肽-MHC-Ⅰ 类分子复合物后转入高尔基体，再通过分泌小泡运送到细胞表面，供细胞毒性 T 细

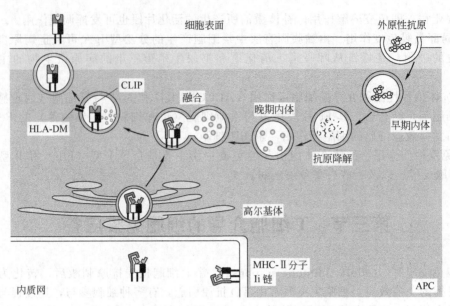

图 8-5 外源性抗原的摄取、加工、处理和递呈

胞（Tc 或 CTL，CD8$^+$）所识别（图 8-6）。

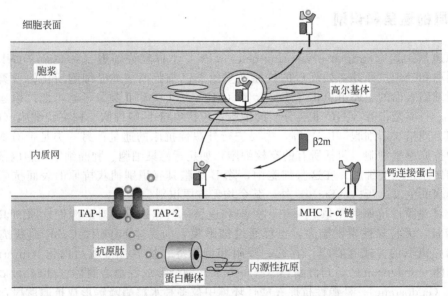

图 8-6 内源性抗原的摄取、加工、处理和递呈

二、T 细胞的活化、增殖与分化

　　T 细胞活化不仅取决于表面 TCR-CD3 复合受体分子对抗原递呈细胞表面抗原肽-MHC-Ⅱ类或Ⅰ类分子复合物的特异性识别，而且取决于两种细胞膜表面的其他分子（如协同刺激分子与协同刺激分子受体）之间的相互作用。T 细胞在完成对抗原肽和 MHC 复合结构的识别后，CD3 分子将 T 细胞识别抗原的信息传递到细胞内，启动细胞内的活化过程。这一过程主要包括早期的信号传导、基因的活化和转录、新分子在细胞表面的表达、细胞因子的分泌和细胞进入增殖周期开始分裂增殖等一系列相互关联的步骤，进而使 T 细胞分化为效应

细胞（CTL 和 TD），从而发挥细胞免疫效应。

三、T 细胞介导的免疫应答

1. Tc 细胞介导的细胞毒效应

Tc（或 CTL）细胞属于 $CD8^+$ T 细胞亚群，其杀伤靶细胞的作用具有抗原特异性，且受 MHC-Ⅰ类分子限制。Tc 细胞必须与靶细胞直接接触才有杀伤作用。当靶细胞被溶解时，Tc 细胞本身不受损伤，并与之分离，又可连续杀伤多个靶细胞，杀伤效率较高，这种细胞毒效应在抗病毒感染、抗肿瘤和同种异体排斥中有重要作用（图 8-7）。

CD8$^+$T 细胞	CD4$^+$T 细胞		
细胞毒性 T 细胞 (CTL)	炎症性 T 细胞 (Th1)	辅助性 T 细胞 (Th2)	
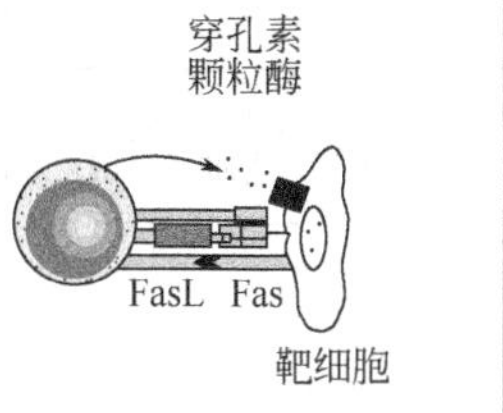 穿孔素 颗粒酶 FasL Fas 靶细胞	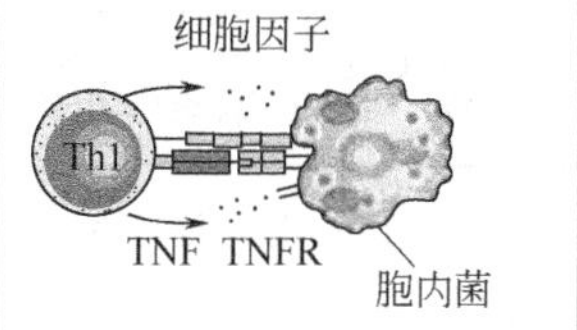 细胞因子 Th1 TNF TNFR 胞内菌	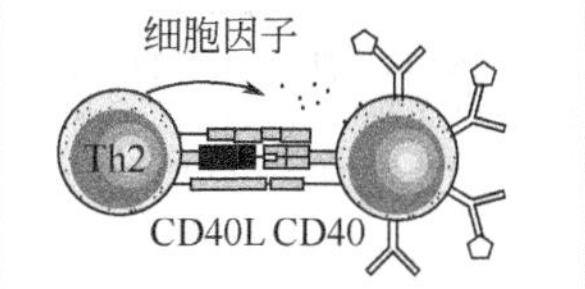 细胞因子 Th2 CD40L CD40	
效应分子	其他	MΦ 活化因子	其他	B 细胞活化分子	其他

效应分子	其他	MΦ 活化因子	其他	B 细胞活化分子	其他
穿孔素 颗粒酶 FasL	IFN-γ TNF-β TNF-α	IFN-γ GM-CSF TNF-α CD40L FasL	IL-3 TNF-β IL-2	IL-4 IL-5 CD40L	IL-3 GM-CSF IL-10 TGF-β Eotaxin

图 8-7 三种效应性 T 细胞产生效应分子示意图

（1）Tc 细胞的活化　Tc 细胞在体内以非活化的前体细胞（pTc）形式存在，需经抗原刺激并在 CD4$^+$ Th 细胞辅助下，才能分化为效应细胞。Tc 细胞的活化也需要双信号，即 TCR 特异性识别靶细胞膜上抗原肽-MHC-Ⅰ类分子复合物所产生的第一活化信号，以及 Tc 细胞与靶细胞表面多种黏附分子（如 CD2/LFA-3、LFA-1/ICAM-1 及 CD28/B7 等）相互作用所产生的协同刺激信号。此外，活化的 Tc 细胞还需要在 CD4$^+$ T 细胞分泌的 IL-2、IL-12 和 IFN-γ 等作用下，才能增殖分化为效应 Tc 细胞。

（2）Tc 细胞对靶细胞的杀伤　体外实验证明，Tc 细胞杀伤靶细胞的过程分为两个阶段。①效-靶细胞结合阶段：Tc 细胞表面的 TCR-CD3 分子复合体与靶细胞表面的抗原肽-MHC-Ⅰ类分子复合物紧密结合在一起，并在上述多种协同刺激因子参与下，通过复杂的识别、黏附、信息传递等过程，触发 Tc 细胞活化，并释放溶细胞介质。在 37℃有 Mg^{2+} 存在条件下，此过程只需数分钟。②致死性打击阶段：Tc 细胞和靶细胞结合后很快被启动（需 10min），此时细胞中出现剧烈变化，主要表现为细胞器调动，使细胞毒颗粒集中到效-靶细胞的接触面，颗粒内含穿孔素和丝氨酸酯酶等，对靶细胞造成不可逆损伤。此过程约需 1h 或更长时间，对温度敏感，需 Ca^{2+} 存在。

Tc 细胞杀伤靶细胞主要通过下列机制（图 8-8）。①穿孔素-颗粒酶系统：穿孔素（perforin）又称成孔蛋白（poreforming protein，PFP）或细胞溶素（cytolysin），是 Tc 细胞和 NK 细胞胞浆颗粒内的一种蛋白质，Tc 细胞活化后可诱发脱颗粒反应，释放出单体形式的穿孔素，在 Ca^{2+} 存在的条件下，穿孔素插入靶细胞膜内，经多聚化作用形成管状多聚穿孔素（polyperforin），这种在靶细胞膜上形成的穿膜管状通道与补体膜攻击复合物的构型和作

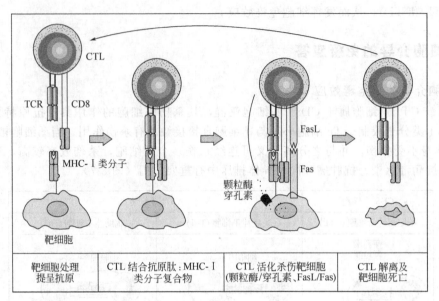

图 8-8　CTL 杀伤靶细胞过程

用类似，它们可改变靶细胞渗透压，使 Na^+ 和水分进入胞内，而使 K^+ 和大分子物质（如蛋白质、核酸）从胞内流出，结果导致靶细胞溶解破坏，而 Tc 细胞由于本身可表达或释放 A型硫酸软骨素蛋白聚糖、硫酸软骨素 A 和同源限制因子等保护性调节因子，故可避免穿孔素的攻击。此外，多聚穿孔素还可以直接形成膜的机械性管道，从而有利于其他胞毒介质（如颗粒酶、TNF 和 leukalexin 等）进入靶细胞，颗粒酶（granzyme）是 Tc 细胞和 NK 细胞胞浆颗粒中的一类丝氨酸酯酶（serine esterase），目前已发现 7 种颗粒酶（granzyme A～G），它们在 Tc 细胞脱颗粒时可随穿孔素一起释放，实验证明，纯化的穿孔素单独作用，可使靶细胞膜溶解破坏，而对靶细胞 DNA 的裂解作用有限，而纯化的丝氨酸酯酶单独作用不能溶解杀伤靶细胞，只有当穿孔素在靶细胞膜上形成"孔道"后，它们才能进入靶细胞内，通过激活内切酶系统，使靶细胞 DNA 断裂，导致细胞凋亡，两者协同作用则不仅能使靶细胞膜溶解破坏，还能使靶细胞 DNA 断裂。此外，Tc 细胞颗粒中还含有 CTLA-1、CTLA-3等丝氨酸酯酶，它们的作用类似于颗粒酶。②Fas/FasL 介导的细胞凋亡：激活的 Tc 细胞迅速表达 FasL（CD95L），当 Tc 细胞与相应靶细胞结合相互作用后，可将 FasL 释放至胞外，与靶细胞表面的 Fas（CD95）结合，从而启动细胞死亡信号，使胞内的 IL-1β 转换酶及丝氨酸酯酶激活，导致细胞 DNA 断裂，细胞凋亡（图 8-9）。

2. T_D 细胞介导的炎症反应

T_D（或 T_{DTH}）细胞属 CD4$^+$T 细胞亚群，在体内也以非活化的前体细胞形式存在，其活化过程与其他 T 细胞相同。T_D 细胞的活化受 MHC-Ⅱ类分子的限制，抗原递呈细胞以抗原肽-MHC-Ⅱ类分子复合物的形式递呈抗原，才能使 T_D 细胞活化，并增殖分化为效应 T_D细胞。效应 T_D 细胞再次与 APC 表面相应抗原肽-MHC-Ⅱ类分子复合物特异性结合，并在CD4 分子与 APC 表面相应配体（自身 MHC-Ⅱ类分子 Ig 样区）结合及相互作用后，通过释放 IL-2、IFN-γ 和 TNF-β 等淋巴因子，使局部组织产生以单核细胞浸润为主的炎症反应或迟发型超敏反应。此炎症反应出现较慢，一般在再次接触抗原后的 24～48h 才出现，且局部的组织学变化与迟发型超敏反应（delayed type hypersensitivity，DTH）相似，因此将介导此反应的 T 细胞称为 T_{DTH} 或 T_D。T_D 与 Th 细胞一样，表型均为 CD4$^+$T，但一般认为 T_D是不同于 Th 细胞的另一个亚群。研究表明，小鼠的 L3 T4$^+$T 细胞与人类 CD4$^+$T 细胞类

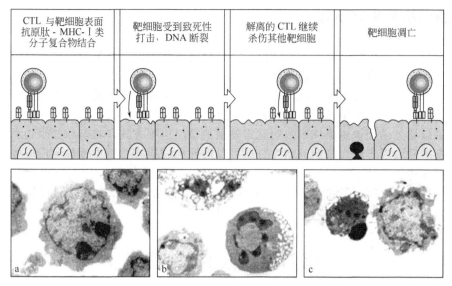

图 8-9　CTL 诱导靶细胞程序性死亡过程

似，根据其产生的细胞因子种类不同，可分为 Th1 和 Th2 细胞。Th1 细胞主要参与细胞免疫应答，可介导炎症反应或迟发型超敏反应，故称为炎症性 T 细胞，可被视为相当于 T_{DTH} 细胞，因而在抗胞内病原体感染中发挥重要作用（图 8-10）。Th2 细胞主要参与体液免疫，可以诱导 B 细胞分化，产生抗体或引起速发型超敏反应。

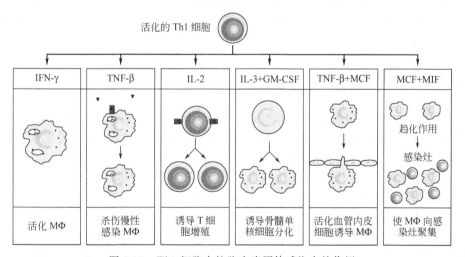

图 8-10　Th1 细胞在抗胞内病原体感染中的作用

被激活的 T_D 细胞释放多种可溶性因子或活性介质，统称淋巴因子，可作用于多种细胞，表达多种功能，其中以对巨噬细胞的作用最为重要，它们能使巨噬细胞大量聚集激活，并不断吸引血液中的单核细胞和其他细胞移至局部，构成炎症反应或迟发型超敏反应的典型组织学变化，巨噬细胞在此时此地发挥了强大的吞噬和杀伤作用，其他因子则起着扩大反应范围和强度的作用。现已发现有 50 多种淋巴因子都属于蛋白质或肽类，多不耐热，它们具有不同的生物学功能。上述炎症反应的诱导是特异的，必须由抗原刺激才能引起，致敏的 T_D 细胞必须由同一抗原激发才能释放淋巴因子，淋巴因子以及被淋巴因子动员的巨噬细胞是无特异性的，故效应作用无抗原特异性。

四、细胞免疫的生理功能

细胞免疫应答的效应方式主要有两类：一是细胞毒作用，一是迟发型超敏反应。这两类效应合在一起，可表现出如下生理功能。

（1）抗感染效应　细胞免疫在病毒、真菌和胞内寄生性细菌入侵时，起到重要的抗感染作用。上述病原微生物感染的特点是在宿主细胞内寄生，抗体或其他机制不易发挥作用；而细胞免疫可以通过杀伤被感染细胞或引起迟发型超敏反应等方式，将病原微生物消灭。

（2）抗肿瘤效应　肿瘤细胞的新生抗原可以诱导免疫应答，其中细胞免疫应答能产生有效的抗肿瘤作用。

（3）同种排斥反应　T细胞对同种异体组织可发生免疫应答，称为同种反应性（allo-reactivity），表现为同种器官移植时发生排斥反应。

第四节　膜免疫应答

胃肠道、呼吸道、泌尿生殖道及其他外分泌腺的黏膜中存在大量的淋巴组织和散在的淋巴细胞，由于受黏膜部位复杂且特殊的抗原环境影响，形成了一些独特的免疫机制，使得黏膜淋巴系统成为一个相对独立的免疫体系，称膜免疫系统（mucosalimmune system，MIS）。

黏膜淋巴系统由大小不等的淋巴小结和散在的淋巴细胞构成，其中的B细胞多是IgA型；散在细胞中有丰富的$CD4^+$ T细胞，而且大约50%带有γ/δ型TCR。膜免疫系统接受抗原不通过血液和淋巴，而是经由一种具有吞噬功能的扁平上皮细胞（称膜细胞或M细胞）从黏膜表面获取。

一、共同膜免疫机制

某一克隆淋巴细胞在某部位黏膜滤泡中受抗原诱导而分化增殖后，很快就会在全身其他黏膜淋巴组织发现同样抗原反应性和相似分布的致敏淋巴细胞。黏膜的这种免疫共享机制称为共同膜免疫机制（common mucosal-immune mechanism）。

某部位黏膜受抗原刺激后，与无抗原诱导的部位可以分布数目相似的抗原活化细胞，说明这种免疫共享不是由抗原分散刺激引起，而是由淋巴细胞迁移引起的。现已证明在Peyer结和其他MIS中诱导的淋巴细胞表面有特殊的归巢受体CD49d（VLA-α4）；而在黏膜毛细血管后微静脉的内皮细胞上有相应的配体VCAM-1，又称定居素（addressin）；这样，活化增殖的黏膜淋巴细胞进入再循环池以后，经由受体与配体相互作用的媒介可使淋巴细胞定居在黏膜组织中。实际上，在以前接触过该抗原的部位，免疫应答会比其他部位稍微强一些。

二、sIgA 的转运及功能

IgA可分为血清型和分泌型（sIgA），两型IgA的产生部位与体内分布均不相同。血清型主要由骨髓产生，直接释入血液循环；分泌型主要产生于黏膜，连接上一个分泌成分或分泌片（secretory component，SC）分子后转运到黏膜腔。

二聚体的sIgA从浆细胞分泌出以后，在上皮细胞的嗜碱性侧以共价键的形式与SC结合；上皮细胞以内化的方式将IgA-SC摄入胞内形成吞饮小泡，转运至细胞的顶端，并将

IgA-SC 复合物以胞吐方式释入黏膜腔（图 8-11）。释放过程中 SC 分子被截去一小段，其余部分成为分泌型 IgA 的分子成分。SC 的合成与 IgA 存在与否无关，当其产生超过转运的需用量时，黏膜分泌物中可见游离的 SC 分子。

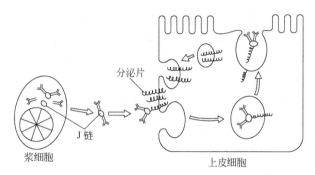

图 8-11　sIgA 的转运示意图

在某些动物，这种转运过程也发生在肝内，结果是将 sIgA 随胆汁排入肠道。但在人类的肝细胞表面未发现 SC 分子，只能通过其他的摄取机制进行补偿，例如 IgA1 可经由 Fc 受体和唾液糖蛋白受体被肝细胞内化。经肝转运 IgA 的活性和代谢都有重要意义，因为 IgA 不激活补体的经典途径，可以通过非炎症方式清除循环中的抗原，再通过肝进行处理并将 sIgA 转运至肠黏膜。

在黏膜应答的高峰期，sIgA 的分泌量相当惊人。它们在局部与各种性质的抗原结合，阻止了抗原对机体的损害，增加了抗原降解及排泄的机会，而且不引起任何病理效应，这种功能称为免疫清除作用（immune exclusion）。免疫清除作用在无害地清除病原微生物、变应原、致癌物等方面起非常重要的作用。在选择性 sIgA 缺乏者，机体循环免疫复合物水平比正常人显著增高，易患消化道和呼吸道感染，过敏症和恶性肿瘤的发病率也明显增高。

除 IgA，其他类型 Ig 在膜系统免疫中也起作用。黏膜存在产生 IgM 的 B 细胞，所分泌的 IgM 也可通过 SC 介导的转运机制释放入黏膜腔，在选择性 IgA 缺陷的个体，这种分泌性 IgM 可替代 sIgA 产生适当的黏膜免疫效应；黏膜组织还可合成 IgG 和 IgE。但这些非 IgA 类抗体在清除抗原时容易激活补体产生病理效应。

三、其他膜免疫机制

1. 乳汁免疫

乳汁中富含抗体，尤其是初乳，其 IgA 含量可高达成人血清的 20 倍；但随着泌乳增加而不断地稀释，4 日后降至血清水平。乳汁中的 sIgA 由乳房中的 B 细胞产生，合成的 IgA 经 SC 介导的转运过程释放入乳汁中。乳汁中的抗体种类繁多，是新生儿免疫防御的来源之一。曾有报道，母乳喂养的婴儿与非母乳喂养的婴儿相比，前者抗败血症的能力高 18 倍，死于腹泻的危险性为 1∶24。另外，母乳抗体在婴儿建立正常菌群及防止大分子吸收方面都起重要作用，非母乳喂养的婴儿常有对牛乳过敏者，其原因可能是缺少母乳源性的 IgA。

乳汁中还含有大量的免疫细胞，多为巨噬细胞和粒细胞，有少量的 B 细胞和 T 细胞。母乳喂养者每日可通过乳汁将 10^8 个细胞转给新生儿。这些巨噬细胞功能活跃，胞内含有大量摄入的 IgA，所以乳汁中的巨噬细胞还可能是将 IgA 运往急需部位的一种输送工具。乳汁中的 T 细胞数目虽然很少，却有证据表明可以有效地转移特异性免疫应答，说明这些细胞能够通过一定的途径进入新生儿的血液循环中。

2. 口服无反应性（oral unresponsiveness）

指肠黏膜免疫系统对食物中大量抗原及膜环境中正常菌群均不发生免疫应答的现象。这种耐受性可使免疫系统乃至整个机体不受这些抗原的过度干扰。这一现象对 TD 抗原比对 TI 抗原更加明显，这可以解释膜系统对食物抗原维持耐受的同时，却对病原体产生应答的现象。

某些免疫性疾病的发生常是对膜环境中某种抗原的不适当应答所引起，自身抗体常与膜环境中的简单抗原有交叉反应证实了这种可能性。儿童的口服无反应性较差，易对某些经口而入的抗原（如奶类蛋白质）发生过敏反应。

3. 黏膜疫苗

由于膜免疫系统的相对独立性，对于膜系统感染性的预防疫苗也最好经黏膜途径投入。典型的例子是脊髓灰质炎疫苗，最初的疫苗是经皮下注射的型，可以诱导产生高滴度的血清抗体，但预防感染的效果却不满意；后来改成口服剂型，虽然循环抗体的滴度低，但预防效果却显著提高。

口服疫苗首先要克服的障碍就是口服无反应性，持续存在的可复制性抗原（如活病毒）以及可直接通过黏膜表面的细菌和病毒都可成功地诱导免疫应答。口服疫苗产生的免疫力可以通过共同膜机制遍布全身膜系统，这样就可以发展抗呼吸道、泌尿生殖道等部位感染的口服疫苗。口服疫苗不但能有效地诱导膜系统的特异性免疫力，而且口服给药的途径简单、安全，避免了注射疫苗所需要的严格标准，不需高度专业训练的卫生人员即可同时大群免疫。所以口服疫苗将是一种可普遍接受的疫苗形式。

第五节　免疫应答的调节

免疫应答的调节是指在免疫应答过程中，免疫系统内部的各种免疫细胞和免疫分子，通过相互促进、相互制约，使机体对抗原刺激产生最适免疫应答的复杂生理过程。这个过程是在遗传基因的控制和神经内分泌系统的参与下完成的。机体的免疫应答功能异常，如对自身抗原产生免疫应答，或对病原体产生耐受或过强的免疫应答，都会对机体造成损伤。机体在长期的进化过程中形成了多层面、多系统的调节机制，以使免疫应答控制在最适合的强度，保证免疫防御、免疫稳定、免疫监视的正常功能。

一、基因水平的调节

不同个体对同一抗原的免疫应答能力不同，说明免疫应答受遗传控制。其中 MHC 是调节免疫应答的重要遗传机制。例如，前 T 细胞在胸腺的发育过程中，通过阳性选择获得识别抗原肽-MHC-Ⅰ类或抗原肽-MHC-Ⅱ类分子复合物的能力，通过阴性选择清除识别自身抗原的 T 细胞，从而保证免疫系统对异物性抗原产生免疫应答，且受 MHC 限制。

二、分子水平的调节

（1）抗原的调节作用　抗原是诱导特异性免疫应答的始动因素，抗原的质和量影响着免疫应答的类型和强度。不同化学性质的抗原引起免疫应答的类型不同，通常蛋白质抗原可诱导体液和细胞免疫应答，而多糖抗原仅能诱导体液免疫应答。在一定范围内，免疫应答的强度随进入机体的抗原量增多而增强，但抗原量过高或过低时，则可引起免疫耐受。此外，结构相似的抗原可彼此干扰特异性免疫应答，如相隔 1～2 天先后给两种抗原刺激机体，机体对后一种抗原的应答下调。

（2）抗体的调节作用　在抗原免疫动物前或免疫动物初，输入特异性抗体可使该动物产生特异性抗体的能力下降，说明抗体可对特异性免疫应答产生免疫抑制作用。目前认为，高浓度抗体与相应抗原结合后，可封闭或阻断抗原与 B 细胞表面相应的 BCR 结合，从而中止抗体进一步产生。低浓度抗体的抑制作用可能由于抗原与抗体结合成免疫复合物后，免疫复合物中的抗原部分结合于 B 细胞的 BCR，抗体部分的 Fc 段又结合于同一 B 细胞的 IgGFc 受体，导致 B 细胞表面的 BCR 与 IgGFc 受体发生交联，传入抑制信号，影响了 B 细胞的活化。此外，抗独特型抗体的免疫调节也起到重要作用。其机制为：抗体存在着独特型决定簇，具有免疫原性，可被体内相应的 B 细胞克隆识别，产生抗独特型抗体，这种抗独特型抗体可与相应抗体结合并清除该抗体。同时，由于产生该抗体的 B 细胞表面的 BCR 存在着与抗体相同的独特型决定簇，所以，抗独特型抗体也抑制该 B 细胞继续产生抗体。而抗独特型抗体也存在独特型抗原决定簇，又可被另一 B 细胞克隆识别，依此类推，构成独特型-抗独特型网络。

三、细胞水平的调节

（1）APC 的调节作用　APC 可通过处理、呈递抗原调节免疫应答。APC 在对所吞入抗原的加工处理中，既可消化过多的抗原，避免引进过高的免疫应答或高剂量免疫耐受，又可浓集有效抗原决定簇，使免疫应答适度。同时，APC 能分泌多种细胞因子，对免疫应答实施正、负调节效应。

（2）Th 细胞的调节作用　Th 细胞在细胞因子 IL-12 和 IL-4 的作用下，可进一步向 Th1 或 Th2 细胞分化。Th1 细胞主要介导细胞免疫；Th2 细胞主要促进 B 细胞分化。Th 细胞大量扩增及其释放的细胞因子，可遏制 Th2 细胞及其介导的免疫效应；Th2 细胞大量扩增及其释放的细胞因子，可遏制 Th1 细胞及其介导的免疫效应。在这个意义上，Th1 细胞是 Th2 细胞的抑制因素。

四、神经-内分泌系统与免疫系统间的相互调节

（1）神经-内分泌系统对免疫系统的调节　免疫细胞带有能接受各种激素信号的受体，神经-内分泌系统通过释放递质、分泌激素对免疫系统的功能进行调节。例如，糖皮质激素、雄激素等可抑制免疫应答；而雌激素、生长激素、甲状腺激素等可增强免疫功能。

（2）免疫系统对神经-内分泌系统的调节　免疫系统产生的生物活性分子也可作用于神经-内分泌系统，传导相关信息，调节其功能。例如，IL-2 可抑制乙酰胆碱的释放，TNF-α 可促进星形胶质细胞表达脑啡肽；许多细胞因子也可通过与相应受体结合而上调或下调激素合成。

上述不同水平的免疫调节并非独立存在，而是相互影响，使机体的免疫应答维持在正常水平。

小　结

免疫应答是机体免疫系统识别、清除抗原的全过程。广义的免疫应答包括非特异性免疫应答和特异性免疫应答。特异性免疫应答按参与的细胞类型分为 B 细胞介导的体液免疫应答和 T 细胞介导的细胞免疫应答。特异性免疫应答可分为 3 个阶段，即抗原呈递和识别阶段，活化、增殖和分化阶段以及效应阶段。在免疫应答过程中，细胞活化需要两个信号，细胞间的相互作用受 MHC 限制。体液免疫通过抗体发挥免疫效应，细胞免疫通过效应 T 细胞完成。在一定条件下，抗原也可诱导机体免疫系统对其产生特异性无应答状态，即免疫耐受。免疫耐受是否形成受抗原和机体两个方面的影响。免疫应答的调节是指在免疫应答过程

中，免疫系统内部各种免疫细胞和免疫分子通过相互促进、相互制约，使机体对抗原刺激产生最适合免疫应答的复杂生理过程，包括基因水平的调节、分子水平的调节、细胞水平的调节和神经-内分泌系统与免疫系统的相互调节。

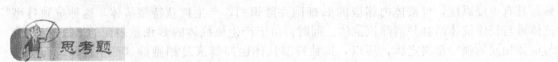

思考题

1. 体液免疫应答的特点。
2. B 细胞对 TD、TI-1 及 TI-2 抗原免疫应答的异同。
3. Th 细胞如何辅助 B 细胞的免疫应答？

第九章

炎症与抗感染免疫

炎症（inflammation）是由于细菌、病毒、真菌以及寄生虫等各种致病因素引起的局部组织的生理性反应，其基本病理变化为组织的变质、渗出和增生。典型的急性炎症表现为红、肿、热、痛和功能障碍。

抗感染免疫（anti-infections immunity）是指机体对病原生物和寄生虫感染的防御生理过程，包括非特异性免疫和特异性免疫。非特异性免疫可以看成是机体抗感染免疫的"先头部队"，主要包括各种屏障结构、吞噬细胞和正常组织与体液中的抗菌物质，一般在特异性免疫建立之前即可对入侵的病原体发挥抵抗和灭杀作用；特异性免疫则可看做机体抗感染免疫的"后续部队"的作用，通常是在病原体感染或预防接种后产生，其建立以后，反过来可明显增强非特异性免疫的能力。

按机体抗击病原体的种类，抗感染免疫又可分为抗细菌免疫、抗病毒免疫、抗真菌免疫和抗寄生虫免疫。

第一节　炎症细胞

参与炎症免疫应答的细胞都可称作炎症细胞（inflammatory cell）；其中有些是组织固定细胞，例如巨噬细胞、肥大细胞和内皮细胞等；有些是循环细胞，例如淋巴细胞、粒细胞和血小板等。淋巴细胞和巨噬细胞虽然是免疫炎症的中心细胞，但已在第二章详细叙述；本节主要介绍其他炎症细胞。

一、中性粒细胞

中性粒细胞（neutrophilic granulocyte）来源于骨髓，在瑞氏（Wright）染色血涂片中，胞质呈无色或极浅的淡红色，有许多弥散分布、细小的（$0.2 \sim 0.4 \mu m$）浅红或浅紫色的特有颗粒。细胞核呈杆状或分叶状（$2 \sim 5$ 叶），叶与叶间有细丝相连。其颗粒表面有一层膜包裹，可分 $1 \sim 4$ 型，颗粒中含髓过氧化物酶（myeloperoxidase）、酸性磷酸酶、吞噬素（phagocytin）、溶菌酶、碱性磷酸酶等。中性粒细胞具趋化作用、吞噬作用和杀菌作用。

中性粒细胞在血液的非特异性细胞免疫系统中起着十分重要的作用，它处于机体抵御微生物病原体，特别是化脓性细菌入侵的第一线，当炎症发生时，它们被趋化性物质吸引到炎症部位。

由于中性粒细胞内含有大量溶酶体酶，因此能将吞噬入细胞内的细菌和组织碎片分解，这样，入侵的细菌被包围在一个局部并被消灭，防止病原微生物在体内扩散。当中性粒细胞本身解体时，释出各溶酶体酶类能溶解周围组织而形成脓肿。

（1）趋化运动　活性中性粒细胞受到某些化学因子的作用以后，可以朝因子源方向移动，这种现象称为趋化作用（chemotaxis），见图 9-1，该化学物质称为趋化因子（chemotactic

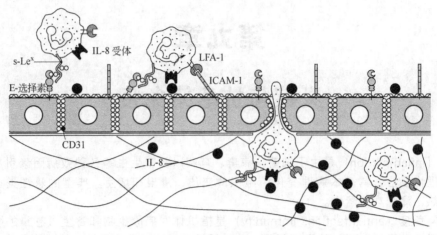

图 9-1　活性中性粒细胞的趋化作用

factor）。中性粒细胞的趋化因子有两类：一是自身组织损伤释放的因子，例如胶原和纤维蛋白片段、补体活化产物及免疫细胞因子等；另一是微生物来源的含有 N-甲酰蛋氨酸残基的多肽。

受趋化因子作用后，中性粒细胞表面的 L-选择素（selectin）数量增加，血管内皮细胞开始表达 P-选择素或 E-选择素；这两类选择素结合可使细胞贴向血管壁，称为着边作用（margination）；这时中性粒细胞迅速表达整合素（intergrin），例如 MAC-1 和 LFA-1 等，与内皮细胞的配体结合可使中性粒细胞变扁，紧密粘贴内皮细胞；继而中性粒细胞变形移出血管外，以阿米巴运动的方式向趋化源移动。该过程多发生在毛细血管微静脉血流缓慢处。

（2）吞噬杀伤效应　中性粒细胞到达损伤感染部位后，可对细菌、细胞碎片或其他颗粒表现出活跃的吞噬作用；但如何识别这些目标尚不明了，可能与被吞噬物表面的亲水性有关。吞入的方式有以下几种：①吞噬作用（phagocytosis），这是捕获大型颗粒抗原的主要方式，例如对同种细胞、细菌等微生物，都可以吞噬，吞噬后在胞浆内形成吞噬体；②胞饮作用（pinocytosis），与吞噬作用相似，只是针对微小颗粒，胞饮后在胞浆内形成吞饮小泡；③受体介导的内摄作用（receptor mediated endocytosis），可借助细胞表面的某些受体连接被吞噬物，例如对那些结合有 IgG 或补体片段的抗原颗粒，中性粒细胞可通过其表面受体增强吞噬活性，这种现象称为吞噬调理作用（opsnization）。

颗粒被吞入后，由细胞膜将其包绕形成一个吞噬体，吞噬体与溶酶体融合形成吞噬溶酶体（phagolysosome），这时溶酶体酶就会活化，通过一系列的代谢机制将吞入的微生物杀死并进行降解（图 9-2），完成这一过程后细胞本身也衰老死亡。

（3）抗感染和应激作用　当机体遭受急性损伤或化脓性细菌感染时，会有大量的中性粒细胞向受体部位集中；同时骨髓的储备库释放，造血功能增强；机体表现为外周血中性粒细胞显著增加；局部死亡的白细胞和受累细胞液化形成脓汁。

中性粒细胞以其庞大的数量和迅速的行动发挥抗感染和创伤修复的作用，当中性粒细胞缺陷时，机体容易发生化脓菌感染和创伤修复缓慢。

二、肥大细胞和嗜碱性粒细胞

肥大细胞（mast cell）和嗜碱性粒细胞（basophil）虽在来源、性质和分布方面都不相同，但它们在表面特征和活性方面非常相似，都是 IgE 介导型炎症的主要效应细胞。

1. 肥大细胞

肥大细胞的形态呈多样性，通常为圆形或者椭圆形，直径大约 $10\sim15\mu m$，表面有许多放射状突起；细胞核呈圆形，位于细胞中央；胞浆内充满很多特异性颗粒，用碱性染料（如甲苯胺蓝）染色时呈紫红色（图 9-3）。颗粒内含有大量的组胺、肝素、TNF-α 和其他炎症介质，还含有超氧化物歧化酶、过氧化物酶和许多酸性水解酶等。

肥大细胞来源于骨髓干细胞，在祖细胞时期便迁移至外周组织中，就地发育成熟。

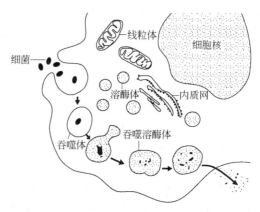

图 9-2 吞噬细胞对细菌的吞噬和
消化过程示意图

肥大细胞在全身各处沿神经和血管附近分布，尤其多见于结缔组织和黏膜中。黏膜中的肥大细胞成熟与胸腺的诱导相关，颗粒中含组胺较少；结缔组织中的肥大细胞是胸腺非依赖性的，颗粒中含有大量的组胺。

肥大细胞的突出特点是表面有大量的高亲和性 IgE 受体（FcεR I）。FcεR I 含有 4 条多肽链（α、β、2γ），暴露于细胞外的是 α 链，与 IgE 的 Fc 有较强的结合力；两条链伸向胞浆内部，在结构和功能上都像 CD3 分子的 ζ 链；β 链在细胞膜中将 α 和 γ 连接起来。通过 FcR，肥大细胞可从循环中吸附大量的 IgE 分子在细胞表面，作为相应抗原的特异性受体。

2. 嗜碱性粒细胞

嗜碱性粒细胞是外周血颗粒性白细胞的一个类型。细胞呈圆形，直径约 $5\sim7\mu m$，在粒细胞中形态较小，细胞数也少，约占血中有核细胞总数的 1%。嗜碱性粒细胞在骨髓内发育成熟，成熟细胞存在于血液中，只有在发生炎症时受趋化因子诱导才迁移出血管外。

嗜碱性粒细胞与肥大细胞有许多相同的特性，例如胞浆内含有丰富的嗜碱性颗粒，细胞表面表达 FcεR I，与抗原结合后可使细胞活化，释放颗粒和炎症介质等（图 9-3）。

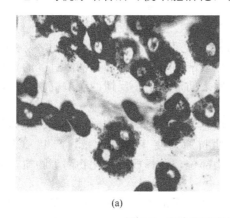

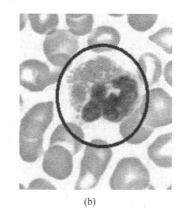

(a)   (b)

图 9-3 肥大细胞和嗜碱性粒细胞
（a）肥大细胞；（b）嗜碱性粒细胞

三、嗜酸性粒细胞

嗜酸性粒细胞（eosinophil）是直径约 $10\sim15\mu m$ 的圆形细胞，因其富含嗜酸性颗粒而得名（图 9-4）。细胞的嗜酸性颗粒中含有多种酶类，如过氧化物酶、酸性磷酸酶、组胺酶、芳基硫酸酯酶、磷脂酶 D、血纤维蛋白溶酶等；还含有较多的碱性组蛋白，因此使颗粒呈嗜酸性。嗜酸性粒细胞来源于骨髓，受 GM-CSF、IL-2 和 IL-3 的诱导发育成熟。该细胞的寿命很短，在骨髓有 2～6 天的成熟期，在循环中的半寿期约 6～12h，在结缔组织中可存活数日。

血液循环中的嗜酸性粒细胞约占白细胞总数的 3%，但这个数字只占嗜酸性粒细胞总数的一小部分。估计在骨髓和其他结缔组织中的成熟嗜酸性粒细胞约 200 倍和 500 倍于循环中的同类细胞。IgE 型超敏反应和寄生虫病时嗜酸性粒细胞数量增多，并可受趋化因子的作用向局部组织中集聚。

嗜酸性粒细胞表达低亲和性 IgE 受体 FcεRⅡ，在正常血清 IgE 水平时有与 IgE 结合；约 10%～30% 的细胞表达 FcγRⅢ 或 FcγRⅡ；约 40%～50% 的细胞表达补体受体。这些受体与带相应配体的抗原结合可使细胞活化，GM-CSF、IL-1、IL-2、IL-5 和 TNF-α 等细胞因子也可使细胞直接活化。

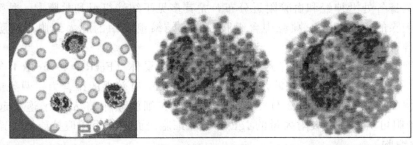

显微镜下观图　　　　嗜酸杆状核粒细胞　　　　嗜酸分叶核粒细胞

图 9-4　嗜酸性粒细胞

（1）趋化与吞噬作用　嗜酸性粒细胞的趋化因子包括过敏反应中产生的 ECF-A、补体活化过程中产生的 ECF-C 和 T 细胞来源的 ECF-L 等；受趋化因子作用后，嗜酸性粒细胞在体外对细菌、真菌和抗原-抗体复合物等的吞噬能力已经得到证明，但在体内的吞噬作用尚需更确实的证据。

（2）过敏反应调节作用　嗜酸性粒细胞参与 IgE 型超敏反应的调节作用。当肥大细胞或嗜碱性粒细胞的表面 IgE 与相应抗原结合诱发过敏反应时，会产生 ECF-A 吸引嗜酸性粒细胞聚集，并释放组胺酶分解组胺，释放芳基硫酸酯酶分解白三烯，消除过度的炎症反应。这样，嗜酸性粒细胞与肥大细胞和嗜碱性粒细胞之间形成一个反馈的调节机制，在过敏反应强烈时嗜酸性粒细胞的这种调节作用更加明显。

（3）对寄生虫感染的应答　机体受寄生虫感染后，可产生相应的抗体，抗体与抗原结合可激活补体，形成 ECF-C；另一方面，寄生虫抗原又使 T 细胞致敏，产生 ECF-L。这些趋化因子可吸引许多嗜酸性粒细胞到寄生虫感染部位，并释放过氧化物酶等物质，对寄生虫发挥毒性杀伤作用。

（4）纤维蛋白溶解作用　嗜酸性粒细胞能释放纤维蛋白溶酶；还可释放磷脂酶 D，分解能引起血栓形成的血小板激活因子；因此，嗜酸性粒细胞参与防止血管内凝血，消除已形成的纤维蛋白。

四、血小板

血小板（platelet）是骨髓内巨核细胞脱离的细胞质片段，形状不规则，内含 3 种类型的颗粒（致密颗粒、α颗粒和溶酶体颗粒）。血小板在血液中的平均寿命约 10 天，其主要功能是使血液凝固；也能够生成、储存和释放生物活性介质，如花生四烯酸代谢产物（PGG_2、PGH_2 和促血栓素 A_2）、生长因子、生物活性胺及中性和酸性水解酶等。

血小板表面有 IgGFc 受体，也有低亲和性 IgEFc 受体（FcεRⅡ）。FcεRⅡ可使血小板与 IgE 包被的寄生虫结合，并释放细胞毒性产物，例如过氧化氢或其他氧化代谢产物；抗原与 IgE 结合也可通过 FcεRⅡ诱导血小板激活因子生成。

五、内皮细胞

内皮细胞（endothelial cell）通过促进和调节循环的炎症细胞而参与炎症应答。内皮细胞可以受细胞因子（如 IL-1、IFN-γ、TNF）或其他免疫应答产物的作用而活化，增加对单核细胞、中性粒细胞和其他循环细胞的黏附作用；活化的内皮细胞有时表达 MHC-Ⅱ类分子，表现抗原递呈功能；也可分泌 IL-1 和 GM-CSF，调节免疫应答。

第二节　炎症介质

在炎症过程中由细胞释放或体液中产生的参与、介导炎症反应的化学物质称为炎症介质（inflammatory mediator）。炎症介质的种类繁多，许多细胞因子可以是良好的炎症介质，已在第五章叙述。其他的主要介质可分为 4 类，见表 9-1。按其来源又可分为细胞源性炎症介质和血浆源性炎症介质。

表 9-1　主要炎症介质

类　别	主　要　介　质	存　在　形　式
血管活性与平滑肌收缩介质	组胺、腺苷、PAF、花生四烯酸产物	储存释放、临时生成
酶类介质	胰蛋白酶等	储存释放
趋化因子	细胞因子、PAF、补体产物、LTB4	储存释放、临时生成
蛋白聚糖	肝素	储存释放

一、细胞源性炎症介质

1. 组胺

组胺（histamin）由肥大细胞、嗜碱性粒细胞释放，创伤、高温、致敏因子、C5a、阳离子蛋白质、神经肽等可刺激释放反应。其作用包括细动脉扩张、细静脉收缩、血管通透性增加、嗜酸性粒细胞趋化作用。

2. 5-羟色胺

5-羟色胺主要存在于肥大细胞、血小板、肠道嗜银细胞。能引起多数脏器微血管扩张和血管壁通透性增高，并能促进组胺释放。炎症时常与组胺同时出现。

3. 前列腺素和白细胞三烯

前列腺素（prostaglandin，PG）和白细胞三烯（leukotriene，LT）是花生四烯酸（arachidonic acid，AA）的代谢产物。在磷脂酶作用下花生四烯酸从质膜磷脂中释放出来，并在环加氧酶作用下生成前列腺素，在脂加氧酶作用下生成白细胞三烯。

炎灶内的前列腺素主要来自血小板和白细胞。它具有强烈的扩张血管作用，能致痛和参与发热过程，并有加强组胺和缓激肽效应的作用。

白细胞三烯主要来自嗜碱性粒细胞、肥大细胞和单核细胞。LTC4、LTD5 和 LTE4 能增强血管壁的通透性，具有强烈的收缩气管和支气管平滑肌的作用。LTB4 能促进白细胞在小静脉内皮聚集和黏附的作用，也具有强的趋化作用。

4. 溶酶体成分

为中性粒细胞和单核细胞的溶酶体内含的成分，具有致炎作用，并可造成组织的损伤。

中性粒细胞溶酶体内主要炎症介质还包括阳离子蛋白和酸性蛋白酶，阳离子蛋白可促进肥大细胞脱颗粒，对单核细胞有趋化作用。酸性蛋白酶可降解细菌和细胞碎片，促进肥大细胞脱颗粒。中性蛋白酶能引起组织损伤，使血管通透性升高。

单核细胞溶酶体内含有胶原酶、弹性蛋白酶、酸性蛋白酶等，在炎症过程中起重要作用。

5. 细胞因子

激活的淋巴细胞和单核细胞可释放一系列细胞因子介导炎症反应。白细胞介素-1 能上调血管内皮细胞黏附分子的表达，促进白细胞黏附，诱导发热。白细胞介素-6 能与白细胞介素-1 协同作用，增加内皮细胞黏附分子的表达，并参与发热。白细胞介素-8 可趋化和激活中性粒细胞。肿瘤坏死因子可促进中性粒细胞聚集和释放蛋白水解酶，能诱导发热和白细胞介素-1、白细胞介素-6 等细胞因子释放。

另外，致敏的 T 淋巴细胞与相应抗原接触后能合成与释放多种淋巴因子，一些淋巴因子参与炎症过程。

二、血浆源性炎症介质

血浆源性炎症介质又称体液炎症（inflammatory mediators derived from plasma）介质，指血浆中存在的某些蛋白酶及其产物，正常时处于非活性状态，炎症时可被激活，成为重要的炎症介质。主要包括激肽系统、补体系统、凝血系统及纤维蛋白溶解系统，彼此密切关联（图 9-5）。

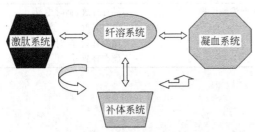

图 9-5　激肽系统、补体系统、凝血系统及纤维蛋白溶解系统（纤溶系统）关系图

1. 激肽系统

激肽类物质能使血管壁通透性升高，血管扩张，平滑肌收缩，引起疼痛。

2. 补体系统

补体系统促进炎症反应，过敏毒素 C3a 和 C5a 能使血管壁的通透性升高，C5a 和 C5b67 对中性粒细胞、嗜酸性粒细胞和单核细胞有强烈的趋化作用。C3b 具有调理素作用，C3b 包被的病原体易被吞噬细胞识别和吞噬。

3. 凝血系统

纤维蛋白裂解形成纤维蛋白肽，它具有抗凝血、增加毛细血管壁通透性和趋化白细胞等作用。

4. 纤维蛋白溶解系统

纤维蛋白溶解产物使血管通透性升高，纤维蛋白溶酶能裂解补体 C3 生成 C3a。

炎症介质是炎症发生发展的主要分子机制，不同性质的炎症由不同的炎症介质来介导，炎症介质彼此密切关联、相互影响，并处于灵敏的调控之中，共同构成炎症调控网络。炎症发生同炎症介质产生过程概括见图 9-6。非炎症状态时细胞中的炎症介质处于严密隔离状态，而体液中的炎症介质则处于非活化的前体状态。炎症介质的激活受限速机制调控，激活的介质只发挥短暂作用即被灭活，处于动态平衡之中。此种平衡被破坏，将导致严重的组织病变，对机体造成危害。

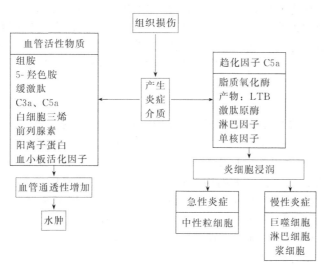

图 9-6 炎症发生与炎症介质产生过程图

第三节 抗感染免疫

一、细菌感染与免疫

（一） 细菌感染

细菌的感染（bacterial infection）或传染一般由致病菌或病原菌侵入宿主机体后，进行生长繁殖、释放毒性物质等引起不同程度的病理过程。人体正常菌群见表 9-2。

表 9-2 人体正常微生物群（正常菌群）

部 位	主 要 菌 类
皮肤	葡萄球菌、类白喉杆菌、铜绿假单胞菌、非致病性分枝杆菌、丙酸杆菌、白假丝酵母菌
口腔	葡萄球菌、甲型和丙型链球菌、肺炎链球菌、奈瑟菌、乳杆菌、类白喉棒状杆菌、梭菌、放线菌、螺旋体
鼻咽腔	葡萄球菌、甲型和丙型链球菌、肺炎链球菌、奈瑟菌、类杆菌
外耳道	葡萄球菌、类白喉杆菌、铜绿假单胞菌、非致病性分枝杆菌
眼结膜	葡萄球菌、干燥棒状杆菌、奈瑟菌
胃	一般无菌
肠道	大肠杆菌、产气杆菌、变形杆菌、铜绿假单胞菌、葡萄球菌、粪链球菌、类杆菌、产气荚膜梭菌、破伤风梭菌、双歧杆菌、真菌、乳杆菌、白假丝酵母菌
尿道	葡萄球菌、类白喉杆菌、非致病性分枝杆菌
阴道	乳杆菌、大肠杆菌、类白喉杆菌、白假丝酵母菌

正常人的体表和同外界相通的口腔、鼻咽腔、肠道、泌尿生殖道等腔道中都寄居着不同种类和数量的微生物。当人体免疫功能正常时，这些微生物对宿主无害，有些对人还有利，

称为正常微生物群，通称正常菌群。有些细菌在正常情况下并不致病，在某些条件改变的特殊情况下可以致病，即所谓的菌群失调症或菌群交替症。

（二）细菌感染的非特异性免疫

非特异性免疫又称先天性免疫，是人类在长期的种系发育和进化过程中逐渐建立起来的一系列对病原微生物的天然防御功能。这种功能受遗传基因控制，具有相对的稳定。其特点是：①生来就有，能遗传给后代；②作用无特异性，对多种病原微生物都有一定的抵抗作用；③无明显的个体差异。构成非特异性免疫的物质基础是屏障结构、吞噬细胞及体液中的抗菌物质。

1. 屏障结构

（1）体表屏障　皮肤与黏膜被覆于体表以及与外界相通的腔道，构成了机体的体表屏障，是机体阻挡病原菌入侵的第一道防线。体表屏障通过 3 种方式发挥抗感染作用。

① 机械阻挡和排除作用：也称作物理屏障作用。健康、完整的皮肤与黏膜能有效地阻挡细菌的侵入。皮肤是由多层扁平细胞构成的，其表面有致密的角质层，可阻挡细菌的穿入，只有当皮肤有破损时细菌才能侵入。另外，皮肤的角质层经常"脱屑"，可把黏附在上面的微生物一起清除。黏膜只有单层柱状细胞，其机械阻挡作用不如皮肤，但其附属结构和分泌液能够有效地排除细菌。例如，呼吸道黏膜上皮细胞纤毛的定向运动、频繁的肠蠕动等使得细菌难以黏附于上皮细胞而被排出体外。

② 分泌杀菌物质：也称为化学屏障作用。皮肤和黏膜可分泌多种杀菌物质，如皮肤的汗腺分泌乳酸，使汗液呈酸性，不利于细菌的生长；皮脂腺分泌的脂肪酸有杀灭细菌和真菌的作用；胃液中的胃酸、唾液中的溶菌酶等在防止消化道感染中起到重要作用。

③ 正常菌群的拮抗：也称为生物屏障作用。寄居在皮肤和黏膜上的正常菌群，可通过生存竞争和代谢过程中产生的杀菌物质抑制或杀灭病原菌。例如，口腔中的唾液链球菌产生的过氧化氢可杀灭脑膜炎球菌和白喉杆菌；肠道中大肠杆菌则可抑制金黄色葡萄球菌、痢疾杆菌的生长。

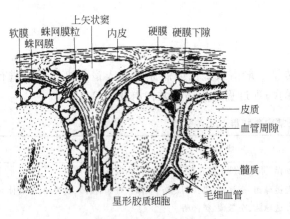

图 9-7　大脑冠状切面（脑膜和血管）

（2）血-脑屏障　由软脑膜、脉络丛的毛细血管壁及其壁外的星形胶质细胞所形成的胶质膜组成，能防止病原微生物及其他有害物质从血液进入脑组织或脑脊液，对中枢神经系统有保护作用（图 9-7）。婴幼儿的血-脑屏障尚未发育完全，较易发生脑炎、脑膜炎等中枢神经系统感染。

（3）胎盘屏障　由母体子宫内膜的底蜕膜和胎儿绒毛膜、部分羊膜组成，可防止母体感染的病原微生物及其产物进入胎儿，妊娠 3 个月内，胎盘屏障发育尚未完善，此时若母体发生风疹等病毒感染，病毒容易通过胎盘进入胎儿，影响胎儿发育，引起胎儿死亡或畸形。因此，在妊娠早期，因尽量避免感染，并尽量少用药物。

2. 吞噬细胞

吞噬细胞是机体防御功能的重要组成部分，当病原菌突破机体的体表屏障向机体内部入侵、扩散时，机体的吞噬细胞即可发挥强大的非特异性吞噬、杀伤作用。所以，吞噬细胞被称为机体抗御感染的第二道防线。

（1）吞噬细胞的种类 人类体内的专职吞噬细胞有两大类：一类是小吞噬细胞，主要指血液中的中性粒细胞；另一类是大吞噬细胞，包括血液中的单核细胞和组织内的巨噬细胞。病原菌穿过皮肤、黏膜后，首先被毛细血管内游离出来的中性粒细胞吞噬、杀灭，少数未被吞噬的病原菌可经淋巴管到达淋巴结，再由淋巴结内的吞噬细胞吞噬杀伤，极少数毒力强的病原菌可经淋巴结侵入血液及其他组织器官，再被该处的吞噬细胞杀灭。

（2）吞噬过程 吞噬细胞的吞噬杀菌过程大致可以分为3个连续阶段。

① 吞噬细胞与病原菌接触：这种接触可以是两者的偶然相遇，也可以通过趋化因子的趋化作用或抗体、补体的调理作用来完成。

② 吞入病原菌：吞噬细胞与细菌接触后，伸出伪足将细菌包绕并摄入细胞内，形成吞噬体，此称为吞噬；吞噬细胞与病毒一类较小的病原体接触后，由细胞膜内陷而直接将其包裹于细胞质中，形成吞噬体，此称为吞饮。

③ 杀灭和消化病原菌：通过吞噬和吞饮作用形成的吞噬体后，吞噬体逐渐离开细胞边缘向中心移动，与溶酶体靠近、接触，融合形成吞噬溶酶体。溶酶体中的各种水解酶和其他杀菌物质发挥杀灭、溶解及消化细菌的作用，并将不能消化的残渣排出吞噬细胞外（图9-8）。

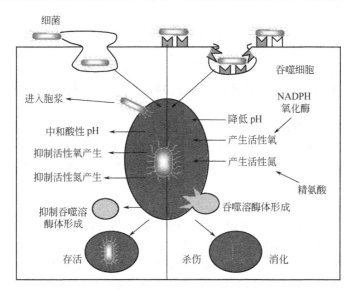

图 9-8 吞噬细胞杀伤细菌和细菌逃逸机制

（3）吞噬作用的后果 病原体被吞噬后，由于病原菌的种类不同、机体的免疫状态不同，可有两种不同的后果。

① 完全吞噬：即吞噬细胞可将细菌吞噬，又可将其杀灭、消化。多数病原菌如化脓性细菌被吞噬细胞吞噬后，在吞噬溶酶体中5～10min内即被杀死，0.5～1h内被消化。

② 不完全吞噬：指吞噬细胞可将细菌吞噬，但不可将其杀灭。某些细菌内寄生菌如结核杆菌、麻风杆菌、布氏杆菌及伤寒杆菌等，虽可被吞噬，但不能被杀灭、消化，反而在吞噬细胞内生长、繁殖，引起吞噬细胞死亡，甚至随吞噬细胞游走扩散到机体其他部位。

3. 组织和体液中的抗菌物质

正常机体的组织和体液中有许多抗菌物质，如补体、溶菌酶、乙型溶素等，这些物质通常结合其他抗菌物质协同发挥作用。

（1）补体 在感染早期抗体尚未产生时，补体即可通过旁路激活途径和 MBL 途径发挥溶菌作用。另外，补体活性片段 C3a、C5a、C567、C3b 等也可通过趋化作用、免疫调理和黏附作用等发挥抗感染免疫作用。

（2）溶菌酶（lysozyme）　是一种相对分子质量为14700的碱性蛋白质，广泛存在于机体各种体液中，如血清、唾液、泪液、尿液、乳汁以及其他外分泌液和吞噬细胞的溶酶体中。溶菌酶能够裂解革兰阳性菌细胞壁的肽聚糖，使细胞壁损伤而导致细菌溶解。因为革兰阴性菌细胞壁肽聚糖外有脂多糖和脂蛋白等，故溶菌酶不能单独破坏革兰阴性菌。只有在相应抗体和补体存在的情况下，抗体与脂多糖和脂蛋白结合，溶菌酶才能对革兰阴性菌发挥溶菌作用。

（3）乙型溶素（β-lysin）　是一种耐热的碱性多肽，主要来源于血小板，在血液凝固时自血小板释放出来，在人血清中含量很高。作用于革兰阳性菌的细胞膜，产生非酶类破坏效应，导致细菌溶解，但溶菌作用不如溶菌酶彻底，并且对革兰阴性菌没有作用。

（4）急性期蛋白（acute phase protein）　是机体被感染后血清中含量急剧增高的一类蛋白质，重要者有C反应蛋白（CRP）和甘露糖结合凝结素（MBL），前者具有调理作用，后者可通过MBL途径激活补体。

（5）细胞因子　包括IL、IFN、TNF等，通过介导炎症反应、引起发热、激活免疫细胞等机制发挥感染作用。

（三）特异性免疫

特异性免疫是个体在生活过程中受病原微生物感染、接种疫苗等抗原物质的刺激而自动产生，或因输入免疫效应物质（抗体、转移因子等）而被动获得的免疫能力，又称获得性免疫。其特点是：①为后天获得的，不能遗传；②作用有特异性，只对相应的病原微生物感染有防御效果；③有明显的个体差异。特异性免疫通过体液免疫和细胞免疫发挥抗感染作用。

1. 体液免疫的抗细菌感染作用

（1）抑制细菌的吸附　病原菌对黏膜上皮细胞的吸附是感染的先决条件。黏膜表面的sIgA通过与病原菌菌毛等黏附物质结合，能阻止病原菌的入侵。例如，sIgA能阻止志贺菌、霍乱弧菌等对肠黏膜表面的吸附。

（2）调理吞噬作用　吞噬细胞对病原菌的吞噬作用可因抗体、补体的作用而增强。①IgG的调理作用：IgG的Fab段与细菌表面相应抗原结合，其Fc段可与吞噬细胞的IgG Fc受体结合，在两细胞间形成桥梁，促进吞噬细胞对细菌的吞噬。②C3b的调理作用：中性粒细胞和单核细胞表面有C3b受体，细菌和相应抗体（IgG、IgM）结合后，激活补体产生C3b，C3b一端结合于细菌表面，另一端与吞噬细胞表面的C3b受体结合，从而促进吞噬细胞对细菌的吞噬。③免疫黏附作用：携带有C3b的细菌-抗体复合物，通过C3b黏附到红细胞的C3b受体上，再与吞噬细胞C3b受体结合，一起被吞噬。

（3）溶菌作用　细菌与抗体（IgG、IgM）特异性结合，通过经典途径激活补体，最终导致细菌细胞溶解（见第四章）。

（4）中和毒素作用　抗毒素与相应的外毒素结合，通过阻断外毒素与易感细胞上的特异性受体结合，使毒素不能发挥毒性作用，抗毒素与外毒素结合形成的免疫复合物可被吞噬细胞吞噬而清除。在机体抵御某些以外毒素致病的细菌感染中，抗毒素具有不可替代的作用。

2. 细胞免疫的抗细菌感染作用

病原菌侵入机体后主要停留在宿主细胞内繁殖时，称为胞内菌感染。例如，结核杆菌、麻风杆菌、布氏杆菌等胞内菌可抵抗吞噬细胞的吞噬作用，宿主对胞内菌的感染主要依靠细胞免疫发挥作用，参与细胞免疫的T细胞主要是Th1细胞和Tc细胞。Th1细胞通过释放多种细胞因子，增强吞噬细胞的吞噬和杀菌能力，使被吞噬的胞内菌由不完全吞噬变为完全吞噬（如结核杆菌在活化的吞噬细胞内可被杀灭）。Tc细胞则能直接杀伤被病原菌感染的靶细胞。

二、病毒感染与免疫

病毒是引起人类感染的常见病原体，主要通过皮肤或黏膜侵入机体，亦可直接进入血液（如输血、昆虫叮咬等）引起感染。由于病毒专门在细胞内寄生以及某些病毒易发生抗原变异的生物学特征，抗病毒感染的方式多种多样。抗体主要作用于游离的病毒，阻止病毒吸附于敏感细胞。抗体单独作用于病毒感染的靶细胞一般不发生破坏效应，只有在补体的参与下才导致靶细胞溶解。细胞免疫主要作用于病毒感染的靶细胞，通过释放细胞因子，特异性杀伤细胞而发挥抗感染作用。

（一）非特异性免疫

抗病毒与抗细菌的非特异性免疫有许多相同之处，但也有其特点，在此主要对其特点加以补充，相同之处不在赘述。

1. 病毒抑制物

病毒抑制物（virus inhibitor）是指正常人血清中含有的能抑制病毒感染的物质，如C1、C2、C4和C3等。补体是非特异性抗病毒物质，能与病毒-抗体复合物结合，但不能使病毒溶解。抗体和组织中病毒抗原结合后激活补体，可引起中性粒细胞聚集和炎症反应，也有较弱的限制病毒扩散作用。

2. 发热

发热是病毒感染普遍存在的症状，也是一种非特异性防御功能，可抑制病毒的增殖，并能全面增强机体的免疫应答，有利于病毒的清除。

3. NK 细胞

NK 细胞不需要抗体参加即可破坏病毒感染的靶细胞。NK 细胞的杀伤活性可因干扰素的存在而增强。NK 细胞功能缺陷者在疱疹病毒感染的初期病情明显加重，如不使用抗病毒药物，可发生致命性感染，提示 NK 细胞在病毒感染早期发挥重要作用。

4. 巨噬细胞

巨噬细胞主要分布在肝、脾、肺等组织器官，能限制病毒的复制，使病毒不能进入邻近的靶细胞或不能继续随血流播散至易感细胞。静止的巨噬细胞胞饮病毒和灭活病毒的作用较弱，而受细胞因子激活后的巨噬细胞，其胞饮和灭活病毒的作用有所增强。巨噬细胞本身或通过其所分泌的干扰素作用于邻近细胞，可抑制或延缓病毒在邻近细胞中的增殖。巨噬细胞对阻止细胞的感染和促进感染的恢复有重要作用。血液中的单核-巨噬细胞也能吞噬和清除病毒。中性粒细胞只能吞噬病毒，但不能将其消灭，如果被吞噬的病毒不能被消灭，则可被带至全身而引起播散。

5. 干扰素

干扰素是由病毒和其他干扰素诱生剂诱导宿主细胞产生的具有抗病毒活性等多种生物学功能的蛋白质。干扰素具有广谱的抗病毒作用，在控制病毒感染、阻止病毒在细胞内扩散以及促进病毒性疾病的痊愈等方面都起着重要的作用。干扰素抗病毒作用的机制不是直接作用于病毒，而是作用于宿主细胞的基因，使之合成抗病毒的蛋白质，从而抑制病毒蛋白质的合成和翻译。

干扰素主要在感染早期发挥抗病毒作用，尤其在初次感染中很重要。

（二）特异性免疫

1. 体液免疫的抗病毒作用

（1）中和病毒作用　机体受病毒感染或接种疫苗后，体液中出现的能与病毒结合、降低或消除病毒感染能力的抗体，称为中和抗体（neutralizing antibody）。中和抗体主要有 IgG、IgM 和 IgA。中和抗体与病毒结合，可阻止病毒吸附于易感细胞或穿入细胞内，对抗病毒感染起重要的作用。中和抗体抗病毒的作用机制可能有以下几种：①改变病毒颗粒表面的感染决定部位（如流感病毒表面的血凝素）；②促使病毒凝集；③改变病毒的表面电荷；④阻止病毒吸附于细胞。中和抗体只能阻止病毒对细胞的感染，不能灭活病毒。

（2）抗体依赖性细胞介导的细胞毒作用　由于抗体不能通过细胞膜，故抗体本身对细胞内的病毒不能发挥作用，但它与抗体依赖性细胞介导的细胞毒作用的效应细胞协同作用，可破坏病毒感染的靶细胞。

（3）补体依赖性抗体介导的细胞毒作用　抗体与病毒感染细胞表面的抗原结合后，通过激活补体的经典途径，使病毒感染的靶细胞溶解。

2. 细胞免疫的抗病毒作用

由于病毒是细胞内寄生的微生物，故细胞免疫在抗病毒感染中发挥主要作用。细胞免疫在抗病毒感染中的作用与抗胞内菌感染相似。参与抗病毒细胞免疫的效应细胞主要是 Tc 细胞和 Th1 细胞。

（1）Tc 细胞的作用　Tc 细胞主要通过两种机制发挥抗病毒感染效应：①释放穿孔素导致靶细胞形成跨膜通道，使细胞外水分进入细胞内，电解质及大部分物质流至细胞外，使靶细胞裂解；分泌颗粒酶，导致细胞 DNA 的损伤；引起靶细胞凋亡，既破坏靶细胞 DNA，又降解细胞内感染病毒的 DNA。②Tc 细胞通过靶细胞表面的 FasL 分子与靶细胞表面的 Fas 相互作用，通过转导死亡信号引起靶细胞凋亡。

（2）Th1 细胞的作用　Th1 细胞通过释放多种细胞因子抗病毒感染。例如，淋巴毒素可直接破坏病毒感染的细胞；干扰素-γ 能够增强细胞免疫，限制病毒的扩散与增殖；IL-2 可激活 NK 细胞和 Tc 细胞，增强其杀伤活力。

第四节　抗真菌免疫和抗寄生虫免疫

一、抗真菌免疫

（一）非特异性免疫

健康、完整的皮肤对皮肤癣菌有一定的屏蔽作用，皮脂腺分泌的不饱和脂肪酸对真菌有杀伤作用。当机体局部或全身抵抗力下降时，可导致局部性和全身性的机会致病性真菌（如白色念珠菌和新型隐球菌）感染。单核-巨噬细胞有较强的吞噬真菌孢子的作用，对白色念球菌有一定的杀伤作用。正常菌群的拮抗作用在非特异性免疫中也起着重要的作用，如大肠杆菌产生的细菌素能抑制白色念珠菌的繁殖。

（二）特异性免疫

浅部真菌不能刺激机体产生抗体，深部真菌虽能刺激机体产生抗体，但这些抗体是否具有保护作用尚不清楚，因而认为真菌侵入机体产生的特异性免疫以细胞免疫为主。艾滋病病人常因并发真菌感染而死亡；患恶性肿瘤或应用免疫抑制剂导致免疫能力下降的病人，也容易发生真菌感染；浅部真菌和深部真菌都能诱发机体产生Ⅳ型超敏反应。这些都表明，细胞免疫在抗真菌感染中发挥重要作用。

二、抗寄生虫免疫

寄生虫感染宿主后，可刺激机体产生一定的获得性免疫力，使机体对原有寄生虫产生清除和杀伤效应，并对同种寄生虫的再次感染形成一定的抵抗力。机体针对寄生虫的免疫应答一般以 Th2 细胞为主，寄生虫及其代谢产物激活并诱导组织肥大细胞产生 IL-4，使 Th 细胞向 Th2 细胞分化。Th2 细胞促进 B 淋巴细胞产生 IgE 型抗体，肥大细胞、嗜酸性粒细胞和嗜碱性粒细胞通过 FcεR I 和 IgE 间接识别寄生虫，并使其胞质颗粒内容物直接作用于寄生虫体表，从而杀灭寄生虫。寄生虫感染还能够诱导机体产生 IL-5，吸引嗜酸性粒细胞趋化聚集到感染部位（图 9-9）。另外，寄生虫特异性抗体还可以通过经典途径激活补体导致寄生虫受到损伤。

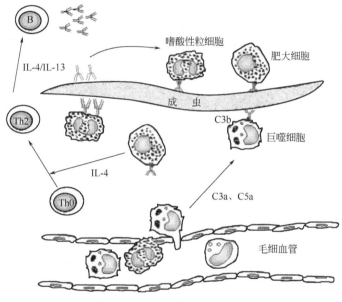

图 9-9 抗寄生虫免疫示意图

 链接：奇特的李斯特菌

李斯特菌能引起食品中毒，它以独特的方式逃避免疫攻击。该菌被巨噬细胞吞噬后，开始在吞噬体内分泌溶胞素和磷脂酶，待吞噬体膜破坏后，进入胞质并在其中增殖，此时，胞质中的肌动蛋白在细菌的一端聚集成犹如尾巴一样的长纤维丝，带有肌动蛋白"尾巴"的李斯特菌藏于细胞膜下，使细胞表面形成突起。邻近的巨噬细胞一旦同该细胞突起接触，就会将其连同包含的李斯特菌一起吞入细胞内。在新的巨噬细胞中，李斯特菌又开始分泌溶胞素和磷脂酶并进入胞质。这样，被巨噬细胞吞噬的李斯特菌在不接触细胞胞外液、抗体、补体的情况下，能够从一个巨噬细胞转染至另一个巨噬细胞。抗体应付这些细菌的唯一途径就是通过细胞介导的免疫应答杀伤被感染的吞噬细胞，以杀灭其中的李斯特菌。

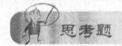

小 结

　　抗感染免疫是指机体对病原微生物和寄生虫感染的防御功能，包括非特异性免疫和特异性免疫。非特异性免疫是机体在长期的种系发育和进化过程中逐渐建立起来的防御功能，是特异性免疫的基础，构成非特异性免疫的因素有屏蔽结构、吞噬细胞、组织和体液的抗菌物质等。特异性免疫是个体在生活过程中受病原生物感染、接种疫苗等抗原物质的刺激而自动产生，或因输入免疫效应物质而被动获得，是在非特异性免疫的基础上建立起来的，包括体液免疫和细胞免疫。按机体抗击病原体的种类，抗感染免疫又分为抗细菌免疫、抗病毒免疫、抗真菌免疫和抗寄生虫免疫。体液免疫在抗胞外菌感染及中和细菌外毒素方面起重要作用，细胞免疫在抗胞内菌、抗病毒、抗真菌及抗寄生虫感染免疫中起重要作用。

思考题

　　1. 中性粒细胞在炎症过程中的生理作用有哪些？
　　2. 什么是趋化作用？趋化作用在整个炎症过程中有什么功能？
　　3. 说出干扰素抗病毒作用的特点。

第 十 章

超 敏 反 应

超敏反应（hypersensitivity），简单地说，是异常、过高的免疫应答。过去又称变态反应（allergy）或过敏反应，即机体与抗原性物质在一定条件下相互作用，产生致敏淋巴细胞或特异性抗体，如与再次进入的抗原结合，可导致机体生理功能紊乱和组织损害的免疫病理反应。当人们庆幸人体因为具有免疫系统而能抵抗病原微生物感染时，可能不曾想到免疫系统也能给机体带来损伤。免疫就像一把双刃剑，超敏反应即是这把双刃剑的另一面。引起超敏反应的抗原称为变应原（allergen）或过敏原（anaphylactogen），可以是完全抗原，也可以是半抗原。花粉、动物皮屑、昆虫毒液以及各类食物是常见的变应原。接触变应原的人群中只有少部分个体会发生超敏反应，这些人被称为过敏体质者。

超敏反应分类方法很多，最初根据致敏机体再次接触相应过敏原后出现反应的急缓，分为速发型和迟发型两类。1963 年 Gell 和 Coombs 根据超敏反应发生的机制及临床表现不同，可将其分为 Ⅰ 、Ⅱ 、Ⅲ 、Ⅳ 型。前 3 型均与体液免疫有关，第 4 型则由细胞免疫引起。

表 10-1 简要介绍了 4 型超敏反应的基本特性。

表 10-1　引起组织损伤的 4 型超敏反应

项　　目	Ⅰ 型	Ⅱ 型	Ⅲ 型	Ⅳ 型	
免疫反应剂	IgE 抗体、Th2 细胞	IgG 抗体	IgG 抗体	T 细胞	
抗原	可溶性抗原	细胞或基质的相关抗原	可溶性抗原	可溶性抗原	细胞相关抗原
反应机制	肥大细胞活化	补体、FcR+ 细胞、NK 及吞噬细胞	补体、吞噬细胞	巨噬细胞活化	细胞毒性
超敏反应的举例	反应性鼻炎、气喘病、系统性过敏症	某些药物过敏，如青霉素过敏	血清病、Arthus 反应	接触性反应，如结核菌素反应	接触性皮炎

第一节　Ⅰ 型超敏反应

Ⅰ 型超敏反应在 4 型超敏反应中发生速度最快，一般在第二次接触抗原后数分钟内出现，故称速发型超敏反应（immediate hypersensitivity）或变态反应（allergy），也是临床上最常见的一种超敏反应。Ⅰ 型超敏反应的特点是：①反应发生快，消退也快，一般在再次接触变应原后的几分钟至几十分钟，甚至在更短的时间内发生反应；②参与的抗体为 IgE 和 IgG4，补体不参与，一般不易造成组织细胞的损伤，多表现为生理功能紊乱；③有明显的个体差异和遗传倾向。

一、发生机制

（一） 参与反应的物质

（1）变应原　引起 I 型超敏反应的变应原种类很多，如食物、药物、花粉、动物皮屑、羽毛、真菌、寄生虫等（图 10-1）。这些物质通过食入、吸入、注射或解除等方式使人致敏。

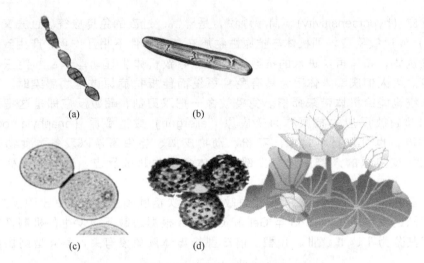

(a)　　　　　(b)

(c)　　　　　(d)

图 10-1　常见的几种变应原
(a) 格链孢子；(b) 长蠕孢子；(c) 禾本科花粉；(d) 豚草花粉

（2）抗体　参与 I 型超敏反应的抗体主要是 IgE 类抗体，IgG4 亚类抗体也可参与，这些抗体可与肥大细胞和嗜碱性粒细胞表面的 IgE Fc 受体（FcεR）结合，使该细胞处于致敏状态，结合后的 IgE 半衰期延长。产生 IgE 的浆细胞主要分布在鼻咽部、扁桃体、气管、支气管及胃肠道等处的黏膜固有层中。

（3）细胞　参与 I 型超敏反应的细胞是肥大细胞、嗜碱性粒细胞和嗜酸性粒细胞。

肥大细胞和嗜碱性粒细胞表面有 FcεR，其胞质间含有大量的嗜碱性颗粒，颗粒内含有丰富的生物活性介质，如组胺、嗜酸性粒细胞趋化因子等，当 IgE 与其表面的相应受体（FcεR）结合后形成桥联时，即可导致肥大细胞和嗜碱性粒细胞脱颗粒，释放出多种生物活性介质引起超敏反应。

嗜酸性粒细胞参与 I 型超敏反应的负反馈调节。嗜酸性粒细胞可通过以下几条途径发挥调节作用：①直接吞噬、破坏肥大细胞等释放的颗粒；②释放组胺酶灭活组胺；③释放芳香基硫酸酯酶 D 灭活白细胞三烯及血小板活化因子。嗜酸性粒细胞在 I 型超敏反应的患者血中不仅数量明显增加，而且功能活跃，这也是 I 型超敏反应发生快、作用短暂、一般不易造成组织细胞损伤的一个重要原因。

（4）生物活性介质　肥大细胞和嗜碱性粒细胞释放的介质可分为两类。一类是在胞质颗粒内预先形成而储备的介质，另一类是细胞在接受变应原刺激后新合成的介质。

① 颗粒内预先形成储备的介质　a. 组胺：为小分子胺类，可使毛细血管扩张、通透性增高，平滑肌收缩，腺体分泌增多，并刺激神经纤维引起奇痒感觉。组胺作用迅速，活性消失亦快。b. 激肽原酶：可使血浆中的激肽原转变成缓激肽或其他激肽类物质。缓激肽主要引起平滑肌收缩，毛细血管扩张、通透性增加，并可刺激痛觉神经纤维引起疼痛。c. 嗜酸

性粒细胞趋化因子：具有吸引嗜酸性粒细胞向局部集聚的作用，致使病灶处出现以嗜酸性粒细胞浸润为主的病变。

② 细胞内新合成的介质 均由花生四烯酸衍生而来。a. 白细胞三烯：作用特点是能使支气管平滑肌发生强烈、持久的收缩而导致痉挛，此作用不能被抗组胺类药物所缓解。b. 前列腺素 E_2（PGE_2）：是花生四烯酸的代谢产物，能使支气管平滑肌收缩、毛细血管扩张，并可调节组胺的释放。c. 血小板活化因子（PAF）：是花生四烯酸的衍生物，具有凝聚和活化血小板的作用，使之释放组胺、5-羟色胺等血管活性物质，从而引起毛细血管扩张、通透性增强。

（二）发生过程

Ⅰ型超敏反应的发生过程可分为两个阶段。

（1）致敏阶段 变应原通过呼吸道、消化道等多种途径进入体内，刺激机体产生亲细胞抗体 IgE。IgE 通过其 Fc 段与肥大细胞或嗜碱性粒细胞膜上 FcεR 结合，使机体处于致敏状态。这种状态可持续半年至数年，在此期间如不再接触相同变应原，致敏状态可逐渐消失。

（2）发敏阶段 当相同变应原再次进入致敏机体时，可与肥大细胞或嗜碱性粒细胞表面的 IgE 发生特异性结合，当二价或多价变应原与靶细胞上两个以上相邻的 IgE 结合时，细胞膜上的 FcεR 因 IgE 桥联而发生移位、变构，使细胞内环腺苷酸（cAMP）减少，导致细胞脱颗粒，释放组胺、激肽、白细胞三烯等多种生物活性介质，引起平滑肌收缩，毛细血管扩张、通透性增高，腺体分泌增加，使致敏机体出现一系列临床表现。例如，支气管平滑肌收缩引起呼吸困难；胃肠道平滑肌收缩引起腹痛、腹泻；毛细血管扩张、通透性增加使血浆渗出，引起组织水肿、血压下降、休克等。

Ⅰ型超敏反应的发生机制见图 10-2。

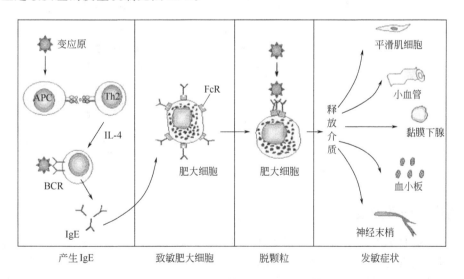

图 10-2 Ⅰ型超敏反应的发生机制

二、常见疾病

（一）全身过敏反应

是一种最严重的超敏反应，常见的有药物过敏性休克和血清过敏性休克两种。

（1）**药物过敏性休克** 以青霉素引起的过敏性休克最常见。此外，链霉素、普鲁卡因、维生素 B_1 和维生素 B_2 等也可引起。青霉素无免疫原性，但其降解产物青霉噻唑醛酸或青霉烯酸与组织蛋白结合后获得免疫原性，刺激机体产生 IgE 抗体，使机体致敏。致敏机体再次接触青霉素后，即可发生过敏性休克，可立即出现胸闷、气急、呼吸困难以及面色苍白、出冷汗、血压下降等循环衰竭症状，严重者可导致死亡。值得注意的是，有时初次注射青霉素也可发生过敏反应，原因是机体以前曾接触过青霉素或青霉素代谢产物而致敏，如曾使用过污染了青霉素的注射器，或曾吸入青霉素孢子等。

（2）**血清过敏性休克** 因再次使用动物免疫血清引起，如由于受外伤而注射破伤风抗毒素时，有人会出现过敏性休克。因此，使用前应做皮试。现在，由于免疫血清的纯化，临床上这类过敏反应已很少见。

（二）呼吸道超敏反应

少数人因吸入花粉、细菌、尘螨、动物皮毛等而发生支气管哮喘或过敏性鼻炎（图10-3）。这是因为吸入的过敏原与吸附于呼吸道黏膜下的肥大细胞表面的 IgE 结合，释放活性介质，引起呼吸道平滑肌痉挛、腺体分泌增加、黏膜水肿所致。

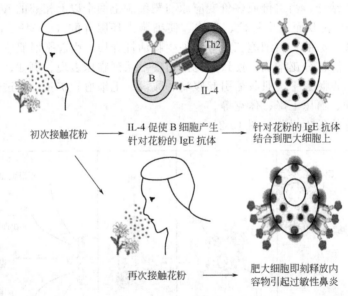

初次接触花粉 → IL-4 促使 B 细胞产生针对花粉的 IgE 抗体 → 针对花粉的 IgE 抗体结合到肥大细胞上

再次接触花粉 → 肥大细胞即刻释放内容物引起过敏性鼻炎

图 10-3 花粉引起过敏性鼻炎的原理

（三）消化道超敏反应

一般见于进食后数分钟至 1h。其症状有口周红斑、唇肿、口腔疼痛、舌咽肿、恶心、呕吐等。引起幼儿过敏的常见食物为鸡蛋、牛奶、鱼和坚果果仁等。有些人食入鱼、虾、蛋、奶等异种蛋白质食物或某些药物后，可引起腹痛、腹泻等胃肠道症状，这是因为这些人胃肠道的 sIgA 缺乏或减少，导致微生物对黏膜的损伤，胃肠道黏膜通透性增加，未经充分消化的大分子食物蛋白进入血流，引起过敏反应。

（四）皮肤超敏反应

一些人摄入或接触某些食物、药物、花粉等物质或肠道有寄生虫感染时，可发生皮肤超敏反应，主要表现为皮肤荨麻疹。

三、防治原则

（一）发现变应原并避免与其接触

通过询问过敏史和皮肤试验可发现变应原。某些变应原较易确定，也容易避免再次接触；另一些变应原虽能检出，但难以避免再次接触。临床检测变应原常用皮肤试验。

（二）脱敏疗法

小剂量、长时间间隔、反复多次皮下注射相应变应原，使机体产生相应的IgG。

需要应用抗生素时，若皮肤试验呈阳性反应，可采用在短时间内少量多次注射的方法，使变应原逐步与致敏靶细胞上的IgE结合，则其释放的少量生物活性介质能及时被体内某些物质所灭活，不足以引起明显的临床症状。当细胞上的IgE全部被消耗时，即可达到暂时脱敏状态。这时，再注入大剂量的抗毒素血清，则不会发生超敏反应，从而达到暂时脱敏的目的。

（三）减敏疗法

对那些能够检出而难以避免接触的变应原，如花粉、尘螨等，可在明确变应原后，将变应原制成脱敏制剂，采用少量、多次皮下注射的方式，达到减敏的目的。其机制一般是通过变应原反复注射，使机体产生特异性IgG类循环抗体，因该抗体能与再次进入的变应原结合，阻断变应原与IgE的结合，因而可减轻I型超敏反应发生的程度。这种IgG类抗体被称为封闭性抗体。

（四）药物疗法

应用药物阻断超敏反应的任何一个环节，均可达到防治的目的。

（1）抑制生物活性介质　①色苷酸二钠能抑制磷脂酶类，稳定肥大细胞膜，防止脱颗粒，抑制介质释放；②水杨酸类药物可抑制抗原和抗体的结合，稳定溶酶体，阻止介质释放，减轻临床症状；③儿茶酚胺类药物如肾上腺素能活化腺苷酸环化酶，增加细胞内cAMP的浓度，抑制细胞脱颗粒释放生物活性介质。

（2）使用生物活性介质拮抗药　苯海拉明、氯苯那敏（扑尔敏）、异丙嗪等抗组胺药物可通过竞争效应器官细胞膜上的组胺受体而发挥抗组胺作用，解除支气管痉挛，并能减少腺体分泌。

（3）使用改善器官反应性的药物　肾上腺素、麻黄碱等可解除支气管痉挛，减少腺体分泌。葡萄糖酸钙、维生素C等除能解除痉挛外，还能降低毛细血管通透性，从而减轻皮肤、黏膜的过敏反应。

第二节　II型超敏反应

II型超敏反应是抗体和位于靶细胞表面的抗原结合或抗原和抗体先结合成免疫复合物，再结合于靶细胞表面，然后在补体、巨噬细胞、NK细胞等参与下，导致靶细胞的溶解和破坏。因此，II型超敏反应又称细胞溶解型或细胞毒型超敏反应。II型超敏反应的主要特点是：①抗原主要为血型抗原或药物半抗原；②抗体主要是 IgG 和 IgM；③补体、巨噬细胞、NK 细胞参与，引起组织细胞损伤；④损伤的细胞多为血细胞。

一、发生机制

Ⅱ型超敏反应发生机制见图 10-4。

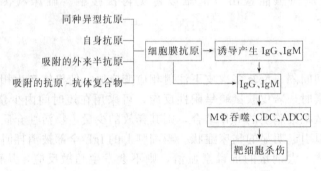

图 10-4　Ⅱ型超敏反应发生机制示意图

1. 变应原

参与Ⅱ型超敏反应的靶细胞表面抗原有两类。

（1）靶细胞本身的抗原　如红细胞的血型抗原或细胞被病毒感染后出现的新抗原。

（2）外来的完全抗原或半抗原吸附与靶细胞表面　如某些药物作为半抗原吸附于细胞表面。

2. 抗体

参与Ⅱ型超敏反应的抗体主要是 IgG 和 IgM。

3. 组织损伤途径

IgG 和 IgM 抗体与靶细胞表面抗原结合，通过以下 3 条途径导致靶细胞的溶解和破坏（图 10-5）。

（1）补体介导的靶细胞溶解　抗体 IgG 和 IgM 与细胞表面抗原结合，激活补体系统，导致细胞溶解。

（2）吞噬细胞吞噬　巨噬细胞表面有 IgG Fc 受体，当抗体 IgG 与靶细胞表面的抗原结

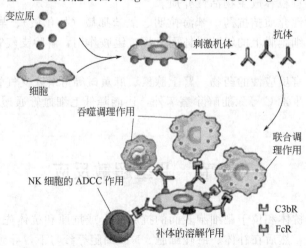

图 10-5　Ⅱ型超敏反应造成组织细胞损伤的各种方式

合后，其 Fc 段与巨噬细胞表面的相应受体结合，促进吞噬；另外，抗原-抗体复合物激活补体后，产生的 C3b 介导免疫黏附，促进吞噬。

（3）ADCC 作用　NK 细胞表面具有 IgG Fc 受体，可与结合于靶细胞表面的 IgG Fc 段结合，导致细胞被杀伤。

二、常见疾病

1. 输血反应

血型系统有很多种，人一般不少于 15 种血型系统，每种系统都由专一于红细胞表面抗原的基因座位组成。带有特殊血型的个体能识别带不同血型抗原的红细胞，并产生溶血反应。输血反应一般发生于 ABO 血型系统不合的错误输血。供血者红细胞的血型抗原与受血者血浆中的天然血型抗体结合，激活补体，引起溶血反应。因为血型抗体属于 IgM，天然存在于人的血清中，所以一旦发生血型不合的错误输血，就能引起输血反应。ABO 血型的基因型和抗原抗体反应性见表 10-2。

表 10-2　ABO 血型的基因型和抗原抗体反应性

血型（表型）	分布/%	基因型	抗原（红细胞膜上）	抗体（血清中）	红细胞与抗血清反应 抗 A 血清	抗 B 血清
A	42	AA、AO	A	抗 B	+	—
B	9	BB、BO	B	抗 A	—	+
AB	3	A 和 B	A 和 B	无抗体	+	+
O	46	OO	H	抗 A 和抗 B	—	—

2. 药物过敏性血细胞减少症

包括药物过敏性溶血性贫血、粒细胞减少症和血小板减少性紫癜。按发生机制分为两型。①半抗原型：一些药物半抗原如青霉素与血细胞结合形成完全抗原，刺激机体产生相应抗体，抗体与吸附于细胞膜的药物半抗原结合后，可通过激活补体、免疫调理及黏附作用、ADCC 作用而导致相应的血细胞溶解破坏。②免疫复合物型：某些药物半抗原如磺胺、安替比林等与体内的血浆蛋白结合，刺激机体产生相应抗体，当再次使用相同药物时，抗原抗体形成免疫复合物，吸附到红细胞、粒细胞或血小板等血细胞表面，通过上述机制导致血细胞溶解和破坏。

3. 新生儿溶血症

由于母子 Rh 血型不同引起（图 10-6）。见于母体血型为 Rh$^-$，胎儿血型为 Rh$^+$ 的情况，由于分娩时胎盘剥离出血，胎儿 Rh$^+$ 红细胞进入母体，刺激母体产生抗 Rh 抗体，这种抗体属于 IgG 类抗体。当母亲第二次妊娠时，若胎儿仍为 Rh$^+$ 血型，则母体的抗 Rh 抗体即通过胎盘进入胎儿体内，与胎儿的 Rh$^+$ 红细胞结合，激活补体，导致胎儿红细胞破坏、溶解，引起新生儿溶血症。产后 72h 内给母体注射抗 Rh 抗体，可有效预防再次妊娠时新生儿溶血症的发生。其作用机制是抗 Rh 抗体和母体内少量的 Rh$^+$ 红细胞结合，并及时将其清除，阻止抗 Rh 抗体的形成。

母亲和胎儿 ABO 血型不合也可引起新生儿溶血症，其发病率相对较高，但症状一般较轻，多见于母亲为 O 型血，胎儿为 A 型、B 型、AB 型血时。其机制可能是由于分娩时胎儿红细胞通过胎盘进入母体内，并通过其表面的 A、B 抗原刺激母体产生 IgG 类的抗 A、抗 B 抗体。但由于有 A、B 血型抗原物质，故能竞争性抑制 IgG 类抗 A、抗 B 抗体对胎儿红细胞的溶解和破坏作用。

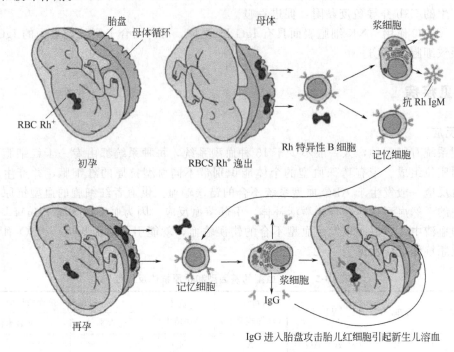

图 10-6　新生儿溶血症发病机制

4. 链球菌感染后的肾小球肾炎

　　A 型溶血性链球菌与人肾小球基底膜有共同的抗原成分，因此，链球菌刺激机体产生的抗链球菌抗体，能与肾小球基底膜结合出现交叉反应，通过激活补体、吸引中性粒细胞和释放溶酶体酶等，破坏肾小球基底膜。另外，链球菌也可以改变肾小球基底膜的抗原结构，刺激机体产生相应抗体，抗原与抗体结合，激活补体，使其受到损伤。

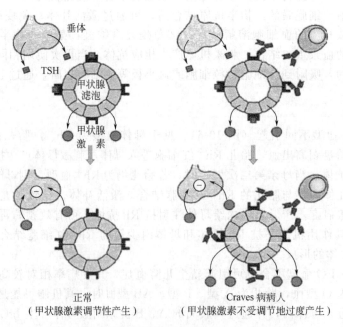

图 10-7　毒性弥漫性甲状腺肿（Graves 病）机制

5. 特殊的Ⅱ型超敏反应——甲状腺功能亢进

临床上所谓毒性弥漫性甲状腺肿（Graves 病）就属于该特殊的Ⅱ型超敏反应（图 10-7）。患者血清中出现一种自身抗体，即长效甲状腺激素，属于 IgG 类。它可与甲状腺细胞表面的促甲状腺激素受体结合，刺激甲状腺分泌甲状腺素，导致甲状腺功能亢进。这种自身免疫性抗体与相应受体结合后，不是引起细胞损伤，而是引起这些细胞的功能亢进，故被认为是特殊的Ⅱ型超敏反应。

第三节　Ⅲ型超敏反应

Ⅲ型超敏反应又称免疫复合物型超敏反应，是由于可溶性抗原与相应抗体（IgG、IgM）结合形成免疫复合物，在一定条件下，免疫复合物未能被及时清除而沉积于毛细血管壁，激活补体系统，吸引中性粒细胞聚集，导致免疫复合物沉积部位出现炎症反应，因此又称为炎性超敏反应。Ⅲ型超敏反应的特点是：①抗原多为可溶性抗原；②免疫损伤由中分子可溶性免疫复合物引起；③有补体、吞噬细胞参与，引起小血管炎症。

一、发生机制

由于抗原、抗体比例不同，抗原与其相应抗体结合后所形成的免疫复合物分子的大小也不同。比例适宜时，形成大分子不溶性复合物，容易被吞噬细胞吞噬。抗原量多于抗体量时，形成小分子可溶性复合物，通过肾小球滤过，随尿液排出。只有抗原量略多于抗体量时，才形成中等大小的可溶性复合物，既不易被吞噬细胞吞噬，也不能被肾小球滤过，而是长时间循环于血液中，并可沉积在肾小球毛细血管基底膜、关节滑膜、心肌等处，激活补体，通过以下几种机制引起组织损伤。①免疫复合物激活补体，产生具有趋化作用的 C3a、C5a、C567，吸引中性粒细胞向免疫复合物沉积部位聚集。中性粒细胞在吞噬免疫复合物的同时，释放溶酶体造成沉积部位血管炎症和周围组织损伤［图 10-8（a）］。②免疫复合物激活补体，产生具有过敏毒素作用的 C3a、C5a，促使肥大细胞、嗜碱性粒细胞释放血管活性物质，引起局部充血、水肿。③抗原-抗体反应促使血小板在局部聚集，活化内源性凝血系统，形成微血栓，导致局部组织缺水、水肿、出血和坏死［图 10-8（b）］。

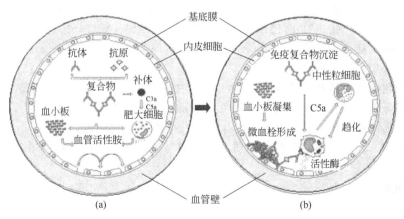

图 10-8　Ⅲ型超敏反应机制

二、常见疾病

1. 感染后肾小球炎

一般发生在化脓性链球菌感染后 2～3 周，少数患者可发生急性肾小球肾炎。这是由于链球菌细胞壁抗原和相应抗体结合，形成可溶性中等大小的免疫复合物，沉积于肾小球基底膜，激活补体引起组织损伤。

2. 血清病

见于初次大量注射抗毒素血清后的 7～14 天，患者出现发热、皮疹、关节肿胀、蛋白尿等症状。其病因是一次注入大量抗原（马血清），刺激机体产生相应抗体，抗体与尚未完全排出的抗原结合，形成中等大小的免疫复合物，随血流运行到全身各处，沉积在肾小球基底膜、关节滑膜等处，引起局部红肿、关节肿痛、全身淋巴结肿大、荨麻疹等一系列临床表现。血清病为一过性反应，停止使用免疫血清后，症状可自行消除。

3. 系统性红斑狼疮和类风湿性关节炎

均为病因未明的自身免疫病，两者在病程中均形成免疫复合物并参与与其病理过程。系统性红斑狼疮（SLE）患者体内出现多种抗核抗体，与核抗原结合成可溶性免疫复合物，沉积在肾小球、关节、皮肤等多种组织器官的毛细血管壁，引起多部位的炎症。类风湿性关节炎（RA）患者血清中产生抗自身变性 IgG 的抗体，成为类风湿因子（RF），与变性的 IgG 结合成免疫复合物，沉积于小关节滑膜，引起小关节炎，成为类风湿性关节炎。

4. 过敏性休克样反应

过敏性休克样反应的发生与特异性 IgE 抗体无关，而与血流中形成的大量循环免疫复合物有关，因此其发病机制属于Ⅲ型超敏反应。临床应用大剂量青霉素治疗钩端螺旋体病或梅毒时，可引发过敏性休克样反应，主要是由于钩端螺旋体或梅毒螺旋体被青霉素裂解后所释放的可溶性抗原与血流中相应抗体结合形成大量免疫复合物所致。血流中大量形成的免疫复合物激活补体，产生过敏毒素 C3a、C5a。过敏毒素与体内的嗜碱性粒细胞和肥大细胞表面的相应受体结合，激发细胞脱颗粒，释放大量血管活性胺类物质，引起过敏性休克。

第四节　Ⅳ型超敏反应

Ⅳ型超敏反应又称迟发型超敏反应，由致敏的 T 细胞与相应抗原再次结合而引起。Ⅳ型超敏反应的特点是：①由 T 淋巴细胞介导，抗体、补体不参与；②病变局部为以单个核细胞浸润为主的炎症；③反应发生慢，一般在接受抗原刺激后 24h 出现反应，48～72h 达到高峰。

引起Ⅳ型超敏反应的抗原多为微生物、寄生虫和某些化学物质。胞内寄生菌如结核杆菌、麻风杆菌等引起的Ⅳ型超敏反应最多见，病毒、真菌（如白色念珠菌、毛癣菌）、杜氏利什曼原虫、疟原虫等寄生虫以及油漆、染料等化学物质也可引起。另外，异种蛋白也可引起Ⅳ型超敏反应，但一般需要与化学物质结合，如与苦味酸结合的牛血清蛋白等。

一、发生机制

Ⅳ型超敏反应的发生机制与细胞免疫应答的过程完全相同，只是细胞免疫应答产生的是对机体有利的结果，而Ⅳ型超敏反应给机体带来的是明显甚至严重的损伤。此型超敏反应可以分为以下两个阶段。

1. T 细胞致敏阶段

进入体内的抗原经 APC 加工处理后，以抗原肽-MHC-Ⅱ类分子或抗原肽-MHC-Ⅰ类分子复合物的形式表达于细胞表面，具有相应抗原识别受体的 CD4⁺Th 细胞和 CD8⁺Tc 细胞识别抗原后活化、增殖、分化为效应 T 细胞，即效应 Th1 细胞（炎性 T 细胞）和效应 Tc 细胞。这一阶段需 1～2 周，通常以皮内注入抗原的形式较易使 T 细胞致敏。

2. 致敏 T 细胞的效应阶段

（1）Th1 细胞的作用 效应 Th1 细胞形成后，在与相应抗原接触时，可通过释放 TNF-β、IFN-γ 及 IL-2 等多种细胞因子，在抗原存在部位形成以单个核细胞浸润和组织损伤为主的炎症反应。

（2）致敏 Tc 细胞的作用 致敏 Tc 细胞与具有相应致敏抗原的靶细胞特异性结合并相互作用后，通过释放穿孔素、丝氨酸蛋白酶和 FasL 等细胞毒素性物质使靶细胞溶解破坏或凋亡（图 10-9）。

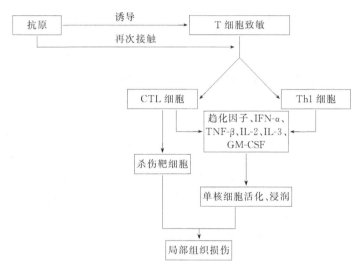

图 10-9 Ⅳ型超敏反应机制示意图

二、常见疾病

1. 传染性超敏反应

一些胞内寄生菌、病毒、真菌、某些寄生虫在感染过程中发生Ⅳ型超敏反应，由于该反应是在传染过程中发生的，故又称为传染性超敏反应。例如，当机体再次感染结核杆菌时，病灶容易局限而不易扩散，结核杆菌的生长受到抑制等现象被人们归为细胞免疫的结果；而对于局部组织的强烈反应，如坏死、液化及空洞形成等，人们则将其归为超敏反应。这两种不同的结果是 T 细胞介导的细胞免疫应答的不同表现。

2. 接触性皮炎

某些人与油漆、塑料、染料、化妆品等化学物质接触后，可出现过敏性皮炎。这是因为，这些小分子半抗原与表皮细胞蛋白质结合形成完全抗原，使 T 细胞致敏，当再次接触相同的化学物质时，经过 24h，接触变应原的局部出现炎症，48～96h，炎症达高峰，局部皮肤呈现红肿、硬结、水疱，严重者甚至发生剥脱性皮炎（图 10-10）。

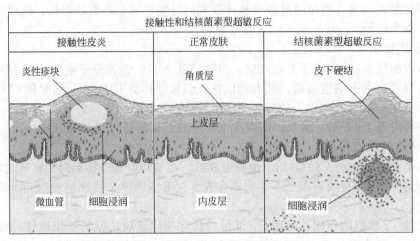

图 10-10　接触性和结核菌素型超敏反应

3. 移植排斥反应

进行同种异体组织或器官移植时，由于供者与受者之间的组织相容性抗原不同，移植物被排斥，发生坏死、脱落。

临床上遇到的超敏反应往往不是单一型的，常为混合型而以某一型为主。例如，青霉素所致的过敏性休克系Ⅰ型超敏反应，但青霉素也可引起Ⅱ、Ⅲ、Ⅳ型超敏反应。

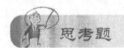 **小　结**

超敏反应又称变态反应，是指已被致敏的机体再次接受同一抗原物质刺激后产生的病理性免疫应答，表现为组织损伤或生理功能紊乱。其发生主要取决于变应原的刺激与机体反应性两方面的因素。超敏反应分为Ⅰ、Ⅱ、Ⅲ、Ⅳ4型，前3型由抗体介导，Ⅳ型由T细胞介导。在这4型超敏反应中，Ⅰ型是临床上最常见的超敏反应，参加的抗体为IgE，通过肥大细胞和嗜碱性粒细胞释放生物活性介质引起平滑肌收缩、血管扩张等效应。Ⅰ型超敏反应的防治措施主要有寻找变应原并避免与其接触、脱敏疗法和减敏疗法、药物治疗等。

思考题

1. 血清病、血清过敏性休克、吸入花粉引起的过敏性鼻炎和链球菌感染引起的肾小球肾炎分属哪型超敏反应？其发病机制如何？怎样防治，简述其防治原理。

2. 青霉素应用广泛，临床使用时，有可能引起哪些类型超敏反应性疾病？简述其发病机制。

3. 过敏性哮喘早期相反应和晚期相反应如何区别？在治疗上有何异同？

第十一章

免疫缺陷和自身免疫病

机体的免疫系统忠实地执行着清除抗原性异物，保持机体生理平衡和稳定的功能，这种功能的实现依赖于免疫系统的完整和功能正常。在某种情况下，免疫系统中的某个成员不到位或无战斗力，面对病原微生物的侵袭"视而不见"或"无能为力"，可引起以反复、严重感染为特点的免疫缺陷病。更有甚者，免疫系统中某些成员"玩忽职守"，稀里糊涂地把矛头指向自身组织细胞，对自身组织发起攻击，则引起以自身组织损伤为特点的自身免疫病。

第一节 免疫缺陷与免疫缺陷病

一、免疫缺陷病的分类和一般特征

（一） 免疫缺陷病的分类

免疫缺陷是指免疫系统先天发育不全或后天损害而使免疫细胞的发育、分化、增殖和代谢异常，免疫缺陷病（immunodeficiency disease，IDD）是由于免疫缺陷而导致的免疫功能障碍所出现的临床综合征。免疫系统中任何器官、组织、分子的缺陷或信号传导障碍，均可导致相应的免疫缺陷病。按 IDD 的发病原因，可将其分为原发性免疫缺陷病（primary immunodeficiency disease，PIDD）和继发性免疫缺陷病（secondary immunodeficiency disease，SIDD）两类。根据主要累及的免疫系统成分不同，又可将 PIDD 分为细胞（T 细胞）免疫缺陷病、体液（B 细胞）免疫缺陷病、联合免疫缺陷病、吞噬细胞功能缺陷病和补体缺陷病。

（二）免疫缺陷病的一般特征

免疫缺陷病患者具有以下特点。

（1）对各种病原体的易感性增高 患者对各种病原体的易感性增加，易发生反复感染且难以控制，往往是造成死亡的主要原因。感染的性质主要取决于免疫缺陷的类型，如体液免疫缺陷、吞噬细胞和补体缺陷导致的感染，主要由化脓性细菌如葡萄球菌、链球菌和肺炎双球菌等引起，临床表现为气管炎、肺炎、中耳炎等。细胞免疫缺陷导致的感染主要由病毒、真菌、胞内寄生菌和原虫引起。

免疫缺陷者对体内正常菌群及空气、土壤和水中无致病力或致病力很弱的微生物，如大肠杆菌、铜绿假单胞菌、变形杆菌等均十分易感，这类感染称为机会性感染。

（2）易发生恶性肿瘤 世界卫生组织（WHO）报告，原发性免疫缺陷尤以 T 细胞免疫缺陷者恶性肿瘤的发生率较正常同龄对照人群高 100～300 倍，以白血病和淋巴系统肿瘤等居多。

（3）易伴发自身免疫病 PIDD 患者有高度伴发自身免疫病的倾向，其发病率较正常人高 1000～10000 倍，正常人群自身免疫病的发病率约为 0.001%～0.01%，而免疫缺陷者可高达 14%，以系统性红斑狼疮、类风湿性关节炎和恶性贫血等多见。

（4）多系统累及和症状的多变性　在临床和病理表现上，免疫缺陷是高度异质性的，不同免疫缺陷病由免疫系统不同组分缺陷引起，因此症状各异，而且同样疾病不同患者表现也可不同。免疫缺陷时可累及呼吸系统、消化系统、造血系统、内分泌系统、骨关节系统、神经系统和皮肤黏膜等，并出现相应功能障碍的症状。

（5）遗传倾向　多数 PIDD 有遗传倾向性，约 1/3 为常染色体遗传，1/5 为性染色体隐性遗传。15 岁以下 PIDD 患者多为男性。

（6）发病年龄　约 50% 以上原发性免疫缺陷从婴幼儿开始发现，如 DiGeorge 综合征出生后 24～48h 发病，严重联合免疫缺陷病出生 6 个月内发病，性联低丙种球蛋白血症始于生后 6～8 个月。年龄越小病情越重，治疗难度也较大。

二、原发性免疫缺陷病

PIDD 又称为先天性免疫缺陷病，是由于免疫系统遗传基因异常或先天性免疫系统发育障碍而致免疫功能不全引起的疾病。根据所累及的免疫细胞或免疫分子，分为特异性免疫缺陷（如 B 细胞或 T 细胞缺陷、联合免疫缺陷）和非特异性免疫缺陷（如补体缺陷和吞噬细胞缺陷）。PIDD 多为遗传性发育缺陷所致，多见于婴幼儿，总发病率约为 1/10 万。其中，体液免疫缺陷约占 50%，联合免疫缺陷约占 20%，细胞免疫缺陷约占 18%，吞噬细胞功能缺陷约占 10%，补体缺陷约占 2%。

（一）原发性 B 细胞缺陷病

（1）X-连锁低丙种球蛋白血症　1952 年由 Bruton 首次报道，故又称 Bruton 病。此病为 X-连锁隐性遗传，多见于男性婴幼儿。患者体内 B 细胞成熟过程受阻，抗体产生障碍。患儿出生 6 个月后，来自母体的抗体耗尽而发病，主要表现为反复的化脓性感染。由于 T 细胞功能正常，患者对病毒、真菌等细胞内寄生物有一定的抵抗力。本病的治疗主要依赖免疫球蛋白替代治疗和抗生素的应用。

（2）选择性免疫球蛋白缺陷病　以 IgA 缺陷多见，为常染色体显性或隐性遗传。发病机制是 T 细胞产生的某些细胞因子缺陷，导致浆细胞成熟障碍。患者多无明显临床症状或仅表现为轻度胃肠道和呼吸道感染，少数伴自身免疫病或超敏反应性疾病。

（3）X-连锁高 IgM 血症　患者多为男性，血清 IgG 和 IgA 水平低下，而 IgM 含量增高，原因是患者的 T 细胞缺乏 CD40 配体，使 T 细胞与 B 细胞的协同作用受阻，导致免疫球蛋白类型转换障碍。临床上，患者表现为对胞外菌感染的防御功能低下。

（二）原发性 T 细胞缺陷病

（1）DiGeorge 综合征　又称先天性胸腺发育不全。患者胚胎早期第Ⅲ、Ⅳ咽囊发育障碍，导致胸腺发育不全，从而引起 T 细胞成熟受阻，细胞免疫功能缺陷；B 细胞数量虽然正常，但抗体水平降低。患儿易发生病毒、真菌、原虫及胞内寄生菌反复感染；接种卡介苗、麻疹活疫苗后可发生严重的不良反应，甚至死亡。胚胎胸腺移植有一定疗效。

（2）T 细胞膜分子表达缺陷　包括 TCR-CD3 分子表达水平降低、TCR-CD3 信号传递障碍、协同刺激信号表达异常、细胞因子及其受体表达障碍等因素引起的 T 细胞活化和功能障碍。

（三）联合免疫缺陷病

（1）重症联合免疫缺陷病　①X-连锁重症联合免疫缺陷病：属 X-连锁隐性遗传，为 IL-2 受体的 γ 链基因突变所致。IL-2 受体的 γ 链是多种细胞因子受体（IL-2R、IL-4R、IL-7R、IL-9R 和 IL-15R）的共有亚单位，这些细胞因子受体缺陷，引起 T 细胞、B 细胞成熟障碍。②常染色体隐性遗传相关的重症联合免疫缺陷病：多由于腺苷脱氨酶缺陷，使淋巴细胞内有毒物质积累，引起 T 细胞、B 细胞发育受阻所致。③裸淋巴细胞综合征：为常染色体隐性遗传。控制 MHC-Ⅱ类分子表达的基因异常，引起 B 细胞、巨噬细胞和树突状细胞均低表达或不表达 MHC-Ⅱ类分子，导致抗原呈递过程受阻，引起免疫缺陷病。

（2）毛细血管扩张性共济失调综合征　属常染色体隐性遗传，是由于 TCR 与 Ig 重链基因异常，导致 T 细胞缺陷和某些类别 Ig 缺陷。患者的临床表现为进行性小脑共济失调、毛细血管扩张、反复呼吸道感染，部分可并发恶性肿瘤。

（3）Wiskott-Aldrich 综合征　又称湿疹-血小板减少-免疫缺陷综合征，属性连锁隐性遗传，以湿疹、血小板减少和感染三联征为特点，亦可伴发自身免疫病及恶性肿瘤。

（四）吞噬细胞功能缺陷

（1）白细胞黏附功能缺陷　为常染色体隐性遗传，患者细胞黏附因子基因缺陷，使中性粒细胞不能与内皮细胞黏附、移行并穿过血管壁到达感染部位。患者表现为反复的化脓性感染。

（2）慢性肉芽肿　约 2/3 为性连锁隐性遗传，1/3 为常染色体隐性遗传。患者中性粒细胞内缺乏杀菌酶，杀菌过程受阻，使吞入的细菌不能被杀灭，可随吞噬细胞的游走造成扩散。临床表现为反复发作的化脓性感染，并在淋巴结、肝、脾、肺、骨髓内形成慢性肉芽肿病灶。

（3）Chediak-Higashi 综合征　为常染色体隐性遗传，患者的中性粒细胞、单核细胞、淋巴细胞内含有由异常溶酶体融合而形成的异常巨大的胞质颗粒。由于杀菌功能障碍，患者表现为感染、白化病、出血和神经系统疾病。

（五）补体缺陷病

补体缺陷病多为常染色体隐性遗传，少数为常染色体显性遗传，补体系统中几乎所有的补体成分和调控蛋白均可发生缺陷。补体固有成分缺陷，主要表现为抗感染能力低下。补体调控蛋白缺陷，除抗感染能力有不同程度降低外，还表现出某些特有的症状和体征，如 C1 抑制物（C1INH）缺陷可使 C2 裂解失控，C2a 产生过多，导致血管通透性增高，患者出现血管神经性水肿，若水肿发生于喉头，可导致窒息死亡。

三、继发性免疫缺陷病

SIDD 也即获得性免疫缺陷病（acquired immunodeficiency disease，AIDD）是后天因素造成的、继发于某些疾病或使用药物后产生的免疫缺陷性疾病。

（一）诱发获得性免疫缺陷病的因素

1. 非感染性因素

（1）恶性肿瘤　霍奇金病（Hodgkin disease，HD）、骨髓瘤等免疫系统肿瘤，常可进行性损伤患者免疫系统，导致免疫功能障碍。

（2）营养不良　是引起获得性免疫缺陷病最常见的因素。

（3）医源性免疫缺陷　免疫抑制药物和放射性损伤等均可引起免疫缺陷。

2. 感染

某些病毒、细菌和寄生虫感染，均可不同程度地影响机体免疫系统，导致获得性免疫缺陷。导致免疫缺陷的常见病原微生物有人类免疫缺陷病毒（human immunodeficiency virus，HIV）、麻疹病毒、风疹病毒、巨细胞病毒、EB 病毒以及结核杆菌、麻风杆菌等，其中对人类危害最大的是感染 HIV 后诱发的获得性免疫缺陷综合征（acquired immune deficiency syndrome，AIDS）。

（二）获得性免疫缺陷综合征

AIDS 是因 HIV 侵入机体，引起细胞免疫严重缺陷，导致以机会性感染、恶性肿瘤和神经系统病变为特征的临床综合征。AIDS 的传染源主要是 HIV 携带者和 AIDS 患者。HIV 存在于血液、精液、阴道分泌物、乳汁、唾液和脑脊液中。主要有三条传播途径（图11-1）：①性接触传播，包括同性恋、双性恋或异性恋；②血液传播，输入 HIV 污染的血液或血制品，静脉毒瘾者共用 HIV 污染的注射器和针头；③母婴垂直传播，HIV 可经胎盘或产程中母血或阴道分泌物传播，产后可通过乳汁传播。

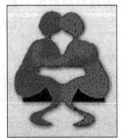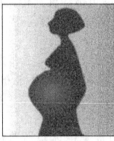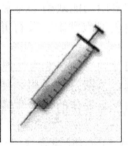

性接触传播　　　　　　母婴垂直传播　　　　　　血液传播

图 11-1　AIDS 的三条传播途径

1. HIV 的分子生物学特征

HIV 属逆转录病毒，分为 HIV-1 和 HIV-2 两型。目前世界上流行的 AIDS 主要由 HIV-1 所致，约占 95％。HIV 基因组全长约 9.7kb，两端是长末端重复序列（long terminal repeat，LTR）。从 5′ 末端的 LTR 后，依次是 *gag*、*pol*、*env* 三个结构基因及 *tat*、*rev* 两个调节基因和 *vif*、*nef*、*vpr*、*vpμ* 等附属基因。*gag* 基因编码核心蛋白 p17、p24、p9 和 p7；*pol* 基因编码蛋白酶（protease，PR）、逆转录酶（reverse transcriptase，RT）和整合酶（integrase，IN）。*env* 基因编码包膜糖蛋白 gp120 和 gp41。在 gp120 肽链上，某些区段（V1～V5）的氨基酸序列呈高度易变性，某些区段的氨基酸序列（C1～C4）则较为恒定。HIV 的分子见图 11-2。

2. AIDS 的发病机制

（1）HIV 侵入免疫细胞的机制　HIV 主要侵犯宿主的 CD4$^+$ T 细胞以及表达 CD4 分子的单核-巨噬细胞、树突状细胞和神经胶质细胞等。HIV 通过其外膜的 gp120 与靶细胞膜表面 CD4 分子结合，同时与表达于靶细胞膜表面的趋化因子受体 CXCR4 或 CCR5 结合，形成 CD4-gp120-CCR/CXCR 三分子复合物，导致 gp120 构象改变，暴露出被其掩盖的 gp41。gp41 的 N 端由一段高度保守的疏水序列组成，该序列起着"桥"的作用，可直接与细胞膜相互作用，将 HIV 与靶细胞膜连接起来，故称为 HIV-融合肽。当融合肽插入宿主细胞膜后，N 端螺旋和 C 端螺旋在亮氨酸/异亮氨酸拉链结构的作用下，形成暂时的超螺旋发夹前

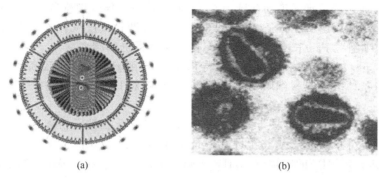

图 11-2　HIV 基因结构图
（a）模型图；（b）电镜照片

体，将病毒包膜和细胞膜拉近，利用膜自身的疏水作用介导病毒包膜与细胞膜融合，使病毒核心进入靶细胞（图 11-3）。

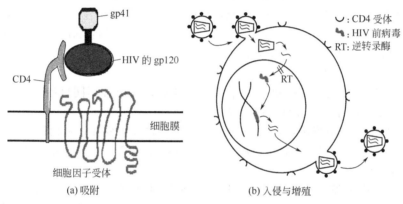

图 11-3　HIV 侵入免疫细胞的机制

（2）HIV 损伤免疫细胞的机制　HIV 在靶细胞内复制，可通过直接或间接途径损伤多种免疫细胞。

① $CD4^+$ T 细胞：$CD4^+$ T 细胞是 HIV 在体内感染的主要靶细胞。AIDS 患者体内 $CD4^+$ T 细胞不仅数量减少，且功能发生改变。表现为：IL-2 分泌能力下降；IL-2 受体表达降低；对各种抗原刺激的应答能力减弱等。HIV 感染损伤 $CD4^+$ T 细胞的机制如下。

a. HIV 直接杀伤靶细胞：病毒包膜糖蛋白插入细胞膜或病毒颗粒以出芽方式从细胞释放，引起细胞膜损伤；抑制细胞膜磷脂合成，影响细胞膜功能；感染 HIV 的 $CD4^+$ T 细胞表面表达 gp120 分子，与周围未感染细胞的 CD4 分子结合，导致细胞融合或形成多核巨细胞，加速细胞死亡；病毒增殖时产生大量未整合的病毒 RNA 及核心蛋白分子在胞质内大量积聚，干扰细胞正常代谢，影响细胞生理功能；HIV 感染骨髓 $CD34^+$ 前体细胞，在造成细胞损伤的同时，还削弱其生成增殖性骨髓细胞克隆的能力。同时，由于骨髓基质细胞被感染，使骨髓微环境发生改变，导致造血细胞生成障碍。

b. HIV 间接杀伤靶细胞：HIV 诱导感染细胞产生细胞毒性细胞因子，并抑制正常细胞生长因子的作用；HIV 诱生特异性 CTL 或抗体，通过特异性细胞毒作用或 ADCC 效应而杀伤表达病毒抗原的 $CD4^+$ T 细胞；HIV 编码的超抗原引起携带某些型别 $TCRV\beta$ 链的 $CD4^+$ T 细胞死亡。

c. HIV 诱导细胞凋亡：可溶性 gp120、HIV 感染 DC 表面的 gp120 可与 T 细胞表面

CD4 分子交联，通过激活钙通道而使胞内 Ca^{2+} 浓度升高，导致细胞凋亡；gp120 与 CD4 分子交联，促使靶细胞表达 Fas 分子，通过 Fas 途径诱导凋亡；HIV 附属基因编码的 tat 蛋白可增强 $CD4^+T$ 细胞对 Fas/FasL 效应的敏感性，从而促进其凋亡。

② B 细胞：gp41 的羧基末端肽段能诱导多克隆 B 细胞激活，导致高丙种球蛋白血症，并产生多种自身抗体。由于 B 细胞功能紊乱及 Th 细胞对 B 细胞的辅助能力降低，患者抗体应答能力下降。

③ 巨噬细胞：HIV 感染单核-巨噬细胞，可损伤其趋化、黏附和杀菌功能，同时减少细胞表面 MHC-Ⅱ类分子表达，使其抗原递呈能力下降。由于 MΦ 能被 HIV 感染但不易将 HIV 杀死，使其成为 HIV 的庇护所。HIV 可随 MΦ 游走至全身许多组织细胞，造成多脏器损害。

④ 树突状细胞：滤泡树突状细胞（FDC）是 HIV 感染的重要靶细胞和病毒的庇护所。淋巴结和脾脏中的滤泡树突状细胞通过 Fc 受体结合病毒-抗体复合物，其表面成为 HIV 的储存库，不断感染淋巴结和脾脏内的 MΦ 和 $CD4^+T$ 细胞，致使外周免疫器官发生结构和功能损坏。HIV 感染后，组织和外周血中树突状细胞数目大幅减少，功能下降。

⑤ NK 细胞：HIV 感染后，NK 细胞数目并不减少，但其分泌 IL-2、IL-12 等细胞因子的能力下降，使其细胞毒活性下降。正常人体内，约 90% 的 NK 细胞表型为 $CD16^+$ $CD56^+$，但 HIV 患者体内 CD16 弱阳性 $CD56^-$ NK 细胞数目增多，后者的 ADCC 活性及 IFN-γ、TNF-α 分泌能力下降。

（3）HIV 逃逸免疫攻击的机制 HIV 感染机体后，可通过不同机制逃避免疫系统识别和攻击，以利于病毒在体内长期存活并不断复制。

① 表位序列变异与免疫逃逸：HIV 抗原表位可频繁发生变异，从而影响 CTL 识别，产生免疫逃逸的病毒株。另外，HIV 抗原表位改变（甚至仅有一个氨基酸的差别）使其能逃避中和抗体的作用。

② 滤泡树突状细胞与免疫逃逸：滤泡树突状细胞表面的 DC-SIGN（dentritic cell specific intracellular adhesion molecule-grabbing nonintegrin，DC-SIGN）为 HIV 受体，能特异性、高亲和力地与 gp120 结合，使树突状细胞能完整地包裹病毒颗粒，使之免于失活和被吞噬。在适当条件下，DC 可直接或间接将病毒颗粒传递给 $CD4^+T$ 细胞等靶细胞，从而提高病毒感染率并有效保持病毒的传染性。

③ 潜伏感染与免疫逃逸：HIV 感染细胞后，既可不断复制，也可进入潜伏状态。被病毒潜伏感染的细胞表面并不表达 HIV 蛋白，从而有利于 HIV 逃避机体免疫系统的识别和攻击。另外，HIV 的 Nef 蛋白可使细胞表面 CD4 和 MHC 分子表达下降，从而影响 CTL 识别受感染细胞。

3. HIV 诱导的免疫应答

HIV 感染机体后，进行性破坏机体免疫系统（尤其是细胞免疫），但在病程不同阶段，机体免疫系统可通过不同应答机制阻止病毒复制。

（1）体液免疫应答 HIV 感染后，机体可产生不同的抗病毒抗体。

① 中和抗体：HIV 的中和抗体一般针对病毒包膜蛋白（如 V1～V3 片段、CD4 结合部位等）。中和抗体对 HIV 有抑制作用，可阻断病毒向淋巴器官播散。由于能诱发中和抗体的抗原表位常被遮蔽，故体内中和抗体的效价一般较低。低效价抗体使 HIV 有时间使其抗原表位逐渐变异。另外，多数抗包膜抗体不能识别完整病毒，且中和抗体一般为毒株特异性，即不具有广泛交叉反应性，一旦发生抗原表位突变，即丧失中和作用。

② 抗 P24 壳蛋白抗体：抗 P24 抗体消失通常与 $CD4^+T$ 细胞下降及出现艾滋病症状相关联，但尚不清楚该抗体是否对机体具有保护作用。

③ 抗 gp120 和抗 gp41 抗体：此类抗体主要为 IgG，可通过 ADCC 而损伤靶细胞。

（2）细胞免疫应答　机体主要通过细胞免疫应答阻遏 HIV 感染。

① CD8$^+$T 细胞应答：HIV 感染后，特异性激活 CD8$^+$T 细胞，杀伤 HIV 感染的靶细胞。CTL 可针对 HIV 编码的所有蛋白质，包括 gag、pol、Env 调节蛋白和附属蛋白等。HIV 感染者体内几乎均存在包膜蛋白特异性 CTL。体外细胞培养中，CD8$^+$CTL 能明显抑制 HIV 在 CD4$^+$T 细胞中复制。CTL 细胞毒效应和血浆中病毒水平直接与病程及预后有关：在急性期，机体不断产生特异性抗体和 CTL，使 HIV 复制被抑制；在疾病晚期，CD4$^+$T 细胞数目不断下降，HIV 特异性 CTL 也开始下降，对病毒复制的抑制作用减弱，病毒数目大幅增加。

② CD4$^+$T 细胞应答：HIV 刺激的 CD4$^+$T 细胞可分泌各种细胞因子，辅助体液免疫和细胞免疫。在无症状期，AIDS 患者外周血淋巴细胞（PBL）以分泌 IL-2、IFN-γ 为主；出现临床症状后，PBL 以分泌 IL-4、IL-10 为主，提示 Th1 为主的细胞免疫对宿主有保护性作用。

4. 预防和治疗

（1）预防　主要的预防措施为：宣传教育；控制并切断传播途径，如禁毒、控制性行为传播、对血液及血制品进行严格检验和管理；防止医院交叉感染。控制 AIDS 流行的最有效措施是加强个人防护和接种疫苗。迄今尚未研制成非常有效的 HIV 疫苗，主要是因对 HIV 的免疫原种类及三维结构的研究还不透彻，且 HIV 病毒株的多样性和高度变异性，使得特定疫苗的效果难以持久。探寻能覆盖多种病毒株且能产生长时间免疫力的免疫原相当困难，以前主要用 gp120 重组蛋白疫苗，效果不明显，现在发展诱导 CTL 应答的疫苗，正在临床试验中。

（2）治疗　临床上目前常用的抗 HIV 药物主要有以下几类。①核苷类和非核苷类逆转录酶抑制剂：此类药物的作用机制是干扰 HIV 的 DNA 合成。②蛋白酶抑制剂：其作用机制是抑制 HIV 蛋白酶水解，使病毒的大分子聚合蛋白不被裂解而影响病毒成熟与装配。临床上采用高效抗逆转录病毒治疗法（highly active anti-retroviral therapy，HAART）取得一定效果，其原理是选择一种蛋白酶抑制剂与两种逆转录酶抑制剂联合用药（三合一鸡尾酒疗法），增强抑制病毒复制效果，对清除病毒血症、延长病人生命起显著作用，但因不能清除在 FDC 等细胞潜伏的病毒，一旦停药，AIDS 即复发。

5. AIDS 的免疫学诊断

HIV 感染的免疫学诊断方法主要包括检测病毒抗原、抗病毒抗体、免疫细胞数目和功能等。

（1）HIV 抗原检测　常用 ELISA 法检测 HIV 的核心抗原 P24。该抗原出现于急性感染期和 AIDS 晚期，可作为早期或晚期病毒量的间接指标。在潜伏期，该抗原检测常为阴性。

（2）抗 HIV 抗体检测　此为艾滋病的常规检测指标。一般借助 ELISA 法对抗 HIV 抗体进行初筛。由于 HIV 的全病毒抗原与其他逆转录病毒抗原存在交叉反应，故对初筛阳性者须借助免疫印迹法（Western blot，WB）检测抗不同结构蛋白的抗体，以进行确认。按我国制定的标准，符合以下结果 1 项者，即可判断为 HIV 阳性：①至少出现两条 Env 带；②至少同时出现一条 Env 带和一条 P24 带。

（3）CD4$^+$T 细胞计数　HIV 感染对免疫系统的损害主要表现为 CD4$^+$T 细胞数量减少以及 CD4$^+$T 细胞和 CD8$^+$T 细胞比例失调。因此，CD4$^+$T 细胞计数是反映 HIV 感染患者免疫系统损害状况的最明确指标。美国疾病控制中心将 CD4$^+$T 细胞计数作为艾滋病临床分期和判断预后的重要依据。当 CD4$^+$T 细胞低于 $500\mu l$ 个/μl 血清，则易机会性感染；低于 $200\mu l$ 个/μl 血清，则发生 AIDS。

四、免疫缺陷病的治疗原则

免疫缺陷病的基本治疗原则为：尽可能减少感染并及时控制感染；通过过继免疫细胞或移植免疫器官以替代受损或缺失的免疫系统组分。

（1）抗感染　应用抗生素治疗反复发作的细菌感染，并应用抗真菌、抗原虫、抗支原体、抗病毒药物，以控制感染，缓解病情。

（2）免疫重建　借助造血干细胞移植补充免疫细胞，重建机体免疫功能，目前已用于治疗 SCID、WAS、DiGeorge 综合征和 CGD 等。

（3）基因治疗　某些原发性免疫缺陷病（如 ADA 或 PNP 缺乏导致的联合免疫缺陷、白细胞黏附缺陷病等）是单基因缺陷所致，通过基因治疗可获得良好疗效。例如，分离患者 CD34$^+$ 细胞，转染正常 ADA 基因后再回输患者体内，可成功治疗 ADA 缺乏导致的 SCID。同样，IL-2Rγ 链、JAK-3、ZAP-70 等基因缺陷也可通过此方法治疗。

（4）免疫制剂　即补充各种免疫分子（免疫球蛋白、细胞因子）以增强机体免疫功能。例如：用混合 γ 球蛋白治疗抗体缺乏的免疫缺陷病，以维持免疫球蛋白缺乏症患者血清免疫球蛋白水平，有助于防止普通细菌感染；应用基因工程抗体预防特异病原体感染；应用重组 IFN-γ 治疗 CGD；应用重组 IL-2 增强 AIDS 患者免疫功能；应用重组 ADA 治疗 ADA 缺乏所致 SCID 等。

第二节　自身免疫病

一、自身免疫病概述

免疫系统最基本的功能是认识自身和识别异体，达到保护自身和排斥异体的目的。正常人体血清中可存在多种针对自身抗原的抗体，但它们的水平极低，不足以破坏自身成分，可清除衰老退变的自身组织，这就是自身免疫反应。当这种反应过强，导致严重组织损伤，表现出临床症状时，就称为自身免疫病。

（一）自身免疫病的基本特征

① 患者体内存在高水平的自身抗体或自身反应性效应 T 细胞。

② 自身抗体和自身反应性效应 T 细胞作用于靶抗原所在的组织细胞，造成相应的组织损伤和功能障碍。

③ 在动物实验中可复制出相似的动物模型，并能通过患者的血清或淋巴细胞使疾病被动转移。

④ 有一定的遗传倾向。

⑤ 除一些病因清楚的继发性自身免疫病可随原发病因的消除而治愈外，多数病因不明的原发性自身免疫病常反复发作和慢性迁延，疾病转归与自身免疫反应的强度和活动的持续性密切相关。

（二）自身免疫病的发病机制

自身免疫过程通常通过盖尔及库姆斯分型的Ⅲ型变态反应导致组织损伤。自身组织（自身抗原）先刺激免疫系统，导致自身抗体产生，此两者结合成免疫复合物，再引起组织损伤。自身免疫也可通过Ⅳ型变态反应机制，直接因淋巴细胞的激活而发生。自身免疫病的发病机制尚未完全阐明，迄今已提出多种理论解释。

1. 自身抗原逸出

（1）隐蔽的自身抗原释放　体内某些自身成分如甲状腺球蛋白、眼晶状体蛋白和葡萄膜色素、脑组织、精子等，在胚胎期开始就与免疫系统隔离，称为隐蔽的自身抗原。由于外伤、感染或其他原因，这些隐蔽抗原入血，激活相应的淋巴细胞克隆，通过自身免疫应答引起自身免疫病。例如，施行输精管结扎术时释放入血的精子刺激机体产生的抗体，可引起自身免疫性睾丸炎；一侧眼外伤时释放入血的眼内容物刺激机体产生的抗体能攻击健侧眼，引起交感性眼炎。

（2）修饰的自身抗原　在物理、化学、生物（尤其是病毒感染）等因素作用下，自身抗原发生改变，则机体免疫系统将其视为"异己"而加以排斥。例如，甲基多巴类药物吸附于红细胞表面，可刺激机体产生相应抗体，引起溶血性贫血。

2. 与自身抗原有共同抗原决定簇的抗原进入体内

某些微生物与机体的组织成分存在共同抗原决定簇。机体感染这些微生物后，所产生的抗体和效应T细胞可与相应的自身组织发生交叉反应，引起组织损伤。例如，某些溶血性链球菌的细胞壁成分与人肾小球基底膜、心肌细胞等存在共同抗原决定簇，故溶血性链球菌感染后，可引起肾小球肾炎或心肌炎。

3. 机体免疫系统的异常

（1）中枢免疫耐受机制　胸腺功能异常时，导致T细胞在胸腺中的阴性选择过程障碍，使自身反应性T细胞克隆未被排除或未被抑制而存活下来，导致自身免疫病。此外，老年人胸腺萎缩及功能障碍，也易导致自身免疫病。

（2）自身反应性淋巴细胞克隆产生　在某些因素的影响下，正常情况下处于抑制状态的自身反应性淋巴细胞去抑制，针对自身抗原发生免疫应答。超抗原引起的包括自身反应性淋巴细胞在内的多克隆淋巴细胞活化，也可造成自身免疫损伤。

（3）淋巴细胞识别抗原的能力改变　由于一些因素的影响，淋巴细胞可失去原有的识别能力，对自身抗原发生免疫应答。

（4）免疫调节功能异常　独特型-抗独特型网络中的某个环节失控、淋巴细胞凋亡异常、T细胞亚群比例或功能异常等因素均可导致过强的自身免疫应答，引起自身免疫病。

4. MHC-Ⅱ类分子表达异常

MHC-Ⅱ类分子在大多数正常组织不表达。现已发现某些自身免疫病患者的组织细胞表面异常表达MHC-Ⅱ类分子，这些细胞可向Th细胞呈递自身抗原，引致自身免疫病发生。例如，桥本甲状腺炎、胰岛素依赖型糖尿病、多发性硬化症等的相应病灶中的组织细胞表面，MHC-Ⅱ类分子均高水平表达。

5. 遗传因素

多数自身免疫病有明显的遗传倾向，进一步研究发现，自身免疫病的发生与MHC密切相关。

此外，自身免疫病的发生还与年龄、性别、遗传等多种因素有关，所以其机制可能是多方面的。

二、常见的自身免疫病

原发性自身免疫病多数无明显诱因而发病，呈慢性迁延过程，病程进展不可逆，预后不良，如系统性红斑狼疮、胰岛素依赖型糖尿病、类风湿性关节炎等。继发性自身免疫病往往有明显的诱因，去除病因后病情可逆转，甚至完全恢复，如药物引起的血细胞减少症、柯萨奇病毒感染引起的心肌炎等。

根据攻击的靶器官的特异性，又可将自身免疫病分为器官特异性和非器官特异性（全身性）两大类。前者的病变严格局限在某器官，如甲状腺功能亢进、慢性溃疡性结肠炎等；后者的病变遍及全身各器官、系统，如系统性红斑狼疮、类风湿性关节炎等。

（1）类风湿性关节炎 类风湿性关节炎（rheumatoid arthritis，RA）是一种以关节组织的慢性炎症病变为主要特点的全身性疾病，受累关节主要为有滑膜的可动关节，在少数患者也可累及关节外器官如淋巴结、心包、胸膜、肺等。患者体内出现变性的IgG，刺激机体产生相应的抗体IgM，即类风湿因子（rheumatoid factor，RF），二者结合成免疫复合物，沉积于关节囊滑膜，激活补体，导致组织损伤。此外，T细胞及其产生的细胞因子也参与病变过程。由于关节滑膜炎的持续存在，晚期常导致进行性关节破坏、畸形。

（2）系统性红斑狼疮 系统性红斑狼疮（systemic lupus erythematosus，SLE），以全身多系统受累、血清中存在多种自身抗体为特征。患者体内存在大量免疫复合物，反复沉积于肾小球血管基膜、关节滑膜等处，通过Ⅱ型、Ⅲ型超敏反应，导致组织损伤。

三、自身免疫病的防治原则

目前，自身免疫病尚缺乏理想的治疗方法，通常针对疾病的病理变化和组织损伤所致的后果进行治疗，也可通过调节免疫应答的各个环节，阻断疾病的进程。

（1）抗炎疗法 肾上腺糖皮质激素、水杨酸制剂、前列腺素抑制剂及补体拮抗剂等可抑制炎症，减轻症状。

（2）免疫抑制疗法 环孢素和他克莫司（FK-506）可有效地抑制T细胞介导的细胞免疫应答，使T细胞扩增和分化受阻。环磷酰胺、硫唑嘌呤、甲氨蝶呤等药物也具免疫抑制作用。

（3）免疫调节疗法 免疫调节疗法是根据免疫调节原理提出的治疗设想，以阻断自身免疫应答过程。例如，用抗MHC-Ⅱ类分子或抗CD4的单克隆抗体清除或抑制部分免疫细胞，用抗独特型抗体抑制自身抗体的生成等。

（4）血浆置换疗法 此疗法是通过血浆置换降低患者血浆中免疫复合物的含量，对因免疫复合物沉积而引起的某些重症自身免疫病有一定疗效。

（5）对症疗法 应用药物治疗某些器官特异性自身免疫病，可调整器官损伤造成的代谢障碍，达到控制病情的目的。

🖐 小 结

IDD是免疫系统先天发育不全或后天损害所致的疾病，分为PIDD和AIDD两大类。IDD的临床特点是：反复感染，高发恶性肿瘤和自身免疫病，有一定遗传倾向。

AIDS是一种最常见的AIDD。HIV主要侵犯宿主$CD4^+$ T细胞以及表达CD4分子的单核-巨噬细胞、树突状细胞和神经胶质细胞等。HIV感染后，$CD4^+$ T细胞数目不断减少，淋巴组织结构逐渐破坏，最终导致严重的细胞免疫和体液免疫缺陷。

自身免疫是机体免疫系统对自身成分发生免疫应答的能力。自身免疫病是机体对自身成分发生免疫应答而导致的疾病状态。自身免疫病可分为器官特异性自身免疫病和全身性自身免疫病。器官特异性自身免疫病患者的病变局限于某一特定的器官，由对器官特异性抗原的免疫应答引起。全身性自身免疫病又称系统性自身免疫病，其病变可见于多种器官和组织。自身抗体和（或）自身反应性T淋巴细胞介导的对自身成分发生的获得性免疫应答是自身免疫病发生的原因。自身抗体可通过破坏性自身细胞、改变细胞表面受体的功能、攻击细胞外成分和形成免疫复合物等方式引发自身免疫病。有些自身抗体对一些疾病有辅助诊断意义。体内存在的针对自身抗原的自身反应性T淋巴细胞在一定条件下可引发自身免疫病。有的自身免疫病的发生是自身抗体和自身反应性T淋巴细胞共同作用的结果。自身免疫病发生和免疫隔离部位抗原的释放、自身抗原发生改变、微生物感染、表位扩展、免疫忽视的打破、遗传和性别等因素有关。可用控制微生物感染，应用免疫抑制剂、细胞因子抗体和细胞因子受体阻断剂对自身免疫性疾病进行治疗。

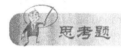

1. 常见联合免疫缺陷病有哪些？试分析其可能的发病机制。
2. 试分析导致 AIDS 患者 CD4+ T 细胞数目减少的可能原因。
3. 哪些免疫学指标可用于监测 HIV 感染过程？
4. 自身免疫病的免疫损伤机制及典型疾病有哪些？
5. 自身免疫病的治疗方法有哪些？

第十二章

移 植 免 疫

应用外科手术将健康的组织、细胞或器官（如皮肤、肺脏、肾脏、骨髓、前胰岛细胞或骨髓细胞等）转移到患者体内，或从自身的某一部位移植到另一部位，称为移植（transplantation）。一般情况下，除了珍贵动物以外，其他动物的组织、器官移植意义并不大，但作为研究人类组织、细胞、器官移植的动物实验模型，研究动物的组织、细胞或器官移植却有着非常重要的意义。

移植术后，移植物抗原可能刺激受者的免疫系统，受者的组织抗原也可能刺激移植物中的免疫细胞，诱发免疫应答，导致移植物破坏或受者的组织、器官损伤，发生移植排斥反应，这就是移植免疫的主要研究内容。1954 年，Joseph Muny 在同卵双生子之间进行了肾移植，这是人类首例成功的器官移植。数十年来，随着免疫学的飞速发展，组织配型技术、器官保存技术和外科手术方法的不断改进，以及高效免疫移植剂的相继问世，器官移植的应用范围日趋扩大，移植物存活率不断提高。目前，临床上已开展同种肝、心、肾、脾、胰岛、小肠移植，以及肝肾、肝胰、心肺等联合移植。器官移植已成为现代医学治疗的重要手段之一。

第一节　概　　述

用正常的组织、器官替换缺失的或已失去功能的相应组织、器官的设想可追溯到古老的年代，但由于受科学水平及免疫和遗传等诸多因素的影响，始终难以实现。20 世纪初叶，Carrel 最早开展器官移植的实验性研究，他发现犬的自身移植肾功能良好，而同种异体移植肾总是在 1 周后失去功能而告失败。20 世纪 30 年代中期至 40 年代末期，Gorer 和 Snell 等先后在研究小鼠血型时，发现 H2 血型与小鼠肿瘤移植排斥有关。直至 1944 年 Medawar（英国）应用家兔皮肤移植实验模型，初次证实了移植排斥反应本质上是一种免疫反应，这种移植排斥反应具有以下 4 个免疫学方面的特点：①移植排斥反应的发生需经历一定的潜伏期，即初次移植的皮片能在宿主身上生长约 1 周时间，以后逐渐被宿主反应所破坏，此称初次排斥现象；②排斥反应有特异性，即受者对供者皮片经第一次排斥后，当进行再次移植时，如用另一供者的皮片，仍表现为初次样强度的排斥反应，若用第一次被排斥过的供者皮片，则表现为加速排斥反应，皮片在 1 周左右脱落，称再次排斥现象；③有再次排斥现象发生，即受者对移植物的排斥表现出回忆反应，第一次被排斥后，即使间隔 60 天或更长时间，再次移植时，仍能对原供者的皮片发生加速排斥反应；④这种特异的免疫排斥反应，可以通过淋巴细胞而不是血清被动转移给正常动物。上述结论奠定了排斥反应的免疫学基础。

一、移植的类型和种类

（一）移植的类型

在移植术中，提供移植物的个体称为供者（donor），而接受移植的个体称为受者（recipient）。根据供、受者间免疫遗传背景的差异，一般可将组织及器官移植分为以下 4 种类型（图 12-1）。

（1）自体移植（autograft）　自体移植是将自身的组织移植于自身的另一部位，如烧伤后的皮肤移植；或用自体皮肤移植以整容，或恢复关节功能等。这种移植如无细菌感染，移植物可终生存活。

（2）同系移植（isograft 或 syngenic graft）　同系移植指遗传基因完全相同或基本相同的个体间的移植。如同卵孪生子之间的移植，或同系动物之间的移植。其移植效果与自体移植相同。

（3）同种异体移植（allogeneic graft，allograft，homograft）　同种异体移植是指同种不同个体之间的移植，如人—人移植。因为供者与受者遗传基因型不同或不完全相同，移植后常发生移植排斥反应，其反应强度与供者—受者间遗传差异的程度相关。临床上应用的移植多属这种类型，故是医学研究的重点。

（4）异种移植（xenogeneic graft，xenograft）　异种移植是不同种属动物间的移植，如将黑猩猩的肾脏移植给人，或将动物的皮肤移植给人。由于供者与受者之间遗传基因相差甚远，所以这种移植在当今尚不能成功。

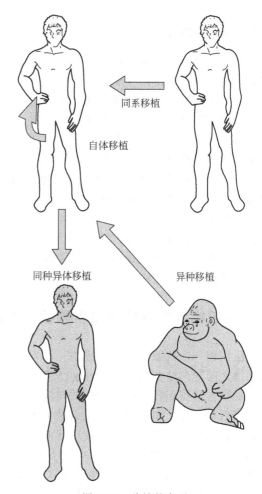

图 12-1　移植的类型

现将 4 种移植类型的特点列于表 12-1，以资区别。

表 12-1　移植类型的区别

类型名称	遗传背景	种系个体	基因型	移植物命运
自体移植	同	同	同	移植成功，长期存活
同系移植	同	异	同	移植成功，长期存活
同种异体移植	同	异	异	短期内排斥、脱落
异种移植	异	异	异	迅速排斥、脱落

另外，根据移植物在受者体内所种植部位不同，又可分为两类：①原位（orthotopic）移植，即将移植物种植至受者机体的正常解剖部位；②异位（heterotopic）移植，指将移植物种植至受者机体正常解剖部位以外的位置。无论何种移植，只要移植物表达与受者不同的蛋白质或其他分子，移植物就会被排斥（rejection）。若这种分子结构差异是同一动物种属内不同个体间差异所致，所引发的移植排斥反应被称为同种异型反应（alloreaction），而引发该反应的移植相关抗原称为同种异型抗原（alloantigen）；若分子结构的差异是由不同动物种属间差异所致，其引发的排斥反应称为异种反应（xenoreaction），而引发该反应的移植相关抗原称为异种抗原（xenoantigen）。自体移植和同种同基因移植通常不引发排斥反应。在同种异型移植或异种移植中，受者对移植物的排斥反应是影响移植术成功的主要障碍。

（二）移植物的种类

（1）生命组织移植　包括肾、心、肺、肝、胰、胃、皮肤、内分泌腺及骨髓等组织、器官的移植。由于移植物与受者之间的组织相容性抗原不同，故移植物常常受到排斥，如果适当应用免疫抑制剂，可使移植物存活的时间不断延长。

（2）支架组织移植　包括角膜、骨骼、软骨、肌膜及血管等组织的移植。移植后，其中有生命活力的细胞逐渐死去，仅剩下不活泼的组织继续起支架作用，在这类移植物中，以角膜和软骨的移植效果最好，如无感染发生，多数可以长期保留。

（3）细胞输注　近10年来由于细胞培养技术的不断完善，许多新型培养系统相继问世，使细胞输注（移植）的研究迅速发展，并在临床上获得应用。如骨髓细胞移植是将经体外培养的骨髓细胞移植给患者，以取代经典的骨髓移植，此法用于治疗白血病、淋巴瘤、艾滋病及癌症患者放疗或化疗后的辅助治疗，可促进造血功能的恢复。又如培养的前胰岛细胞（能分泌胰岛素）移植入糖尿病患者的胰腺内，可治疗糖尿病。此外，近期亦有脑神经元细胞培养成功的报道，预示将可能有脑细胞移植疗法问世。

二、组织相容性抗原与器官移植的关系

组织相容性抗原与组织、细胞、器官移植的关系非常密切，单卵双生子之间的移植、同系动物之间的移植都取得了满意的结果，移植物可以长期存活，即因组织相容性抗原相同之故。如来自组织相容性抗原相同的同胞肾，较之只是一个单倍型相同的同胞或父母的肾，移植后存活得要好，而亲缘肾比无亲缘关系的尸体肾又要好一些，这些都说明组织相容性抗原与器官移植密切相关，也说明在移植前，进行组织相容性抗原配型的重要性。如对人的组织移植研究证明，在 HLA 系统中，HLA-A、HLA-B、HLA-D 和 HLA-DR 是否配合，与移植成功的关系更为密切，其中的 HLA-D 及 HLA-DR 的配型就更为重要。另外，ABO 血型抗原和血小板抗原亦参与移植排斥反应。

第二节　同种异型排斥反应的识别机制

人类同种异型基因移植又称同种异体移植，是临床上最常见的移植类型。本质上，同种异体移植排斥反应是由受者 T 细胞介导的针对移植抗原的免疫应答。此类免疫应答是受者 T 细胞表面 TCR 识别移植物细胞表面同种异型抗原所引发。

一、同种异型移植排斥反应的特点

（一）　机体针对同种异型抗原的应答特点

机体针对同种异型抗原的排斥反应与针对普通抗原的免疫应答具有相同的特征，即抗原特异性、免疫记忆性和区分"自身"与"非己"。借助小鼠皮肤移植实验，已获得如下证据：①自体移植和同种同基因移植不发生移植排斥，而同种异型移植必然发生移植排斥，表明移植排斥也具有识别"自身"和"非己"的特性；②首次进行同种异型皮肤移植的小鼠，于术后第7～10天出现排斥（即首次排斥），而应用同一供者皮肤对同一受者进行再次移植，则术后第3～4天即出现排斥（即再次排斥），明显短于首次排斥发生的时间，表明移植排斥具

有免疫记忆特性（图 12-2）；③应用遗传学上与首次移植供者无关的供者（第三者）皮肤，对已经历首次移植排斥的受者进行移植，则受者于术后第 7～10 天（而非第 3～4 天）才对该移植物产生排斥，表明移植排斥的免疫记忆有供者抗原特异性。

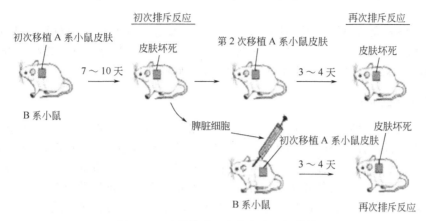

图 12-2 移植排斥反应的免疫记忆特性

（二）同种异型移植排斥反应的靶抗原

受者是否排斥供者移植物，是由供者组织细胞共显性（co-dominant）表达的多态性基因（polymorphic gene）所决定的。近交系小鼠移植实验提供了如下证据：①同一近交系小鼠不同个体间进行组织或器官移植，不会发生排斥；②不同近交系小鼠个体间进行组织或器官移植，必然发生排斥；③近交系 A 和近交系 B 的杂交一代 [（A×B）F1] 受者，对来源于其亲代 A 或 B 的移植物不发生排斥，而亲代 A 或 B 受者对来源于杂交一代的供者移植物则发生排斥。现已确定，同种异型移植排斥反应所识别的靶抗原主要是表达于移植物细胞表面的 MHC 分子。此外，某些非 MHC 基因编码的分子可引起较弱而缓慢的排斥反应，这些分子即次要组织相容性抗原（minor histocompatibility antigens，mH）。Y 染色体编码的某些蛋白属典型的 mH。

（三）同种异型移植排斥反应的细胞学基础

同种异型移植排斥反应主要由受者 T 细胞所介导，其实验依据为：①输入已经历首次排斥的受者 T 细胞（而非 B 细胞），可过继再次排斥，表明移植排斥是由 T 细胞所介导的（图 12-1）；②把某一品系小鼠皮肤移植至 T 细胞缺陷的裸鼠，不引发排斥反应，而给该裸鼠输入其他品系小鼠的 T 细胞，则能使裸鼠获得排斥移植物的能力，进一步表明移植排斥由 T 细胞所介导。不同 T 细胞亚类，其所识别的 MHC 分子各异，借助混合淋巴细胞培养获得如下实验依据：①CD8+ T 细胞识别同种异型 MHC-Ⅰ类分子，CD4+ T 细胞识别同种异型 MHC-Ⅱ类分子。②若 MHC-Ⅰ类和Ⅱ类基因不相配，CD4+ T 细胞和 CD8+ T 细胞均被激活；若仅为 MHC-Ⅰ类基因不相配，则 CD8+ T 细胞被激活；若仅为 MHC-Ⅱ类基因不相配，则 CD4+ T 细胞被激活。

移植物内 APC 对移植物排斥起重要作用。小鼠移植实验表明：①移植术前清除移植物中表达 MHC-Ⅱ类抗原的细胞，能减缓或减轻 MHC-Ⅱ类等位基因错配所致的移植排斥反应，甚至不发生排斥；②重新输入表达 MHC-Ⅱ类分子的供者 APC，能重建排斥反应。上述现象的机制为：表达同种异型 MHC-Ⅱ类分子的过客白细胞能激活 CD4+ T 细胞，后者分泌细胞因子，诱导同种异型反应性 CD8+ CTL 增殖和分化，从而激发排斥反应。在人类，移植物更为复杂，去除移植物中的过客白细胞，仍然发生移植排斥。

二、同种异型抗原的识别机制

移植物细胞表面的同种异型 MHC 分子可通过直接途径和间接途径被受者 T 细胞识别。受者 T 细胞识别移植物 APC 表面同种异型 MHC 分子，此为直接识别；受者 T 细胞识别经受者 APC 加工处理、来源于供者 MHC 分子的肽，此为间接识别。

（一）直接识别机制

受者体内存在大量同种异型反应性 T 细胞（alloreactive T cell），它们能直接识别移植物中供者 APC 表面的同种异型 MHC 分子。研究表明，供者 APC 表面所表达空载的同种异型 MHC 分子水平极低，同种异型 MHC 分子一般与其所递呈的抗原肽结合为复合物。因此，在直接识别中，受者同种异型反应性 T 细胞主要识别外来抗原肽（如微生物抗原肽）-供者 MHC 分子复合物或供者自身抗原肽-供者 MHC 分子复合物。对上述直接识别的机制，目前提出如下解释。

（1）TCR 识别抗原肽的分子基础 TCR 并非单一识别特异性抗原肽，而是识别抗原肽-MHC 分子复合物构成的复合结构（即 T 细胞识别表位）（图 12-3）。在同种异型移植中，借助直接识别可激活大量受者 T 细胞，从而在急性排斥反应早期发挥重要作用。

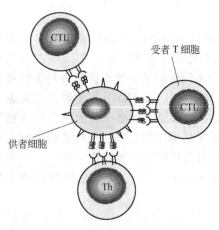

图 12-3　TCR 对同种异型 MHC
分子的直接识别机制

（2）TCR 识别的交叉反应性　大量实验表明，TCR 识别靶分子并非绝对专一，而是具有交叉反应性。在同种异基因移植中，发生交叉识别的分子机制为：（供者）同种异型 MHC 分子与（外来或自身）抗原肽所形成的构象表位（conformational epitope），以及受者自身 MHC 分子与（外来或自身）抗原肽所形成的构象表位，两者在构象上具有相似性。同种异型 MHC 分子与抗原肽结合，形成可被 TCR 交叉识别的表位。

通过认识同种异体移植中直接识别的机制，也可解释受者体内为何存在为数众多的同种异型反应性 T 细胞。已发现，人体内针对普通外源抗原的特异性 T 细胞前体，约占 T 细胞库中总克隆数的 $10^{-6}\sim10^{-4}$，但能识别同种异型 MHC 分子的 T 细胞频率则高达 $1\%\sim10\%$。出现上述现象的机制可能是：供者 APC 表面的 MHC 分子，可与为数众多的外来抗原肽或自身抗原肽结合，形成大量、可被受者不同 T 细胞克隆交叉识别的 T 细胞表位。换言之，由于交叉识别，使得受者体内原本仅针对普通外来抗原的 T 细胞成为数目庞大的同种异型反应性 T 细胞，并介导强烈的移植排斥。已证明，即使供者和受者的 MHC 分子间仅存在一个氨基酸的差别，已足以导致移植排斥的发生。

一般认为，直接识别机制在急性移植排斥反应早期发挥重要作用。

（二）间接识别机制

同种异型 MHC 抗原在结构上不同于受者自身组织成分，故属于"非己"抗原，可由受者 APC 摄取移植物坏死细胞，对其同种异型抗原成分进行加工、处理，并形成同种异型抗原肽-受者自身 MHC-Ⅱ类分子复合物,继而递呈给受者 CD4$^+$ T 细胞,造成组织细胞损伤(图 12-4)。

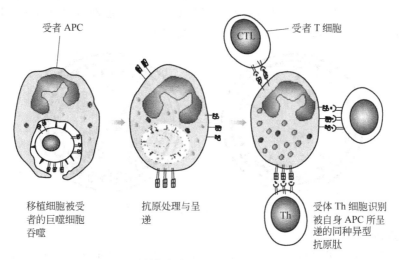

受者 APC

受者 T 细胞

CTL

Th

移植细胞被受者的巨噬细胞吞噬　　抗原处理与呈递　　受体 Th 细胞识别被自身 APC 所呈递的同种异型抗原肽

图 12-4　TCR 对同种异型 MHC 分子的间接识别机制

间接识别是指移植术后,受者 APC 随血流进入移植物内,可摄取并处理从移植物细胞脱落的同种异型 MHC 分子(等同于普通外源性抗原),并经溶酶体途径递呈给受者 CD4$^+$ T 细胞。被同种异型抗原激活的 CD4$^+$ T 细胞可分泌多种细胞因子,通过介导迟发型超敏反应性炎症,或激活特异性 CTL 及 B 细胞,导致移植排斥反应的发生。一般认为,间接识别机制在急性排斥反应中、晚期以及慢性排斥中起重要作用。直接和间接识别同种异型 MHC 抗原的比较见表 12-2。

表 12-2　直接和间接识别同种异型 MHC 抗原的比较

项　　目	直接识别	间接识别
被识别分子的形式	未经加工处理的同种异型 MHC 分子	经处理的同种异型 MHC 抗原
抗原递呈细胞	供者 APC	受者 APC
被激活的 T 细胞	CD8$^+$CTL,CD4$^+$Th	CD4$^+$Th 为主
排斥反应强度	非常强烈	较弱或未知
参与排斥反应的类型	急性排斥反应(早期)	急性排斥反应(中、晚期)、慢性排斥反应
对环孢素敏感性	敏感	不敏感

第三节　同种异基因移植排斥的类型及其效应机制

一、宿主抗移植物反应

临床上进行实质器官(如心脏、肾脏等)移植术后,主要发生宿主抗移植物反应(host versus graft reaction,HVGR)。根据移植排斥反应发生快慢和病理变化特点,可分为超急性排斥、急性排斥和慢性排斥。

1. 超急性排斥反应(hyperacute rejection)

超急性排斥反应发生于移植术后数分钟至数小时内。其机制为:受者体内存在针对供者同种异型组织抗原的天然(预存)抗体,常见于供、受者间 ABO 血型不合,或受者术前经反复输血、长期血透或再次移植等原因而产生抗供者 HLA 抗原的抗体。当移植物与受者血管接通后,预存的天然抗体与移植物血管内皮细胞表面相应抗原结合,可迅速激活补体系统,引起出血、水肿和血管内血栓形成等病理改变,导致移植器官急性坏死(图 12-5)。超急性排斥反应一旦启动即难以控制,故应尽量避免其发生。

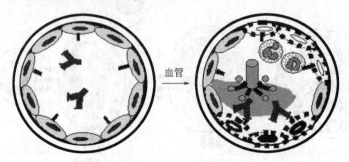

图 12-5 器官移植的超急性排斥反应

2. 急性排斥反应

急性排斥反应发生于移植术后数天至 2 周左右,其机制类似于机体针对普通抗原产生的免疫应答,唯一不同之处是排斥反应所针对的靶抗原是同种异型组织抗原。

(1)急性排斥反应的发生过程 ①移植器官血管与受者接通后,移植物中表达同种异型抗原的过客白细胞(主要为供者的 APC)迁移至受者外周淋巴组织,并在该处以直接或间接递呈方式激活同种异型反应性 $CD4^+T$ 细胞;②活化的 $CD4^+T$ 细胞分化为 Th1 细胞,辅助 $CD8^+CTL$ 前体激活,使之增殖为效应性 $CD8^+CTL$。此外,$CD8^+CTL$ 前体也可直接被供者 APC 所表达的同种异型 MHC-Ⅰ类抗原激活,自分泌 IL-2,以支持其细胞增殖,而无须 $CD4^+T$ 细胞辅助;③多种趋化因子可使活化的 Th1 细胞和 CTL 迁移至移植物局部,发挥免疫学效应。

(2)急性排斥反应损伤组织的效应机制

① $CD8^+CTL$ 的胞毒作用:$CD8^+CTL$ 可直接识别并杀伤表达同种异型 MHC-Ⅰ类分子的血管内皮细胞和实质细胞。

② Th1 细胞的致炎作用:Th1 细胞产生 IL-2、IFN-γ 和 TNF-α 等细胞因子,通过活化单核-巨噬细胞等炎性细胞介导迟发型超敏反应性炎症,其损伤移植物组织的机制如下。

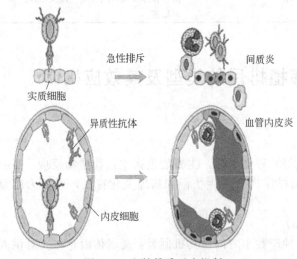

图 12-6 急性排斥反应机制

a. 局部血管扩张、白细胞黏附作用增强、血管通透性增加等炎症效应,导致组织缺血。b. 浸润的炎性细胞消化细胞外基质,破坏正常组织结构。c. 炎性细胞释放多种细胞因子,导致实质细胞受损和功能降低,或通过上调 MHC 抗原表达而促进、扩大排斥反应。

③ 体液免疫效应:在急性排斥反应后期,机体产生的抗同种异型抗原的抗体和抗内皮细胞表面分子的抗体,两者与相应抗原形成免疫复合物,可通过激活补体系统而损害移植物血管。急性排斥反应机制见图 12-6。

3. 慢性排斥反应

慢性排斥反应（chronic rejection）发生于移植后数月至数年，是影响移植器官长期存活的主要障碍。其病变特征是移植物组织结构损伤、纤维增生和血管平滑肌细胞增生，导致移植器官功能进行性丧失。慢性排斥反应的发生机制尚未完全清楚，一般认为涉及免疫学机制和非免疫学机制。

（1）免疫学机制 反复发作的急性排斥反应是导致慢性排斥反应及相关组织损伤的重要原因。其机制为：①特异性抗体或效应细胞对微血管内皮细胞的胞毒作用，导致血管损伤；②慢性迟发型超敏反应诱使巨噬细胞分泌平滑肌细胞生长因子，导致动脉血管内膜平滑肌细胞增生，血管壁增厚，间质纤维化。

（2）非免疫学机制 例如移植术后早期出现缺血-再灌注损伤，移植器官去神经支配和血管损伤，术后给予免疫抑制药物的毒性作用，受者并发高脂血症、高血压和慢性巨细胞病毒感染等。各类排斥反应的效应机制详见表 12-3。

表 12-3 同种异基因移植排斥的类型及其效应机制

排斥类型	效 应 机 制	病理变化
超急性排斥	体内存在抗同种异型组织抗原（如 ABO 抗原或 HLA 抗原）的天然抗体，其与血管内皮细胞表面相应抗原结合，激活补体系统和凝血系统	血管内凝血
急性排斥		
急性体液性排斥	机体产生抗 MHC 分子抗体和抗内皮细胞表面分子的抗体，两者与相应抗原结合，通过激活补体而导致血管损害	急性血管炎
急性细胞性排斥	CD8$^+$CTL 细胞毒作用是主要的效应机制；炎症性 CD4$^+$T 细胞、巨噬细胞也可导致间质细胞损害	急性间质炎
慢性排斥	急性排斥所致细胞坏死的延续和结果；炎症性 CD4$^+$T 细胞、巨噬细胞介导慢性炎症；抗体或效应细胞介导反复多次的内皮细胞损害，致血管壁增厚和间质纤维化	间质纤维化、血管硬化

二、移植物抗宿主反应

移植物抗宿主反应（graft versus host reaction，GVHR）是由移植物中同种异型反应性淋巴细胞（主要是 T 细胞）识别宿主同种异型组织抗原而发生的一种排斥反应。其临床和病理特点为：患者出现皮肤、肝脏、肠道上皮细胞坏死，严重者可致命，且一旦发生，一般均难以逆转。发生 GVHR 的前提是：①受者与供者间 HLA 型别不相配合；②移植物中含足够数量的免疫细胞，尤其是成熟的 T 细胞；③受者处于免疫功能极度低下的状态（被抑制或免疫缺陷）。临床上，GVHR 主要见于骨髓移植后。此外，胸腺、脾脏（这些器官均富含淋巴细胞）移植以及新生儿接受大量输血时也可能发生。

GVHR 的发生机制是：骨髓移植物中成熟 T 细胞被宿主的同种异型组织抗原（包括主要与次要组织相容性抗原）所激活，并增殖分化为效应 T 细胞。这些激活的效应细胞随血液循环游走至受者全身，对宿主组织或器官发动免疫攻击。

第四节 同种异型移植排斥的防治

同种异型移植排斥的防治措施主要为：①寻求与受者 HLA 相配的供者组织或器官，以降低移植物的免疫原性，从而提高移植物长期存活率；②使用免疫抑制剂，以抑制受者免疫系统的应答能力；③诱导受者产生针对供者移植抗原的免疫耐受。

一、选择组织型别相配的供者

选择组织型别相配的供者，有助于明显降低同种异型抗原的免疫原性，并尽可能减轻移植排斥反应。

（1）ABO血型抗原配型　ABO血型抗原不仅表达于红细胞表面，也可表达于多种实质脏器组织细胞和血管内皮细胞表面。若ABO血型抗原不符，可导致如同输血反应的超急性排斥反应。为此，供者和受者的ABO血型必须相配。

（2）HLA抗原配型　供、受者间MHC-Ⅰ类和Ⅱ类等位基因产物的差异程度决定移植物的免疫原性。为选择合适供者，移植术前须对供、受者进行HLA配型（HLA typing）。大量临床资料已提供依据，肾移植物存活与HLA配型相关。

① HLA-Ⅰ类基因（抗原）配型：供、受者间HLA-A和HLA-B相配的位点数越多（4个中的4个或3个），移植物存活率越高（尤其是移植术后1年存活率）。HLA-C相配对延长移植物存活无明显重要性。

② HLA-Ⅱ类基因（抗原）配型：不论HLA-A和HLA-B配合情况如何，HLA-DR配合均十分重要，其机制可能是HLA-DR分子参与机体成熟T细胞谱的选择。表达某一型别HLA-DR分子的受者，其T细胞库中可能不存在针对该HLA-DR分子的T细胞克隆，故不会引起针对相应同种异型组织抗原的免疫应答。HLA-DR和HLA-DQ间存在强连锁不平衡（linkage disequilibrium），故HLA-DR配合者，HLA-DQ多能配合。HLA-DP在移植排斥中的作用尚不清楚。

二、免疫抑制药物的应用

免疫抑制药物研制进展直接促进了现代移植术的发展。目前，终生使用免疫抑制药物已成为同种异体器官移植术患者的常规治疗方案。如前所述，同种异型移植排斥反应主要由受者T细胞所介导，故临床使用的药物主要是抑制T细胞功能，其中包括抗代谢药物（如硫唑嘌呤、环磷酰胺等）、具有相对选择性的免疫抑制剂（如环孢素、他克莫司等）和针对T细胞表面分子的抗体等。

1. 免疫抑制剂

（1）环孢素（cyclosporin A，CsA）　又称环孢菌素A，是临床上得到最广泛应用的免疫抑制剂。该药是真菌来源的小环状肽，可抑制T细胞活化过程中IL-2基因转录。其作用机制为：CsA与胞内的环孢亲和素（cyclophilin）结合为复合体，后者与钙调磷酸酶（calcineurin）结合并抑制其酶活性，通过抑制胞浆NF-AT向胞核内移动，而干扰IL-2转录，最终阻断IL-2依赖性T细胞生长和分化。环孢菌素A最大缺点为有效治疗剂量与肾毒性剂量十分接近。

（2）他克莫司（FK506）　是近年研制成功、真菌来源的大环内酯类药物，其与环孢菌素A具有相似的药物作用及机制。不同之处在于：①他克莫司在胞内与FK结合蛋白（FKBP）结合，而非环孢亲和素；②他克莫司的肾毒性明显小于环孢菌素A，故治疗窗口较大。

（3）雷帕霉素（rapamycin）　属抗生素类免疫抑制剂。其与胞内FKBP结合为复合物，后者作用于MTOR（mammalian target of rapamycin），可能通过影响细胞周期而抑制T细胞增殖，其确切机制尚不清楚。CsA与雷帕霉素的作用环节不同，前者阻断IL-2合成，而后者抑制IL-2参与的T细胞增殖，故两者联合用药可更为有效地抑制T细胞功能。

（4）麦考酚酸酯（mycophenolate mofetil，MMF）　是麦考酚酸（mycophenolic acid，

MPA）的 2-乙基酯类衍生物，在体内脱酯化后形成具有免疫抑制活性的代谢产物 MPA，后者可特异性抑制淋巴细胞内鸟苷合成，从而选择性阻断 T 细胞和 B 细胞增殖。与传统抗代谢药物硫唑嘌呤和环磷酰胺相比，此药毒性明显降低，常与 CsA 联合应用预防急性排斥。

2. 生物制剂

抗 CD3 抗体可有效防治移植排斥，其作用机制为：①与 T 细胞表面 CD3 分子结合为免疫复合物，通过激活补体而溶解 T 细胞；②抗体的 Fc 段和补体激活所形成的裂解片段具有调理作用，促进吞噬细胞吞噬 T 细胞；③T 细胞通过盖帽形成（capping）和内吞作用而清除与抗体结合的 CD3 分子，从而出现功能障碍。另外，抗 CD25（IL-2 受体 α 链）抗体可阻断 IL-2 与 IL-2R 结合，从而发挥抗排斥效应。

3. 其他

目前已在临床得到应用的其他治疗方案为：①借助血液净化清除受者体内预存的抗 HLA 天然抗体，以预防超急性排斥；②应用雷帕霉素、去氧精胍菌素（15-deoxyspergualin）等药物，以抑制移植术后机体产生抗移植物抗原的抗体；③应用可的松及其人工合成类似物等抗炎药，通过干扰 TNF、IL-1、IL-6 等炎性细胞因子转录，抑制同种异型排斥反应性炎症；④正在临床试用阶段的新抗炎药，如可溶性细胞因子受体、抗细胞因子抗体和抗黏附分子（LFA-1、ICAM-1 等）抗体等。临床上常用的防治移植排斥药物及其作用机制见表 12-4。

表 12-4 防治移植排斥的常用药物及其作用机制

药 物	作 用 机 制
环孢素和他克莫司	抑制转录因子 NFAT 活化,阻断 T 细胞合成 IL-2 等细胞因子
硫唑嘌呤	抑制淋巴细胞前体增殖
麦考酚酸酯	抑制淋巴细胞内鸟苷合成,阻断淋巴细胞增殖
雷帕霉素	干扰 IL-2 信息传递,阻断淋巴细胞增殖
皮质类固醇	抑制巨噬细胞合成细胞因子而发挥抗炎效应
抗 CD3 抗体	与 T 细胞表面 CD3 分子结合,诱发吞噬或补体介导的溶细胞作用,清除 T 细胞
抗 IL-2R 抗体	阻断 IL-2 与其受体结合,从而抑制 T 细胞增殖
CTLA4-Ig	阻断 APC 表面 B7 分子与 T 细胞表面 CD28 分子结合,抑制 T 细胞活化
抗 CD40	配体抗体,阻断 CD40L 与巨噬细胞表面 CD40 结合,抑制巨噬细胞活化

三、诱导移植耐受

免疫抑制剂的使用极大改善了临床器官移植术的预后，但多数患者均须长期（多为终生）给药，由此引发的问题是：①免疫抑制剂在抑制排斥反应的同时，可能继发致死性感染和肿瘤；②多数免疫抑制剂本身具有严重的毒副作用，尤其某些药物的治疗剂量和中毒剂量十分接近；③多数药物价格十分昂贵。此外，迄今的治疗方案均对慢性排斥无效。

理论上，诱导针对移植物的免疫耐受是防治排斥反应的最佳方案。所谓移植耐受，是指在不使用免疫抑制剂的情况下，诱导机体免疫系统对同种异型移植抗原产生特异性无应答。迄今已设计了诸多诱导移植耐受的方案，其中某些已在小动物移植模型（主要是鼠类）中显示其延长移植物存活的效应，但均尚未能在临床显示明显疗效。

目前正处于临床前或临床试验阶段的诱导移植耐受方案包括：①依据供者 MHC 分子多态区顺序合成多肽或可溶性 MHC 分子，通过大剂量输入受者，阻断特异性 TCR 识别功能而诱导同种异型反应性 T 细胞耐受；②给受者输入大剂量可溶性 CTLA-4，通过阻断移植物细胞表面 B7 分子与受者 T 细胞表面 CD28 分子的相互作用，以诱导 T 细胞无能；③阻断

CD40-CD40L、CD2-LFA-3 等共刺激信息的传递，以诱导 T 细胞无能。

第五节 与移植免疫学相关的其他领域

一、异种移植

异种实体器官移植是解决供者器官来源不足的重要策略之一，其临床应用涉及如下免疫学问题。

（1）异种移植的超急性排斥 已发现人体内存在针对远缘动物细胞表面多糖分子的天然抗体，由此引发的超急性排斥是异种移植临床应用的第一道障碍。此类天然抗体属 IgM 类，其介导超急性排斥的机制类似于 ABO 血型抗原不相合所引发的同种异型超急性移植排斥反应，补体系统和凝血系统激活在其中起重要作用。

目前，人们正尝试培育转基因猪，使其血管内皮细胞表达人补体调节蛋白（如 CD59 等）。将此类转基因猪的器官植入人体，可通过抑制补体激活而克服超急性排斥。

（2）异种移植的急性排斥 对异种移植物的急性排斥反应乃由受者 T 细胞针对异种抗原所产生的免疫应答所致，其机制与同种异型移植排斥相似。异种排斥反应的强度与同种异型排斥反应相当或更强。人 T 细胞对异种（猪）MHC 分子的应答也涉及直接识别和间接识别。实验研究已表明，人 TCR 的交叉识别可扩展至对异种抗原的识别。参与 T 细胞活化的多个分子对（如 CD4-MHC-Ⅱ类分子、CD8-MHC-Ⅰ类分子、CD2-LFA-3、CD28-B7、CD40L-CD40 和 VLA-4-VCAM-1 等），均可跨越人与猪的种属界限而相互发生作用。

（3）异种移植排斥反应的防治 由于异种移植排斥反应较强烈，目前临床常规用于抗同种异型排斥反应的免疫抑制方案通常无效。

二、组织工程

借助组织工程培育人类器官，被视为扩展人器官移植物来源的重要途径。组织工程的实际应用面临如下免疫学问题。

（1）移植后引发病理应答的特点 目前的组织工程产品包括生物材料和移植细胞，它们被植入人体后，可引发针对生物材料的炎症反应和针对移植细胞的免疫排斥。而且，这两类病理反应可彼此影响，互相加重。

（2）组织工程种子细胞的选择 迄今的组织工程仅涉及细胞移植，其发生免疫排斥的模式及强度主要取决于种子细胞的类型、来源、增殖和分化的可控性，以及移植细胞的免疫原性。对受者而言，自体细胞、同种异体细胞或异种细胞的免疫原性不同，所引发的排斥反应亦各异。以受者自身细胞（成熟细胞或干细胞）作为种子细胞，若不进行任何遗传操作，则对受者不具有免疫原性，故自身细胞成为组织工程种子细胞的首选来源。以同种异基因细胞作为种子细胞，其免疫原性主要取决于供、受者间主要组织相容性复合体（MHC）的差异。另外，次要组织相容性抗原也可影响移植细胞长期存活。

（3）防治移植排斥反应的策略 由于组织工程产品的应用主要着眼于改善患者生活质量，故不宜使用强免疫抑制剂防治排斥反应，以避免可能导致的严重毒副作用。防治组织工程移植物排斥反应的关键措施在于修饰种子细胞的免疫原性，以及诱导受体产生针对移植抗原的免疫耐受。

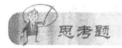 **小 结**

　　组织器官移植是治疗许多疾病的有效手段，但移植排斥反应是移植成功的主要障碍。在同种异体移植中，以宿主抗移植物反应常见，根据其发生快慢和病理变化特点，可分为超急性排斥反应和慢性排斥反应。而移植物抗宿主反应往往发生于骨髓等免疫器官移植后。移植排斥反应的本质是免疫应答，主要是由 T 细胞介导的，但各种排斥反应的发生机制不尽相同。防止移植排斥反应的措施主要包括选择 MHC 相配的组织和器官、抑制受者的免疫反应和诱导移植耐受等。

思考题

1. 同种异基因移植排斥反应的本质是什么？
2. 同种异型的直接识别与间接识别的区别在哪里？
3. 同种异基因移植排斥的防治措施包括哪些？

第十三章

单克隆抗体

1975 年，瑞士科学家乔治·克勒（Köhler）和英国科学家凯撒·米尔斯坦（Milstein），把产生抗体的 B 淋巴细胞与多发性骨髓瘤细胞进行融合，形成杂交瘤细胞。这种细胞兼有两个亲代细胞的特征，既有骨髓瘤细胞无限生长的能力，又有 B 淋巴细胞产生抗体的功能。因此，这种杂交瘤细胞就能在细胞培养中产生大量单一类型的高纯度抗体。这种抗体叫"单克隆抗体（monoclonal antibody，McAb）"。迄今，世界范围内已研制成数以千计的 McAb。单克隆抗体的理化性状高度均一，生物活性单一，与抗原结合的特异性强，便于人为处理和质量控制，并且来源容易，所以一问世便受到欢迎和重视。在医学领域中，McAb 在诊断疾病、判断预后、防治疾病以及疾病机制研究等方面起着巨大的作用。为此，两位发明者于 1984 年获得诺贝尔医学奖。

第一节　概　　述

抗体是构成机体免疫力的一类重要物质，是由 B 淋巴细胞分化形成的浆细胞合成、分泌的。每一个 B 淋巴细胞在成熟的过程中通过随机重排只产生识别一个抗原的抗原受体基因。动物脾脏有上百万种不同的 B 淋巴细胞系，重排后形成具有不同基因的 B 淋巴细胞克隆，合成不同的抗体。如今，抗体作为医疗科学中用于疾病诊断、治疗、预防和研究发病机制的极为重要的常用试剂或制剂，其制备通常是用特定的抗原免疫动物，取其血液，分离血清而得。但绝大多数抗原分子具有多个抗原决定簇或称表位（epitope），每一种表位均可刺激机体一个 B 细胞克隆产生一种特异性抗体。而传统制备抗体的方法是用包含多种抗原决定簇的抗原物质免疫动物，从而刺激多细胞克隆产生针对多种抗原表位的不同抗体，通常将这类普通抗体称为多克隆抗体（polyclonal antibody，PcAb），由于这种抗体是针对多种抗原表位，特异性不高，易出现交叉反应，其质量也难以控制，不易标准化，这就影响了它在治疗上的可靠性，在检验上的准确性。因此，制备一种高度特异性、仅识别某一特定抗原表位的抗体，就显得十分必需。

抗体是由 B 细胞产生的，如设法将单个 B 细胞分离出来，加以大量增殖，则能形成一个群体，通称为一个克隆（clone），为细胞系、纯系或无性繁殖细胞系之意，即指由一个祖细胞通过无性分裂繁殖所产生的一群细胞。该群细胞如不发生变异，其基因是相同的，表现的性状也一样。由这样的 B 细胞所产生的免疫球蛋白，其结构相同，成分均一，特异性强，生物活性高，即称为单克隆抗体（monoclonal antibody，McAb 或 mAb），单克隆抗体的出现，使多克隆抗体（PcAb）存在的问题得以解决。McAb 与普通抗体的区别见表 13-1。

单克隆抗体的研究成功，是 20 世纪 70 年代生物医学领域中重要的成果之一，特别是它为人类征服癌症带来了光明前景。更令人欢欣鼓舞的是，一批出色的免疫学家对这一重大科技成果做出了贡献，他们在取得重大突破时所采用的研究方法很值得借鉴。B 淋巴细胞杂交

表 13-1 单克隆抗体与多克隆抗体的比较

性 状	多克隆抗体	单克隆抗体	
		培养上清	腹 水
抗体含量	$0.1 \sim 1.0 \mathrm{mg/ml}$	$10 \sim 60 \mu\mathrm{g/ml}$	$1.0 \sim 10 \mathrm{mg/ml}$
无关的免疫球蛋白	$10 \mathrm{mg/ml}$	原则上不存在	$0.5 \sim 1.0 \mathrm{mg/ml}$
其他血清蛋白	存在	仅小牛血清	少量存在
结合特性	与抗原上所有的决定簇结合	只与抗原上某一特定决定簇结合	
特异性和亲和性的可重复性	个体差异,每批均不一样	不变	
与其他抗原的交叉反应	有	无	
免疫球蛋白的类和亚类	所有的类和亚类的混合物	仅一种亚类	
与抗原发生的沉淀反应	有	无	
保存的稳定性	良好	略差	

瘤的建立,单克隆抗体的产生是科勒(Köhler)和米尔斯坦(Milstein)在乔纳(Jerne)个体基因型网络学说(idiotype network theory)的启迪下创建成功的。1975 年 8 月 7 日,科勒和米尔斯坦在英国"Nature"杂志上联名发表了题为"分泌预定特异性抗体融合细胞的持续培养(continuous clutures of fused cells secreting antibody of predefined specificity)"的著名论文,从此宣告了单克隆抗体杂交瘤技术的正式诞生,使免疫学家梦寐以求的"制造一种能对所给抗原持续产生单一特异性抗体的细胞"的目标得以实现。

米尔斯坦是一位有阿根廷和英国双重国籍的著名生物化学家,他曾于 1957 年和 1960 年先后获得两个博士学位,1963 年以前在布宜诺斯艾利斯国立微生物学研究所工作,随后到英国剑桥大学医学研究委员会分子生物学实验室工作,现任蛋白质和核酸实验室主任。他长时间从事免疫球蛋白分子结构、遗传和进化的研究,在此基础上,在英国"Nature"杂志上发表了多为"前单克隆"的著名论文,说明抗体的轻链最初以分子量较大的前体分子的形式出现,其额外的结构顺序乃是黏附于淋巴细胞膜的"信号部分",在上述黏附过程中,前体分子发生分解,分子量较小的抗体与"信号部分"相脱离。这是有关"单克隆"早期研究中的一个重要发现。

科勒于 1946 年出生,德国籍,青年时在弗赖堡大学攻读生物学专业之后,即到瑞士巴塞尔免疫学研究所工作。1974 年,年仅 28 岁的科勒在研究抗体基因突变中发现:小鼠的免疫系统针对一种抗原分子上的一个表位,就可以产生上千种的抗体分子。于是,他对研究抗体基因突变产生了浓厚的兴趣,他选择了 20 世纪 70 年代已趋成熟的细胞融合技术,并经欧洲分子生物学组织批准,来到英国剑桥大学分子生物学实验室与米尔斯坦进行合作研究。他们把乔纳等人的科学构想作为工作假说,创造性地选取经绵羊红细胞免疫的小鼠脾细胞和在体外培养中能持续繁殖的小鼠骨髓瘤细胞系(P_3)作为融合材料,以期得到具有两种亲代细胞各自的特点(即分泌特定抗体和持续繁殖)的杂交细胞,经过 7 周艰苦努力,终于在 1974 年圣诞节期间成功地建立了能够分泌单克隆抗体的 B 淋巴细胞杂交瘤。

B 淋巴细胞杂交瘤的创建与以下两项技术的发展密切相关。①骨髓瘤细胞株的建立:在 B 淋巴细胞杂交瘤技术中,主要使用多发性骨髓瘤细胞系,这类细胞是由某种抗体合成细胞演变的肿瘤细胞,除自发瘤外,Sachs(1965)最先用矿物油刺激 BALB/c 小鼠成功诱生骨髓瘤,且可在体外加以培养,嗣后,学者们相继诱导成功一些更适用于细胞融合的变异株,如 SP_2/O 及 NS-1 等。②两种细胞的融合:早在 1838 年,Mueller 就记述脊椎动物肿瘤细胞融合成多核细胞的现象。之后,学者们相继发现,在骨髓等正常组织和炎症坏死的病理组织中也见有融合的多核细胞。自建立组织培养技术后,发现体外培养的细胞同样能融合成多核细胞。20 世纪 50 年代,已认识到麻疹病毒和腮腺炎病毒能导致细胞融合;1959 年冈田用高浓度的仙台病毒使小鼠艾氏腹水癌细胞在体外得以融合，从而发展了细胞融合技术；1965年 Harris 最先成功地用仙台病毒将体外培养的 HeLa 细胞和小鼠艾氏腹水癌细胞融合成一个杂交细胞，表明不同种动物细胞可融合成具有双方亲代细胞特性的杂种细胞，与此同时，Littlefield（1964）创立筛选了杂种细胞的选择培养基。这些进展，又将细胞融合技术推向了一个新的发展时期。

回顾上述历程，清楚地看到科学理论和科学假设对科研实践的指导作用。可以毫不夸张地说：没有乔纳的一系列杰出的构想和假说的提出，科勒和米尔斯坦很难在较短时间和有限的实验中取得如此重大的科学进展；另一方面，没有科勒和米尔斯坦的科学实践，各种关于单克隆抗体的构想仍将停留在假说阶段，更谈不上付诸实践和推广应用的问题。只有正确选择工作假说，并创造性地从事科学实践，才是取得科研上的突破性进展。

第二节　杂交瘤技术的基本原理

杂交瘤抗体技术的基本原理是融合两种细胞且同时保持两者的主要特征。这两种细胞分别是经抗原免疫的小鼠脾淋巴细胞和骨髓瘤细胞。脾淋巴细胞的主要特征是它的抗体分泌功能和能够在选择培养基中生长，小鼠骨髓瘤细胞则可在培养条件下无限分裂、增殖，即所谓长寿性。在选择培养基的作用下，只有 B 细胞与骨髓瘤细胞融合的杂交细胞才具有持续增殖的能力，形成同时具备抗体分泌功能和保持细胞长寿性两种特征的细胞克隆。其原理从下列几个主要步骤阐明。

一、细胞的选择与融合

建立杂交瘤技术是为制备对抗原特异的单克隆抗体，所以融合细胞一方必须选择经过抗原免疫的 B 细胞，通常来源于免疫动物的脾细胞。脾是 B 细胞聚集的重要场所，无论以何种免疫方式刺激，脾内皆会出现明显的抗体应答反应。融合细胞的另一方则是为了保持融合后细胞的不断增殖，只有肿瘤细胞才具备这种特性。选择同一体系的细胞可增加融合的成功率。多发性骨髓瘤是 B 细胞系恶性肿瘤，所以是理想的脾细胞融合伴侣。目前常用的 B 细胞瘤株有 P3-X63-Ag8（Köhlerand Milstein，1975），P3-NSI/1-Ag4-1（Köhlerand Milstein，1976），X63-Ag8.563（Kearneyetal，1979），Sp2/0-Ag14（Schulmanetal，1978）等，这些细胞株皆为 HAT 敏感细胞株。

通过使用细胞融合剂让细胞膜造成一定程度的损伤，易于使细胞相互粘连而融合在一起。最佳的融合效果应是最低程度的细胞损伤而又产生最高频率的融合。聚乙二醇（PEG1000～2000）是目前最常用的细胞融合剂，一般应用浓度为 40%（质量浓度）。

二、选择培养基的应用

细胞融合是一个随机的物理过程。在小鼠脾细胞和小鼠骨髓瘤细胞的混合细胞悬液中，经融合后细胞将以多种形式出现。如融合的脾细胞和瘤细胞、融合的脾细胞和脾细胞、融合的瘤细胞和瘤细胞、未融合的脾细胞、未融合的瘤细胞以及细胞的多聚体形式等。正常的脾细胞在培养基中存活仅 5～7 天，无须特别筛选，细胞的多聚体形式也容易死去。而未融合的瘤细胞则需进行特别的筛选去除。

细胞 DNA 合成一般有两条途径。主途径是由糖和氨基酸合成核苷酸，进而合成 DNA，叶酸作为重要的辅酶参与这一合成过程。另一辅助途径是在次黄嘌呤和胸腺嘧啶核苷存在的情况下，经次黄嘌呤磷酸核糖转化酶（HGPRT）和胸腺嘧啶核苷激酶（TK）的催化作用合成 DNA。细胞融合的选择培养基中有 3 种关键成分：次黄嘌呤（hypoxanthine，H）、甲氨蝶呤（aminopterin，A）和胸腺嘧啶核苷（thymidine，T），所以取 3 者的字头称为 HAT 培养基。甲氨蝶呤是叶酸的拮抗剂，可阻断瘤细胞利用正常途径合成 DNA，而融合所用的瘤细胞是经毒性培养基选出的 HGPRT⁻ 细胞株，所以不能在该培养基中生长。只有融合细胞具有亲代双方的遗传性能，才可在 HAT 培养基中长期存活与繁殖（图 13-1）。

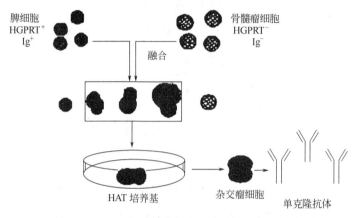

图 13-1　细胞融合与 HAT 选择示意图

三、有限稀释与抗原特异性选择

在动物免疫中，应选用高纯度抗原。一种抗原往往有多个抗原决定簇，动物体在受到抗原刺激后产生的体液免疫应答，实质是众多 B 细胞群的抗体分泌。而针对目标抗原表位的 B 细胞只占极少部分。由于细胞融合是一个随机的过程，在已经融合的细胞中，有相当比例的无关细胞的融合体，需仔细筛选去除。筛选过程一般分为两步进行：一是融合细胞的抗体筛选，二是在此基础上进行的特异性抗体筛选。将融合的细胞进行充分稀释，使分配到培养板的每一孔中的细胞数在 0 至数个细胞之间（30％ 的孔为 0 才能保证每个孔中是单个细胞），培养后取上清以 ELISA 法选出抗体高分泌性的细胞，这一过程常被习惯地称作克隆化。将这些阳性细胞再进行克隆化，应用特异性抗原包被的 ELISA 找出针对目标抗原的抗体阳性细胞株，增殖后进行冻存、体外培养或动物腹腔接种培养。

第三节　制备单克隆抗体的基本技术

制备单克隆抗体是复杂而费时的工作，整个技术流程见图 13-2 和图 13-3。

一、抗原提纯与动物免疫

对抗原的要求是纯度越高越好，尤其是初次免疫所用的抗原。如为细胞抗原，可取 1×10^7 个细胞悬液做腹腔免疫。可溶性抗原需加完全福氏佐剂并经充分乳化，如为聚丙烯酰胺凝胶电泳纯化的抗原，可将抗原所在的电泳条带切下，研磨后直接用来动物免疫。

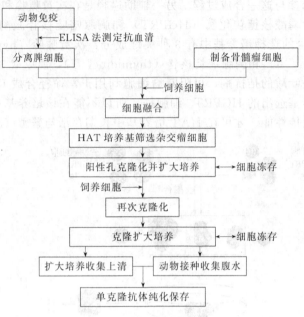

图 13-2　杂交瘤技术制备单克隆抗体的技术路线

选择与所用骨髓瘤细胞同源的 BALB/c 健康小鼠，鼠龄在 8～12 周，雌雄不限。为避免小鼠体质反应不佳或免疫过程中死亡，可同时免疫 3～4 只小鼠。

免疫过程和方法与多克隆抗血清制备基本相同，因动物、抗原形式、免疫途径不同而异，以获得高效价抗体为最终目的。免疫间隔一般为 2～3 周。被免疫动物的血清抗体效价越高，融合后细胞产生高效价特异抗体的可能性越大，而且单克隆抗体的质量（如抗体的浓度和亲和力）也与免疫过程中小鼠血清抗体的效价和亲和力密切相关。末次免疫后 3～4 天，分离脾细胞融合。

选择瘤细胞株最重要的一点是与待融合的 B 细胞同源。如待融合的是脾细胞，各种骨髓瘤细胞株均可应用，但应用最多的是 Sp2/0 细胞株。该细胞株生长及融合效率均佳，此外，该细胞株本身不分泌任何免疫球蛋白重链或轻链。细胞的最高生长刻度为 9×10^5/ml，倍增时间通常为 10～15h。融合细胞应选择处于对数生长期、细胞形态和活性佳的细胞（活性应大于 95%）。骨髓瘤细胞株在融合前应先用含 8-氮鸟嘌呤的培养基进行适应培养，在细胞融合的前一天用新鲜培养基调细胞浓度为 2×10^5/ml，当日一般即为对数生长期细胞。

二、骨髓瘤细胞及饲养细胞的制备

在体外培养条件下，细胞的生长依赖于适当的细胞密度。因而，在培养融合细胞或细胞克隆化培养时，还需加入其他饲养细胞。常用的饲养细胞为小鼠的腹腔细胞，制备方法为用冷冻果糖液注入小鼠腹腔，轻揉腹部数次，吸出后的液体中即含小鼠腹腔细胞，其中含巨噬细胞和其他细胞。亦有用小鼠的脾细胞、大鼠或豚鼠的腹腔细胞作为饲养细胞的。

在制备饲养细胞时，切忌针头刺破动物的消化器官，否则所获细胞会有严重污染。饲养细胞浓度调至 1×10^5/ml，提前一天或当天置板孔中培养。

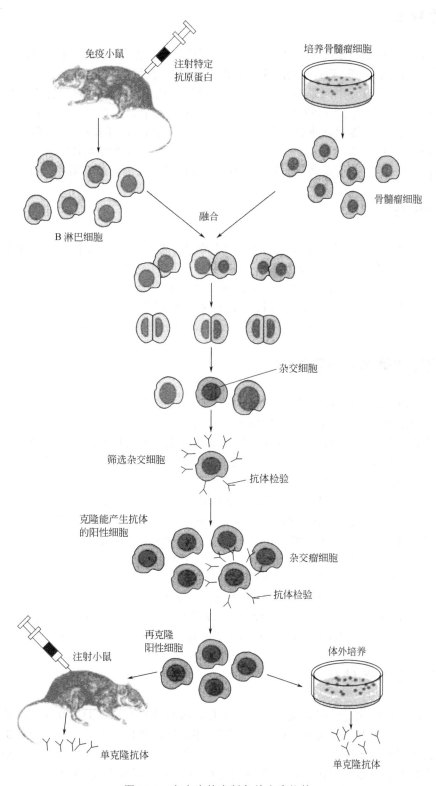

图 13-3 杂交瘤技术制备单克隆抗体

三、细胞融合

细胞融合是杂交瘤技术的中心环节,基本步骤是将两种细胞混合后加入 PEG 使细胞彼此融合。其后用培养液稀释 PEG,消除 PEG 的作用。将融合后的细胞适当稀释,分置培养板孔中培养。融合过程中有几个问题应特别注意。①细胞比例:骨髓瘤细胞与脾细胞的比值可从 1:2~1:10 不等,常用 1:4 的比例。应保证两种细胞在融合前都具有较高活性。②反应时间:在两种细胞的混合细胞悬液中,第 1min 滴加 4.5ml 培养液;间隔 2min 滴加 5ml 培养液,尔后加培养液 50ml。③培养液的成分:对融合细胞,良好的培养液尤其重要,其中的小牛血清、各种离子和营养成分均需严格配制。如融合效率降低,应随时核查培养基情况。

四、有限稀释法

筛选阳性株一般选用的骨髓瘤细胞为 HAT 敏感细胞株,所以只有融合的细胞才能待续存活 1 周以上。融合细胞呈克隆生长,经有限稀释后(一般稀释至 0.8 个细胞/孔),按 Poisson 法计算,应有 36% 的孔为 1 个细胞/孔。细胞培养至覆盖 0~20% 孔底时,吸取培养上清用 ELISA 检测抗体含量。首先依抗体的分泌情况筛选出高抗体分泌孔,将孔中细胞再行克隆化,之后进行抗原特异的 ELISA 测定,选出高分泌特异性细胞株扩大培养或冻存。

五、单克隆抗体的制备和冻存

筛选出的阳性细胞株应及早进行抗体制备,因为融合细胞随培养时间延长,发生污染、染色体丢失和细胞死亡的概率增加。抗体制备有两种方法。一是增量培养法,即将杂交瘤细胞在体外培养,在培养液中分离单克隆抗体。该法需用特殊的仪器设备,一般应用无血清培养基,以利于单克隆抗体的浓缩和纯化。最普遍采用的是小鼠腹腔接种法。选用 BALB/c 小鼠或其亲代小鼠,先用降植烷或液体石蜡行小鼠腹腔注射,1 周后将杂交瘤细胞接种到小鼠腹腔中去。通常在接种 1 周后即有明显的腹水产生,每只小鼠可收集 5~10ml 的腹水,有时甚至超过 40ml。该法制备的腹水抗体含量高,每毫升可达数毫克甚至数十毫克水平。此外,腹水中的杂蛋白也较少,便于抗体的纯化。接种细胞的数量应适当,一般为 5×10^5/鼠,可根据腹水生长情况适当增减。

选出的阳性细胞株应及早冻存。冻存的温度越低越好,冻存于液氮的细胞株活性仅有轻微的降低,而冻存在 $-70℃$ 冰箱则活性改变较快。细胞不同于菌种,冻存过程中需格外小心。二甲基亚砜(DMSO)是普遍应用的冻存保护剂。冻存细胞复苏后的活性多在 50%~95%。如果低于 50%,则说明冻存复苏过程有问题。

六、单克隆抗体的纯化

单克隆抗体的纯化方法同多克隆抗体的纯化,腹水特异性抗体的浓度较抗血清中的多克隆抗体高,纯化效果好。按所要求的纯度不同采用相应的纯化方法。一般采用盐析、凝胶过滤和离子交换层析等步骤达到纯化目的,也有人采用较简单的酸沉淀方法。目前最有效的单克隆抗体纯化方法为亲和纯化法,多用葡萄球菌 A 蛋白或抗小鼠球蛋白抗体与载体(最常用 Sepharose)交联,制备亲和层析柱将抗体结合后洗脱,回收率可达 90% 以上。蛋白可与 IgG1、IgG2a、IgG2b 和 IgG3 结合,同时还结合少量的 IgM。洗脱液中的抗体浓度可用紫外线吸收法粗测，小鼠 IgG 单克隆抗体溶液在 A280nm 时，1.44（吸光单位）相当于 1mg/ml。经低 pH 洗脱后在收集管内预置中和液或速加中和液对保持纯化抗体的活性至关重要。

第四节 单克隆抗体在医学中的应用

单克隆抗体在生物学和医学研究领域中显示了极大的应用价值，是亲和层析中重要的配体，是免疫组化中主要的抗体，是免疫检验中的新型试剂，是生物治疗的导向武器。

作为医学检验试剂，单克隆抗体可以充分发挥其优势。单克隆抗体的特异性强，可将抗原抗体反应的特异性大大提高，减少了可能的交叉反应，使试验结果可信度更大。单克隆抗体的均一性和生物活性单一性使抗原抗体反应结果便于质量控制，利于标准化和规范化。目前已有许多检验试剂盒用单抗制成，其主要用途如下。

一、医学临床检验

常规诊断血清，实际上是特异性多价抗体的混合物，用其检定微生物等时，常可发生交叉反应，造成差错。单克隆抗体则没有这种弊病，因为它是均一抗体，具有高度特异性，易于标准化和质量控制。特别是用较高活性的非放射性同位素标记单克隆抗体，则可使常规免疫学测定的敏感性、特异性、稳定性、精确性和速度性同时提高几个数量级。

（1）诊断各类病原体 这是单克隆抗体应用最多的领域，目前国内外已生产出多种体外单克隆抗体诊断试剂盒，如检测 T 细胞及其亚群、免疫球蛋白类的 IgE、肿瘤标志物、旋毛虫、病毒感染、细菌感染（如霍乱弧菌肠毒素），以及检测各种微量激素等。应用单克隆抗体进行体内诊断，借以鉴别和定位体内病灶，也正引人注目，如用放射性同位素标记的单克隆抗体定位和鉴定肿瘤部位等。

（2）肿瘤特异性抗原和肿瘤相关抗原的检测 用于肿瘤的诊断、分型及定位。尽管目前尚未制备出肿瘤特异性抗原的单克隆抗体，但对肿瘤相关抗原（例如甲胎蛋白和癌胚抗原）的单克隆抗体早已用于临床检验。

近年来，有人利用单克隆抗体进行肿瘤分型，对制定治疗方案和判断预后也有帮助。用抗肿瘤单抗检查病理标本，可协助确定转移肿瘤的原发部位。以放射性核素标记单克隆抗体主要用于体内诊断，结合 X 线断层扫描技术，可对肿瘤的大小及其转移灶做出定位诊断。

（3）检测淋巴细胞的表面标志 用于区分淋巴细胞亚群和细胞分化阶段。例如检测 CD 系列标志，有助于了解细胞的分化和 T 细胞亚群的数量及质量变化，对多种疾病诊断具有参考意义。对细胞表面抗原的检查在白血病患者的疾病分期、治疗效果评价、预后判断等方面也有指导作用。组织相容性复合体是移植免疫学的重要内容，而应用单克隆抗体对 HLA 进行位点检查与配型可得到更可信的结果。

（4）机体微量成分的测定 应用单克隆抗体和免疫学技术，可对机体的多种微量成分进行测定，如诸多酶类、激素、维生素、药物等；对受检者健康状态判断、疾病检出、指导诊断和治疗均具有实际意义。

二、临床免疫治疗

单克隆抗体问世后，医学家们普遍希望它能在被动免疫、免疫抑制、免疫毒素和导向性治疗中发挥效应。目前有 3 类单克隆抗体在临床免疫治疗中具有重要作用。①抗细胞膜表面分子的单体：如抗 CD3 单抗可以消除骨髓中成熟的 T 细胞，防止移植物中的 T 细胞导致 GVHD 发生；抗 CD4 单抗可预防器官移植排斥反应。②抗细胞因子单抗：IL-1 和 TNF 是重要的炎症介质，因此，抗 IL-1 或抗 TNF 的单抗可以中和体液中的 IL-1 或 TNF，以减轻炎症反应。③抗体导向药物治疗：利用具有高度特异性的单抗作为载体，将对肿瘤细胞具有很强杀伤作用的化疗药物（甲氨喋呤、长春新碱、多柔比星）、毒素（铜绿假单胞菌外毒素、相思子毒素）、放射性核素（^{131}I、^{125}I）携至肿瘤病灶局部，可以比较特异地杀伤肿瘤。从 1980 年开始，许多学者就着手在临床上试用各种单克隆抗体治疗疾病，并已有成功治疗白血病和淋巴瘤、防治骨髓移植等排斥反应的报道。从报道的内容看，多半还处于初期的临床实验，大部分仍是动物实验性治疗或单克隆抗体的保护力研究。

1. 骨髓移植

　　骨髓移植是用于危及生命的急性和慢性白血病、再生障碍性贫血和免疫缺陷病等的一种重要疗法。单克隆抗体的应用提高了这种疗法的成功率。如某些需要接受骨髓移植的肿瘤患者，由于缺乏组织相容骨髓的来源，一般预先采集和冷藏自身骨髓。待患者进行化疗后，进行自身骨髓移植，作为使破坏的造血组织重建的有效措施。但在移植前必须预先除去骨髓中可能存在的肿瘤细胞。动物实验表明，特异性单克隆抗体和补体共同作用，可选择性作用于肿瘤细胞，而对正常造血干细胞无害。在实验成功的基础上，有些学者应用于临床，如 Ritz 首先用抗急性淋巴母细胞白血病共同抗原（CALL 抗原）J3 体外处理患者自身骨髓，可除去骨髓中 99% 以上的白血病细胞，而不影响正常髓系前体细胞，进而用处理后的骨髓给白血病患者做骨髓移植，结果有的获得持续性完全缓解。

　　单克隆抗体可作为器官移植的免疫抑制剂，用于预防和治疗移植物排斥反应。如 CD3 单克隆抗体是一种很强的免疫抑制剂，能抑制 T 细胞在免疫应答的早期识别阶段，有人曾用以预防治疗心、肝、肾移植排斥反应，结果表明经静脉输注后，循环中 CD3 细胞迅速消失，排斥反应逆转，但停用后复发率高。有人推荐将 CD3 单克隆抗体与低剂量其他免疫抑制剂合用，治疗急性排斥反应或自身免疫病。

2. 肿瘤治疗

　　1980 年美国开始试用鼠源性单克隆抗体治疗肿瘤。1983 年 Miller 等首次报告 1 例曾经放疗、化疗和干扰素治疗失败的淋巴瘤患者，经输注相应单克隆抗体而痊愈。目前用单克隆抗体试治白血病、消化道癌和胰腺癌等有一定成效，但例数不多，又无严格对照，尚难作出最终的确切评价。

　　单克隆抗体可单独使用，剂量可由数毫克至数克，一般在 1 周内分次输注，注入体内的单克隆抗体至少可维持 8 天以上，有的长达数月之久。

　　单克隆抗体杀伤肿瘤的机制，多数认为是通过抗体依赖性细胞毒作用。小鼠 IgG2a 和 IgG3 亚型的单克隆抗体可能有较强的杀伤效应，因为效应细胞具有较多与该亚型 IgG 相应的 Fc 受体。

　　单克隆抗体亦可作为载体，与白喉毒素、蓖麻毒素或眼镜蛇毒等毒素，化学药物或放射性核素偶联，制成生物导向药物，用以杀伤肿瘤细胞。许多植物毒素均有 α 链和 β 链分子，α 链能抑制蛋白质生物合成，β 链可与细胞的受体结合。单克隆抗体与完整毒素或其亚单位的偶联物称为免疫毒素，已用于临床试治肿瘤。

3. 其他疾病治疗

　　一些细菌和病毒性疾病，如破伤风、狂犬病和耐抗生素的铜绿假单胞菌感染等，可用单克隆抗体做免疫治疗。国外已用 HBsAg 单克隆抗体中和人体内的乙型肝炎病毒，切断母婴传播或保护易感人群。

目前，用单克隆抗体治疗所取得的效果，足以鼓励人们作进一步的努力，但总的来说，这一类工作尚处于早期萌芽阶段，不能期望立即取得显著效果。因为单克隆抗体虽有专一的特异性，但第一代鼠源单抗具有异源性，用于治疗会产生人抗鼠抗体应答，且缩短了单抗的半衰期，降低了药效，而且应用次数越多，药效越小。大剂量应用时，鼠源性的异源蛋白会引起机体的异种蛋白反应，极大地影响鼠单抗的应用。所以进入 20 世纪 80 年代中期，通过简单的遗传基因操作，产生了嵌合的 Ig，即嵌合抗体，鼠 Ig 的稳定区被人的稳定区所取代，产生了没有免疫原性而更稳定的单抗用于临床治疗。在 80 年代中后期，又产生了人源化单抗，对鼠源单抗进一步改造，只有互补性决定区（CDR）是鼠源成分，其余均为人的序列，如重构抗体和重组单链抗体。但以上的所谓"人源化"只是程度上的区别，但仍有鼠源成分的存在。

三、生物制剂提纯

为制备纯一的抗原，需用免疫化学技术。特别是近年来随着生物技术的广泛应用，出现一系列产品，如干扰素、白细胞介素、肿瘤坏死因子或某些重组疫苗等。这类产品的粗制品往往含有不少杂蛋白，活性低，需进一步提纯。纯化方法很多，如超滤浓缩、离子交换柱层析、SDS-聚丙烯酰胺凝胶电泳及抗体亲和层析等。抗体亲和层析具特异性高、纯化效果佳的特点，特别是用单克隆抗体制成亲和层析柱作为提纯制剂，能使生物制品工艺简化、纯度提高、成本降低，具有广阔的应用前景。

四、用作研究的工具

尽管单克隆抗体在诊断上的应用日益广泛，并在生物制品的生产工艺和防治疾病中开始应用，但主要还是当作研究工具应用。

（1）分析和探查抗原结构　单克隆抗体只能识别单一抗原决定簇，故可用于分析细菌和病毒等病原微生物抗原、肿瘤抗原、细胞表面抗原及受体等。

（2）分析抗原决定簇分子的功能　通常细胞表面有许多功能性亚单位分子，为探讨某一分子的作用，可用相应单克隆抗体处理或封闭该分子，进而观察细胞功能的变化，从而推知该分子所起的作用。

（3）检测分析复杂生物系统中的抗原混合物　如用单克隆抗体检测和鉴定细胞的分化抗原、细胞膜、细胞浆及细胞核成分，用一系列针对细胞不同分化抗原的单克隆抗体，可对不同形态和生理条件下的各种细胞成分进行定位检测。

（4）研究内分泌功能等　可用单克隆抗体探讨激素节律性分泌的机制，分析激素结构与功能的关系，简化内分泌细胞的分离，加速其表面分子的亚细胞定位等。总之，内分泌学是应用单克隆抗体最为活跃科学之一，可以预期，随着单克隆抗体在内分泌研究中的深入开展，有助于提高对各种内分泌疾病本质的认识，并有可能发现某些新的内分泌细胞和激素，开创新疗法，以及利用杂交瘤细胞生产大量高纯度的激素供临床和研究之用。

小　结

众所周知，抗体是构成机体免疫力的一类重要物质，也是医学中用于疾病诊断、治疗、预防和研究发病机制的极为重要的常用试剂或制剂。单克隆抗体的研究成功，是 20 世纪 70 年代生物医学领域中重要的成果之一，引起举世瞩目，特别是它为人类征服癌症带来了光明前景。杂交瘤抗体技术的基本原理是融合两种细胞且同时保持两者的主要特征。这两种细胞分别是经抗原免疫的小鼠脾淋巴细胞和骨髓瘤细胞。脾淋巴细胞的主要特征是它有抗体分泌功能且能够在选择培养基中生长；小鼠骨髓瘤细胞则可在培养条件下无限分裂、增殖，即所谓长寿性。在选择培养基的作用下，只有 B 细胞与骨髓瘤细胞融合的杂交细胞才具有持续增殖的能力，形成同时具备抗体分泌功能和保持细胞长寿性两种特征的细胞克隆。细胞工程已与基因工程、酶工程和发酵工程并列为现代生物技术的四大工程，且有不少研究成果已转化为产品。这类单克隆抗体试剂已成为生物医学研究的重要工具。

思考题

1. 单克隆抗体与多克隆抗体相比较有什么特点？
2. 简述淋巴细胞杂交瘤技术原理？
3. 简述单克隆抗体在医学领域的应用前景？

第十四章

基因工程抗体

近代分子生物学技术的发展，推动了免疫球蛋白遗传学的研究。抗体的研究从原来的血清学方法、氨基酸水平分析发展到免疫球蛋白基因结构、表达及调控 DNA 水平的研究，揭示了抗体多样性、等位基因排斥现象、抗体的分泌型和膜结合型形式、H 链类别转换以及亲和力成熟机制等多种生物学现象。自 1975 年 Milstein 和 köhler 等人研制出单克隆抗体以来，抗体技术得到了广泛的应用和发展，但在生物研究和临床疾病的治疗中却遇到了一定的困难。异源性鼠抗体在人体内诱生免疫应答，产生抗小鼠抗体；人单克隆杂交瘤制备困难，生产量少，稳定性差；获得特异性类别抗体比较困难。随着对抗体基因的研究和 DNA 分子重组技术的应用，通过基因改造获得特异性抗体成为可能。1989 年 Huse 等首次构建了抗体基因库，从而使抗体的研究从细胞水平进入到分子水平，并推动了第 3 代抗体——基因工程抗体（genetic engineering antibody） 技术的发展。

第一节　概　　述

一、基因工程抗体技术基础

抗体的产生技术经历了 3 个阶段：经典免疫方法产生的异源多克隆抗体；细胞工程产生的鼠源单克隆抗体以及基因工程产生的人源单克隆抗体。抗体产生的技术革命为抗体治疗开辟了广阔的前景。基因工程抗体技术依赖于两个基础：一是抗体的结构、功能关系以及抗体多样性的遗传机制；二是分子生物学技术进展，特别是 PCR 技术，为基因片段的大量扩增提供了简单有效的途径。基因工程抗体技术的基本原理是：首先从杂交瘤细胞、免疫脾细胞或外周血淋巴细胞中提纯 mRNA，逆转录为 cDNA，再经 PCR 分别扩增抗体的重链和轻链可变区编码基因，经适当方式将两者连接形成单链抗体可变区片段（single-chain variable fragments，ScFv），在一定的表达系统中得以表达。另外，重链和轻链可变区基因还能在同一宿主的两个载体中分别表达，然后在胞浆内组装成单链抗体可变区片段（ScFv），或二价抗体片段。这种单链抗体在其 N 末端或 C 末端可进一步与毒素、葡萄球菌蛋白 A、碱性磷酸酶、T 细胞受体及单链抗体片段本身融合，这些蛋白质既有抗原结合能力，又有其融合蛋白的生物活性，因此这类蛋白被称为"双功能抗体"。

二、抗体的基因结构

抗体是由二硫键相连的两条轻链（L 链）和两条重链（H 链）构成的活性多肽蛋白分子。具有两个功能区：一为特异性结合抗原区，位于抗体 L、H 链的可变区（V 区），一为稳定区（C 区）。免疫球蛋白的轻链和重链是由两个不同类型的基因分别编码的，属于多基因家族。Ig 的 V 基因和 C 基因均由多个外显子组成，Ig 分子的每一个多肽区由不同的外显子编码，尤其是重链基因，有多个外显子供选择，这也是抗体形成多样性的物质基础。如编码 Ig 重链 VH 的基因有多个基因片段（$VH_1 \sim VH_n$）供选择（图 14-1），与 VH 基因连接的还有多样性基因节段（$DH_a \sim DH_x$）、连接链基因片段（$JH_1 \sim JH_6$）和决定重链种类的恒定区基因片段（$C_\mu \sim C_\varepsilon$）。这些基因在 DNA 水平上切断、重组，在 RNA 水平上拼接，与哪一类 C 基因片段连接，即组成哪一类 Ig。Tonegawa（1976）和 Early（1980）等先后证明免疫球蛋白肽链的合成由位于常染色体上彼此不相连锁的三个基因群（重链、γ 链和 κ 链基因群）所编码。所研究过的物种中，它们的胚系 Ig 基因基本相同。编码 Ig 分子的 Igκ、Igλ 和 IgH 基因分别定位于不同的染色体上。目前已知，人的上述 3 个基因座分别定位于第 2、22 和 14 号染色体上；小鼠的则分别定位于第 6、16 和 12 号染色体上。杂交瘤技术使得从分泌特异性鼠 McAb 的杂交瘤细胞中获得特异活性 Ig 基因组成成熟的 mRNA 成为可能，蛋白质基因工程技术使得两种来源不同的编码 Ig 的结构基因重组相嵌，获取目的基因片段，舍弃非目的基因片段，从而构建嵌合 Ig 基因克隆，经表达而制成嵌合 McAb。

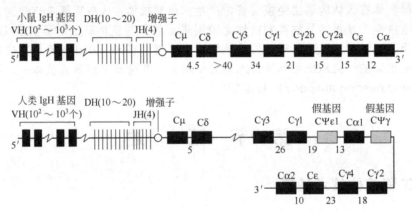

图 14-1　人和小鼠的重链基因结构

三、制备基因工程抗体的基本技术路线

从宏观上看，目前基因工程抗体主要在酵母、大肠杆菌、动物非淋巴细胞中表达有功能活性的 Ig。其生产的技术路线与重组细胞因子相类似，但由于抗体分子结构复杂，并且具有自己的一些特性。因此，基因工程抗体的操作过程也有自己独特的地方。在技术上包括 3 大环节：①分泌单克隆抗体的杂交瘤细胞株的建立；②构建 McAb 的基因文库及其表达载体；③转化到非淋巴细胞中进行表达。

（1）抗体基因的克隆及重组　进行基因工程抗体制备的首要任务是获得能表达抗体肽链的基因片段。C 区基因的序列比较恒定，可以很容易地获得，关键是准确地获得编码抗体可变区（特别是抗原结合位点区）的基因。目前可能从分泌特异性抗体的杂交瘤株的 cDNA 文库和基因组文库中进行筛选。正常情况下 V 区基因不表达，只有经过重排使 V 与 J 相连接后的基因才可以表达出具有抗原结合能力的 Fv 段。因此，无须事先弄清 V 区的氨基酸排列顺序，只需使用 J 链基因（该基因的核苷酸序列变异小，可用于共用探针）探针即可从构建的 cDNA 文库中筛选出含 V 区基因外显子的基因克隆（图 14-2）。

Ig 的 V 基因和 C 基因均由不同的外显子构成，抗体的每个功能区蛋白均由独自的外显子编码，这给体外加工和重组抗体基因组 V 区和 C 区的基因带来了便利，可较容易地进行缺失（deleting）、插入（inserting）、交换（exchanging）及改变外显子的次序。

（2）抗体基因表达载体的构建 为了能运载 Ig 基因，并得以在持续稳定转染的相容细胞中分泌表达，必须构建相应的真核表达载体质粒。这种质粒须具备如下特点：①具备完整的真核转录单位，可以整合到宿主细胞染色体中，并表达或能自行复制其 DNA；②因为只有约 $10^3 \sim 10^6$ 的真核细胞被转染，因此要从中筛选出被转染的阳性表达细胞，所以该质粒应具备选择性基因标记，其基因产物可在选择性培养基中进行鉴别；③其 DNA 片段容易被修饰，可进行适宜的插入或剪接；④内含适宜的限制酶的酶切位点，使适宜的 DNA 片段容易克隆。根据表达时选用的受体细胞类型，可构建各自相应的载体。为生产出具有功能活性的新型抗体分子，需将编码轻、重链的 H 和 L 基因同时导入受体细胞，并使之等量（或接近等量）

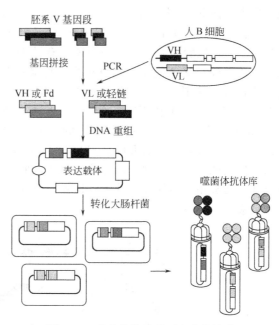

图 14-2 噬菌体抗体基因文库的构建

地表达和装配。目前采用了两种方法：①分别构建表达 H 基因和 L 基因的载体，并用两个载体同时转染受体细胞，该法便于遗传学操作，但只有两种载体同时转染成功并产生等量轻、重链时，才能有效地装配成功能性抗体，因此两种载体应载有不同的抗性基因 [多采用 *neo* 基因转染的细胞（表现为 G418 抗性）和 *gpt* 基因转染的细胞（表现为霉酚酸抗性）]，并同时使用两种制剂做双重抗性筛选；②将轻、重链基因插入同一载体，该法利于筛选，但插入的基因序列过长，给基因操作带来一定的困难。

（3）基因工程抗体的表达 蛋白质的表达系统有很多，其中主要包括大肠杆菌、酵母菌、哺乳动物类细胞、昆虫细胞及植物等表达系统。抗体分子表达使用最多的是大肠杆菌和哺乳类细胞。

哺乳类细胞是真核表达体系，可完成正确的蛋白质修饰和装配，因而表达的抗体分子更接近天然抗体，具有正常的生物活性；缺点是成本高，操作烦琐。人骨髓瘤细胞系来源于肿瘤浆细胞。一般选用本身不产生抗体分子的细胞系，直接用病毒活免疫球蛋白分子的启动子和增强子来表达基因。骨髓瘤细胞的外源性抗体表达量远低于杂交瘤，常将抗体基因与抗药基因相连，经同源重组整合到基因组中。当培养液中该药物浓度增加时，抗药基因的拷贝数增加，同时也扩增了抗药基因两侧的抗体基因，可使抗体的表达产量升高。

第二节 基因工程抗体的种类

现将已研制出多种不同类型的基因工程抗体，分述如下。

一、嵌合抗体（chimeric antibody）

嵌合抗体又称"杂种抗体"（hybrid antibody），是指在同一抗体分子中含有不同种属来源抗体片段的抗体。目前构建的嵌合抗体多为"鼠-人"类型，即抗体的 Fab 或 F(ab′)2 来源于鼠类，而 Fc 段来源于人类（图 14-3）。与小鼠源抗体相比，"鼠-人"嵌合抗体至少有两个优点：一是用人源 Fc 段替代鼠源 Fc 段，可在一定程度上减少体内治疗时所诱导的抗异种球蛋白反应，实验还显示这种嵌合体还有助于减低抗独特型反应（anti-idiotypic response）；二是抗体重链 C 区所代表的免疫球蛋白即同种型（包括类和亚类）的差异可影响抗体的体内功能，如产生补体依赖的细胞毒作用（CDC）、抗体依赖性细胞介导的细胞毒作用（ADCC）及免疫调节作用等。在构建嵌合抗体时，可有目的地改变抗体的类型或亚类（如 IgG1 和 IgG3 比其他种抗体具有更强的 CDC 和 ADCC 效应，可更有效地杀伤肿瘤细胞），增加体内治疗的效果。例如大鼠抗 CAMPATH-1 抗原（该抗原表达于人淋巴细胞和单核细胞表面，但其他类型血细胞及造血干细胞均无此抗原表达）单抗具有抗人淋巴细胞和单核细胞特异性，已被用于体外处理骨髓移植物，清除其中免疫细胞，防止骨髓移植后产生移植物抗宿主反应（GVHR）。

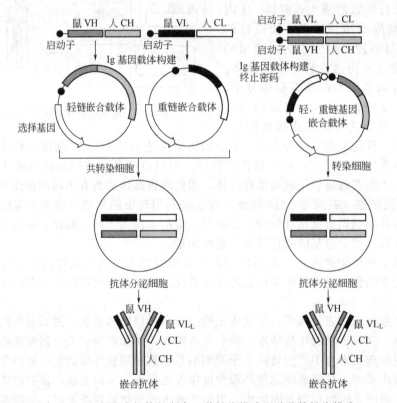

图 14-3　人鼠嵌合抗体的制备（共转染模式和单载体转染模式）

二、人改型抗体（CDR 移植）

即鼠单克隆抗体 V 区的人源化。尽管嵌合抗体 Fc 段换成了人源化，但 V 区保留的鼠源性保守序列仍能诱发 HAMA，因此嵌合抗体不能彻底地消除鼠免疫原性，还需进一步对鼠源抗体的 V 区进行改造。人源化改型抗体是利用基因工程技术，将人抗体可变区（V）中互补决定基序列改换成鼠源单抗 CDR 序列。重构成既具有鼠源性单抗的特异性又保持抗体亲和力的人源化抗体（图 14-4）。改型抗体的产生和发展，使得多种特异的鼠源单抗有可能应用于临床治疗，包括通过人体免疫难以诱生的特异性的抗人抗原抗体，因而有诱人的前景。

三、抗体的小分子化

能与抗原结合的抗体小分子 Fv 片段
称为小分子抗体，包括 Fab、Fv 及单链抗
体可变区片段（ScFv）、双特异性抗体、
单区抗体（H 链 V 区）等。

（1）Fab 抗体 Fab 片段由 H 链 Fd
段和完整 L 链通过二硫键形成的异二聚
体，仅含一个抗原结合位点。用木瓜水解
酶消化抗体可获得 2 个 Fab 片段。在 Fab
基因表达时，5′端带上细菌蛋白信号肽基
因的 Fd 基因和 L 链基因，可在大肠杆菌
细胞壁的周质腔内分泌型表达，形成完整
的立体折叠和链内、链间二硫键，保持

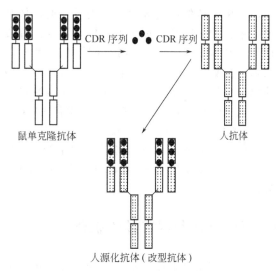

图 14-4　鼠单克隆 V 区人源化（CDR 移植）

Fab 片段的功能。Fd 基因片段和 L 链基因可以分别构建在 2 个载体上，然后共转染细胞，
也可以构建在一个载体上转染细胞进行表达（图 14-5）。

（2）Fv 抗体 Fv 是由 L 链和 H 链 V 区组成的单价小分子，是与抗原结合的最小功能
片段。在 Fv 的基因工程技术中，可以分别构建含 VH 和 VL 基因的载体，共转染细胞，使
之各自表达后组装成功能性 Fv 分子；或者载体中的 VH 和 VL 之间设置终止码，分别表达
2 个小分子片段（图 14-6）。H 链和 L 链的 V 区可由非共价键结合在一起形成 Fv，并能保
持特异结合抗原的能力。

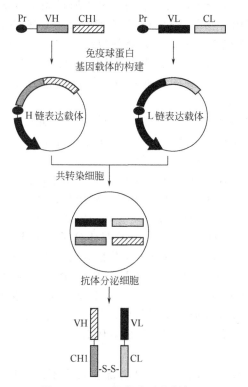

图 14-5　Fab 抗体分子的制备

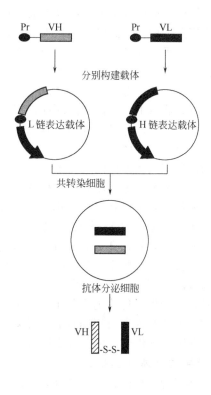

图 14-6　Fv 小分子抗体的制备

（3）单链抗体可变区片段　用适当的寡核苷酸接头将 L 链和 H 链的 V 区连接起来，使之形成单一的多肽链，称为单链抗体可变区片段（single chain Fv，ScFv）。多肽链能自发折叠成天然构象，保持 Fv 的特异性和亲和力，且稳定性大大提高了。ScFv 中连接 DNA（linker DNA）的设计原则是 DNA 接头编码的氨基酸不干扰 VH 和 VL 的立体构象和妨碍抗原结合部位，其氨基酸组成应当为亲水性且侧链应少，便于折叠和减少抗原性。一般由丝氨酸组成（Gly4Ser）$_n$，它的长度至少含 10 个氨基酸残基，通常是 14 或 15 个氨基酸残基。ScFv 的优点是分子量小、免疫原性弱、渗透力强，并有药物导向、中和毒素等功能。缺点是无抗体 C 区，不能介导抗体的其他生物学效应。

另外，利用单价的 Fv 片段和 ScFv 还可构建双价抗体，即双价单特异性抗体和双价多特异性抗体。

四、双价抗体和双特异性抗体

上述通过基因工程技术构建的小分子抗体都是单价的，无法将小分子抗体构建成双价的抗体分子，以使其结合效能得到提高。而双价 ScFv 与抗原结合比单价 ScFv 更敏感、亲和力更高，这种双价抗体在结构和功能上更接近亲本抗体。双价抗体分子片段可从 Fab、Fv 或 ScFv 组建，双体的连接可在体外或体内进行。如将特异性不同的两个小分子抗体连接在一起，则可得到双特异性（bispecific）双价抗体，亦称双功能抗体，其两个抗原结合部位具有不同的特异性。

1. 双价抗体分子

（1）双价抗体分子片段的体外构建　在小分子抗体的羧基端设计半胱氨酸残基，如带铰链区的 Fab 片段或带半胱氨酸残基尾巴的 ScFv，可在体外通过化学交联成为双价抗体分子。亮氨酸拉链（leucine zipper）也用来构建双价抗体分子，两个蛋白质分子通过亮氨酸残基间疏水作用形成的拉链式结构形成双体。原癌基因产物 Fos 和 Jun 是典型的带亮氨酸拉链结构的蛋白质分子，在两个 Fab 的 CH1 末端分别剪接 Jun 和 Fos 亮氨酸拉链结构，而后匹配成双价抗体，两个不同抗体片段通过此连接可生成双特异性抗体或称双功能抗体。如抗 CD3 和抗 IL-2R 的 Fab 生成的双价 Fab 在体外混合，所得到的这种双特异性抗体分子可以介导 T 细胞对表达有 IL-2 细胞的杀伤作用。

（2）双价抗体分子的细胞内构建　通过对小分子抗体基因的改造修饰，使细胞直接表达双价抗体分子，较体内构建更为简便有效。目前有以下几种：①在小分子抗体上设计半胱氨酸及能促进双聚体形成的结构域，使小分子抗体在大肠杆菌的分泌型表达过程中在质周腔内形成双体。最初设想在小分子抗体羧基端加上半胱氨酸，使其形成二硫键而成双体，但在细胞内双体化的效率极有限。在小分子抗体羧基端安上的双聚体化的结构域目前大致有 Ig 稳定区 CH3，亮氨酸拉链及螺旋-转角-螺旋结构（helix-turn-helix）等。螺旋-转角-螺旋结构双体化的性能较好，亮氨酸拉链结合设计半胱氨酸也可得到稳定的双体分子。关于靠 CH3 的作用，目前亦有初步报道。②在基因构建上直接将两个抗体分子片段融合，如用一个柔性较强的肽段将两个 ScFv 首尾连接。③双体分子（diabodies）：使两个 ScFv 的 VH 和 VL 相互配对，可产生双价的抗体分子。一般 ScFv 的构建需设计 1 个含 10 个以上氨基酸的接头，以使 VH 和 VL 能形成正确折叠；缩短接头，如设计成 5 个氨基酸，甚至不用接头，将 VH 和 VL 直接首尾相连，可促进不同分子间的 VH 和 VL 的配对形成双体分子。

2. 双特异性抗体（BsAb）

也称双功能抗体或杂交抗体，为非天然抗体。其两个抗原结合部位具有不同的特异性，因此，化学结构上虽是双价的，结合抗原的功能却是单价的。不同于天然抗体，后者在化学结构及功能上均是双价的（图 14-7）。

BsAb 具有许多不同于天然抗体的生物学特性。由于其双特异性，它可以同时与两种抗原发生反应并使之交联，因而可介导标记物与靶抗原结合，或使某种效应因子定位于靶细胞，在介导肿瘤的细胞杀伤中尤为有用。

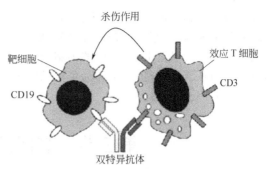

图 14-7　双特异性抗体

（1）化学交联 BsAb　BsAb 制备始于化学交联。分别分离纯化两种亲本单抗，采用还原剂使其解链，获得单价抗体。之后采用异双功能交联剂，把两种具有不同抗原特异性的单价抗体或其片段交联起来。

（2）细胞工程 BsAb　通过细胞融合的方法制备 BsAb。可将分泌单抗的杂交瘤与经免疫的脾细胞融合，或使两种分泌不同特异性单抗的杂交瘤彼此融合。

（3）基因工程 BsAb　多采用抗体分子片段，如 Fab、Fv 或 ScFv，经基因操作修饰后，或体外组装为 BsAb，或直接表达分泌型的 BsAb。

五、抗体融合蛋白

将抗体分子片段与其他蛋白融合，可得到多样性生物功能的融合蛋白，这种抗体融合蛋白有多种不同的构建方式，如将 ScFv 或 Fab 段与其他生物活性蛋白融合可将特定的生物学活性导向靶部位；在融合时可根据需要保留某些恒定区，使其具备一定的抗体生物学效应功能；将非 Ig 蛋白与抗体分子的 Fc 段融合，可改善其药物动力学特性，并可使某些生物学活性与抗体的生物学效应功能联结在一起；将 ScFv 段与其他细胞膜蛋白融合可得到嵌合受体，赋予特定的细胞以抗原结合的能力。

（1）免疫导向　将毒素、酶、细胞因子等生物活性物质与抗体融合，通过这些抗体的引导可将这些生物活性物质导向到特定的靶部位，更有效地发挥其生物学功能，减少副作用，在临床上有良好的应用前景。

恶性肿瘤的导向治疗是这一类融合蛋白的主要应用领域，抗肿瘤相关抗原的抗体与毒性蛋白融合形成的重组毒素或免疫毒素可将细胞杀伤效应引导到肿瘤部位，其抗体部分多使用单克隆抗体或单链抗体，常用的毒素有铜绿假单胞菌外毒素，白喉毒素及蓖麻毒素等。抗体与细胞因子融合也可用于肿瘤的导向治疗，常见的细胞因子有 IL-2、TNF 及 IFN 等。

免疫导向治疗并不局限于肿瘤，可能对多种疾病起到治疗作用，如将抗纤维蛋白的 ScFv 与纤维蛋白溶酶原激活物基因拼接表达的融合蛋白可促进血栓溶解。

利用抗体融合蛋白的双重结合特性，将效应细胞与靶细胞连在一起也可达到免疫治疗目的，如将抗 CD3 抗体与上皮生长因子（EGF）的基因拼接所形成的融合蛋白可以将表达有 CD3 的 T 细胞与带有 EGF 受体的肿瘤细胞连接起来，介导 T 细胞杀伤效应。

（2）嵌合受体　将 ScFv 与某些细胞膜蛋白分子融合，所形成的融合蛋白可表达于某些细胞表面，称为嵌合受体。如将抗体的可变区基因与 T 细胞上 TCR 的 α 链和 β 链的恒定区融合，将融合基因导入 T 细胞，可使 T 细胞具有该抗体的特异性，对表达相应抗原的靶细胞产生细胞杀伤效应。又如将 ScFv 与 IgG Fc 受体的穿膜部位和膜内部位连接，将 ScFv 表达到 LAK 细胞或 TIL 细胞，赋予这些细胞以识别特异性。

（3）含 Fc 段的抗体融合蛋白　将某些蛋白质与抗体 Fc 段融合可产生两种效果：一是增加该蛋白质分子在血液中的半衰期；二是通过该蛋白分子与其配体的相互作用将 Fc 段的生

物学效应引导到特定目标。一个突出的例子是 CD4 与 Fc 融合的构建，将 CD4 分子的细胞膜外部分基因与 Fc 基因融合后在真核细胞表达，分泌到胞外，此融合蛋白可阻断 HIV 对敏感细胞的感染，可对 HIV 感染的细胞介导 ADCC 活性，可激活补体。由于 CD4 属于黏附分子范畴，CD4-Fc 融合蛋白又称为免疫黏附素，另一个免疫黏附素的例子是肿瘤坏死因子受体和 IgG Fc 受体的融合蛋白。

第三节 基因工程抗体的应用

一、基因工程抗体的治疗潜能

目前天然的人或动物源性抗体（特别是单克隆抗体）在临床上仍有应用，但由于它们来源的限制及免疫原性问题，预计很快将由基因工程抗体代替，现在已获批准上市的抗体药物 70%～80% 为基因工程抗体（表 14-1）。小鼠杂交瘤单抗 17-1A 是针对人胃肠道肿瘤的特异性抗体，现已成功地用于人结肠癌、胰岛腺癌的临床（Ⅰ、Ⅱ期）治疗。Sun 等制备的鼠-人嵌合抗体"VH（鼠）-$C_{\gamma3}$（人）；VL（鼠）-Ck（人）"与天然 17-1A 抗体具有相同的反应性，并能参与由人效应细胞介导的 ADCC 作用。体内治疗性研究还显示，多种鼠-人嵌合性抗体与人体内效应性细胞的作用均比天然小鼠抗体高。基因工程抗体的治疗范围与天然抗体相似，可能用于恶性肿瘤、自身免疫病、超敏反应性疾病及器官移植排斥反应等的治疗。到目前为止，用于防止移植排斥反应的基因工程抗体，至少有 7 种已进入二、三期临床。

表 14-1 已批准上市的治疗性单抗

抗 体 名 称	抗 体 种 类	靶向抗原	适 应 证	批 准 日 期
OKT3	鼠单抗	CD3	移植排斥	1986
Panorex	鼠单抗	17-1A	大肠癌	1995(德国)
ReoPr o	人-鼠嵌合 Fab	血小板受体Ⅱb、Ⅲa	冠心病	1994
Zenapax	人源化抗体	CD25	移植排斥	1997
Rituxan	人-鼠嵌合抗体	CD20	淋巴瘤	1997
Simulect	人-鼠嵌合抗体	CD25	移植排斥	1998
Remicade	人-鼠嵌合抗体	TNF-α	炎症性肠病、类风湿性关节炎	1998 1999
Herceptin	人源化抗体	HER-2	乳腺癌	1998
Synagis	人源化抗体	RSV F 蛋白	RSV 感染	1998
Thymogloblin	兔多抗		移植排斥	1998
Mylotarg	人源化抗体化疗药物交联物	CD33	淋巴瘤	2000
Campath	人源化抗体	CD52	淋巴瘤	2001

二、基因工程抗体作为诊断试剂的价值

新型重组相关性分子，如特异性 Fab 或 Fv 段与某些酶类相结合，可成为有用的 ELISA 制剂。若与某些显影性物质或同位素相连接，可广泛用于临床的影像学诊断和肿瘤定位等。由于重组相关 Ig 分子可减小非特异性吸附（特异性好）、分子量较小（易于穿过某些屏障，

排泄迅速），有可能在未来取代目前常用的天然多抗诊断试剂。

三、基因工程抗体技术用于 Ig 超家族成员的研究

尽管基因工程抗体技术主要用于生产和分析分泌型 Ig 分子，它同样可用于研究膜表面型 Ig 分子。机体内存在一个复杂的 Ig 超家族，它们具有相类似的 Ig 结构，因此完全可将基因工程抗体技术（或与之相似的技术）用于 Ig 超家族其他成员的研究。TCR 是 Ig 超家族成员之一，在了解了 TCRα 和 TCRβ 的基因后，许多学者就试图制备 TCR-Ig 嵌合分子。即 TCR 细胞外区与 Ig 的 C 区相连接的分子。这既有助于揭示 TCR 的表达、调节及结构功能，也有助于生产可溶性 TCR 分子。

除上述用途之外，由基因工程技术制备的重组抗独特型疫苗可用于某些疾病的预防；将编码抗体 Fab 的基因与编码某些提取困难的蛋白（如细胞因子）基因相融合，生产出的"抗体-因子"型融合蛋白将帮助因子类蛋白的提取纯化（利用抗原亲和层析柱先提取融合蛋白，经水解去除抗体组分，即获得高纯度的因子类蛋白）；将 Fab 基因与编码未知蛋白的基因相连接，形成的融合蛋白，将有助于揭示未知蛋白功能、特性及细胞分布。另一方面，重组 Ig 基因表达性研究，也将促进对 Ig 基因表达、调控及结构功能关系的了解。

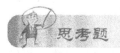 **小 结**

1989 年 Huse 等首次构建了抗体基因库，从而使抗体的研究从细胞水平进入到分子水平。血清多克隆抗体、杂交瘤单克隆抗体技术以及 DNA 重组技术的发展，促进了基因工程抗体技术的产生，从而使抗体的研制进入了第三阶段。基因工程抗体是指利用 DNA 重组技术和蛋白质工程技术对编码抗体分子基因按不同需要进行加工改造和重新装配，再转染到合适的受体细胞所表达的抗体分子。基因工程抗体技术包括人鼠嵌合抗体（chimeric antibody）、人改型抗体（reshaped human antibody）、双特异性抗体（bispecific antibody）、小分子抗体及抗体融合蛋白等基因水平改造的单克隆抗体技术及近年来发展起来的抗体库技术。基因工程抗体可以对抗体的单区抗体（H 链 V 区肽链）、最小识别单位（CDR3）、Fv、Fab，甚至对完整的抗体分子进行改造，大大降低了鼠单克隆抗体的异源性，同时还可以根据需要在抗体分子上连接治疗或诊断运用的药物及其他分子，使单克隆抗体在临床治疗中具有广阔的应用前景。

思考题

1. 简述制备基因工程抗体的基本技术路线。
2. 何谓人改型抗体？分析人改型抗体的应用前景。

第十五章

催化性抗体

酶（enzyme）是活细胞产生的具有催化作用的有机物，除少数 RNA 外几乎都是蛋白质。抗体酶（abzyme）又称催化性抗体（catalytic antibody）是一类具有催化功能的抗体分子。抗体是由抗原诱导产生的能与抗原特异结合的免疫球蛋白，要使抗体成为具有催化功能的抗体酶，只要在抗体的可变区赋予酶的催化特性，就可能成为抗体酶。抗体酶是一个新兴的研究领域。抗体酶的优越性在于它突破了酶催化反应不能普遍化的限制，扩大了酶的催化范围。

第一节　抗体酶概述

酶是大自然赋予生命的特殊礼物，酶能使在体外难以进行的或速度极慢的反应，在瞬间即完成，且具有高度的选择性，只有这样才能保证生命过程进行得收发自如、井然有序。酶所具有的非凡能力，使化学家们试图为每一个有意义的反应都寻找出类似于酶的高效催化剂，以应用于工业和医药等领域的生产。

一、人工模拟酶的梦想

模拟酶是 20 世纪 60 年代发展起来的一个新的研究领域，是仿生高分子的一个重要内容。1946 年，鲍林（Pauling）用过渡态理论阐明了酶催化的实质，即酶之所以具有催化活力是因为它能特异性结合并稳定化学反应的过渡态（底物激态），从而降低反应能级。然而，对于与生命活动无关的化学反应，大自然中并不存在相应的酶。那么，是否能为那些反应设计出相应的酶呢？

将无活性的胰蛋白酶原去掉 6 个氨基酸，就变成了有活性的胰蛋白酶。可见胰蛋白酶的催化活性与这 6 个氨基酸无关。研究证明，胰蛋白酶的活性主要是由组氨酸、丝氨酸、缬氨酸等氨基酸所构成的"活性中心"决定的。科学家们由此获得启发，通过合成酶分子的"活性中心"就可以获得类似的催化性质。一些化学家根据这一简化原则进行"模拟酶"的研究，取得了一些可喜的成果。例如人工合成的模拟酶——环糊精模拟酶（图 15-1），它仅仅是由葡萄糖单体组成的环状低聚糖，但它像天然酶那样有选择地把具有一定形状和疏水性质的分子结合到自己的催化基团周围，即具有类似于酶的区域选择性，这种人工合成的环糊精模拟酶能催化芳香环和甾体烃的氯化反应。

目前，模拟酶已成为一个崭新的研究领域，是仿生高分子的一个重要的内容。目前模拟酶的研究主要有以下几方面。

（1）模拟酶的金属辅基　有一类复合酶，除蛋白质外，还有含金属的有机小分子物质或简单的金属，叫做辅酶或辅基。辅基在催化反应中起着重要的作用。有一些研究工作就是模拟酶分子中的金属辅基。例如，模拟过氧化氢酶分子中的铁卟啉辅基，合成了分解过氧化氢

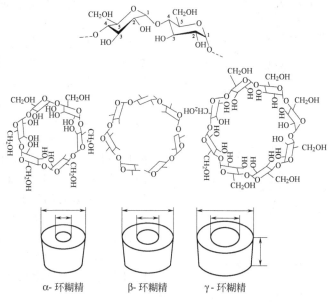

图 15-1 人工合成的环糊精模拟酶

的酶模型——三亚乙基四胺与三价铁离子的络合物。这个模型在 pH9.5 和 25℃的条件下，其催化速率是血红蛋白或正铁血红素在同样条件下的 1 万倍。化学模拟生物固氮同样是模拟固氮酶的金属辅基。

(2) 模拟酶的活性功能基 酶分子中直接与酶催化反应有关的部分称活性中心，通常是由几个活性功能基组成。例如牛胰核糖核酸酶的催化中心是肽链序列中第 12 位和第 119 位的两个组氨酸。奥弗贝格等根据胰凝乳蛋白酶的催化中心与丝氨酸的羟基、组氨酸的咪唑基和天冬氨酸的羧基有关的事实，用乙烯基苯酚与乙烯基咪唑进行共聚合，制得带有羟基和咪唑基的胰凝乳蛋白酶模型。用这个模型聚合物作为 3-乙酰氧基-N-三甲基碘化苯胺水解的催化剂，当 pH 为 9.1 时，其活性比单一的乙烯基咪唑高 63 倍。

(3) 模拟酶的高分子作用方式 酶是一类由氨基酸组成，以多肽链为骨架的生物大分子。人们利用高分子化合物作为模型化合物的骨架，引入活性功能基来模拟酶的高分子作用方式。例如，用相对分子质量为 40000～60000 的聚亚乙基亚胺作为模型化合物的骨架，引入十二烷基和咪唑基，合成一个硫酸酯酶模型。用这个模型聚合物催化苯酚硫酸酯类化合物的水解，其活性比天然的 II 型芳基硫酸酯酶高 100 倍。

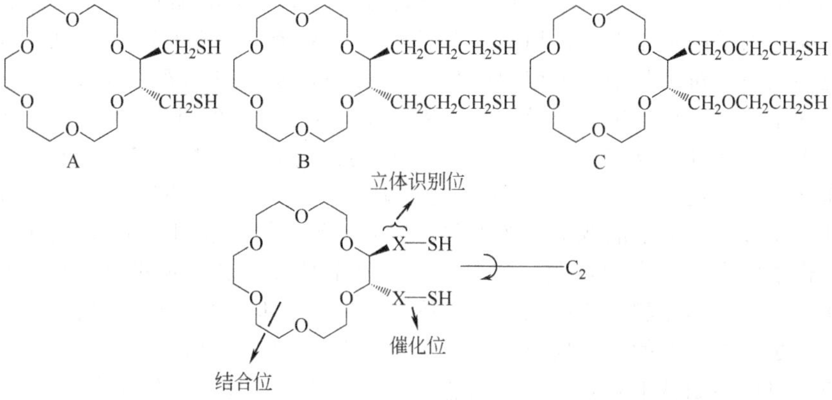

图 15-2 冠醚水解酶模拟物

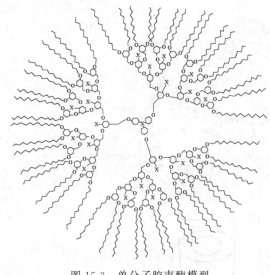

图 15-3　单分子胶束酶模型

（4）模拟酶与底物的作用　酶分子具有一定的空间构型，它与被催化底物的作用在构型上有较严格的匹配关系，体现了酶的专一性。为了模拟酶的结合功能，近年来人们合成了许多冠醚化合物来模拟酶（图 15-2）。冠醚空穴尺寸的不同，其对底物的选择性也不一样。

（5）模拟酶的性状　在水溶液中，酶形成巨大的分子缔合体（胶束），构成同一分子内的疏水和亲水微环境（图 15-3）。模拟酶的这种微环境中的化学反应的特殊性质，也是模拟酶的一个重要方面。有人利用组氨酸的衍生物十四酰组氨酸与十六酰烷基-三甲基溴化铵组成两种分子的混合微胶束，来催化乙酸对硝基苯酯的水解，其速率比组氨酸增加了 100 倍。

二、模拟抗体酶

抗体由两条轻链和两条重链组成。轻链和重链都分为可变区和恒定区。由轻链和重链的可变区中的氨基酸残基构成的结构通过氢键、盐键和范德华力等非共价键，与抗原特异性结合。这与酶和底物的结合方式非常相像。所不同的是抗体的可变区可以和形形色色的抗原结合。

1969 年杰奈克斯（Jencks）在过渡态理论的基础上猜想：若抗体能结合反应的过渡态，理论上它就能够获得催化性质。1984 年列那（Lerner）进一步推测：以过渡态类似物作为半抗原，则其诱发出的抗体即与该类似物有着互补的构象，这种抗体与底物结合后，即可诱导底物进入过渡态构象，从而引起催化作用。根据这个猜想列那和苏尔滋（Schultz）分别领导各自的研究小组独立地证明了针对羧酸酯水解的过渡态类似物产生的抗体，能催化相应的羧酸酯和碳酸酯的水解反应。1986 年美国 "Science" 杂志同时发表了他们的发现，并将这类具催化能力的免疫球蛋白称为抗体酶或催化抗体。

抗体酶首先是从具有酯酶活性的抗体找到突破口的。1986 年，美国斯克里普斯（Scripps）临床研究所的研究人员宣布，他们成功研制了对羧酸酯具有水解活性的抗体酶。同年，美国加州大学的舒尔茨（Schultz）等宣布，单克隆抗体 MOPC-167 可以催化碳酸酯的水解。他们认为，对硝基苯酚磷酸胆碱酯（p-NPPC）是相应羧酸二酯水解反应的过渡态类似物，以这个类似物作半抗原诱导产生了单克隆抗体。抗体酶具有较高的催化效率，可提高反应速度 $10^3 \sim 10^6$ 倍，甚至更高。例如，抗体酶催化的对乙酰氨基苯乙酸乙烯酯的转酯反应，比非催化反应速度快 $10^6 \sim 10^8$ 倍。抗体酶是一个新兴的研究领域。抗体酶的优越性在于它突破了酶催化反应不能普遍化的限制，扩大了酶的催化范围。例如，目前多糖的测序和合成仍是化学中尚未解决的难题，如果专一性水解糖苷键和生成糖苷键的抗体酶获得成功，就可能解决多糖测序和合成的问题；抗体酶也将进一步扩大某些类型的反应范围，如酰胺的水解反应是一类重要的化学反应，通过引入辅基、建立合理的过渡态模型和催化位点的诱导等手段，将可能制备更有效、具备任意水解专一性的抗体酶。舒尔茨（Schultz）预言，可通过抗体酶的研制，生成一类新型的蛋白酶，他称之为序列专一性多肽水解酶。该酶能按人们设计，对特定的肽键进行水解。这类酶将成为研究蛋白质结构的工具，使蛋白质测序变得简单而有效，也可用来专一性地破坏病原菌蛋白质，或者可以作为清除病人血管壁上的血液凝块的药物。目前制备的抗体酶的催化能力与天然酶相比，还有很大的差距。天然酶催化的效率高达 10^7 倍以上，而抗体酶除个别外，一般都在 $10^3 \sim 10^4$ 倍的范围。提高抗体酶的催化效率，半抗原的合理设计是第一位的。半抗原的设计应考虑过渡态、催化基团和辅基等因素的影响，计算机辅助设计在这里将有可能发挥重要作用。另外，借助分子生物学手段（如定位突变技术）对抗体的重链和轻链进行改造，使之具备催化位点和辅基结合位点，可以加强其催化能力。

第二节 抗体酶的催化特点和作用机制

一、抗体酶的催化特点

与天然酶的催化特性相比，抗体酶的催化有以下特点。

（1）能催化天然酶不能催化的一些反应 抗体的多样性决定了催化性抗体的催化反应类型具有多样性。催化抗体的构建，表明可能通过免疫学技术，为人工酶的设计和制备开辟一条新的、实用化的途径。这种利用抗原、抗体识别功能，把催化活性引入免疫球蛋白结合位点的技术，或许可能发展成为构建某种具有定向特异性和催化活性的生物催化剂的一般方法。例如，有可能构建出一些特殊的生物催化剂，用于催化自然界的酶尚不能催化的特殊化学反应。运用单克隆抗体技术，可以诱导产生具有多种多样底物特异性的、具有特殊用途的蛋白质，用于分子识别、药物检测或解毒等方面。还可以构建能裂解病毒，或对肿瘤具有特异性的抗体，这种催化抗体在治疗上的运用可能是大有前途的。

（2）有更强的专一性和稳定性 与天然酶相比，催化性抗体催化反应有高度的专一性与稳定性。催化性抗体作为一种具有酶和抗体双重功能的新型生物大分子，用作分子识别元件，具有优于酶和抗体的突出特点。由于作为酶分子的催化性抗体为 IgG，其蛋白性质较酶蛋白更稳定，作用更持久；同时，天然酶分子底物识别部位所含有的氨基酸一般为 7 个左右，而催化性抗体底物识别部位的氨基酸约为 $15 \sim 20$ 个，从而增强了催化反应底物的特异性。所以与天然酶相比较，它具有更高的专一性和稳定性。并且催化抗体与配体底物抗原的识别结合又不同于一般的抗原、抗体反应。因为配体底物抗原与催化抗体的活性部位结合后，会立即发生催化反应，释放产物，所以每一次分子反应之后，抗体的分子识别位点都可以再生，这就使催化抗体能够作为一种可以连续反复使用的可逆性的酶分子。

（3）与天然酶的催化作用机制不同 酶催化作用机制是"锁钥学说"（lock and key）及"诱导契合学说"（induced fit）；而催化性抗体的催化机制目前还没有完全搞清楚，Janda 曾提出"识别开关"或"诱饵开关"（bait and switch）机制，即抗体将底物"钓进"抗体结合部位，然后使其与抗体结合，打开底物转化为反应过渡态的"开关"，导致共价键断裂，形成产物。酶与底物结合程度即亲和力，用 Km 表示；而抗体可用解离常数 Kd（抗原-抗体）和 Km（抗体-底物）来比较分子识别程度，从而改进分子设计。对天然酶来说，在研究催化机制时，需要分析蛋白的晶体结构，探索其空间、电荷分布情况。如果只用化学修饰、蛋白质工程技术很难确切知道活性部位的空间结构；而对催化性抗体来说，因为采用事先设计的化合物作为半抗原，根据抗体和抗原间的互补关系，直接推测催化性抗体活性部位的结构，对其催化机制进行研究。

天然酶的种类是在物种的长期进化过程中形成的，因此其数量相对稳定；而催化性抗体则是运用化学、免疫学、分子生物学、分子遗传学等技术人工制备的与天然酶具有相似酶活性的抗体，甚至可以产生自然界中不存在的新酶（即超自然酶），这对于酶的催化反应机制研究及实验应用都有重要意义。

二、抗体酶和常规抗体作用的比较

诱导催化性抗体活性的设想，最早起源于人们对抗体与酶相同点的观察。抗体和酶同属蛋白质，它们对各自配基（即抗原与底物）的结合具有高度的专一性。而且，就结合的物理过程而言，是氢键、离子键、疏水基等依赖于双方的极性互补，及立体互补的非共价性的作用力在蛋白质与配基之间相互作用的结果，并无本质区别。但两者在以下方面各有特点。

（1）反应的特异性 抗体的产生是针对抗原表面的决定簇，无论是催化性抗体与底物抗原作用还是抗原、抗体作用，都有很高的特异性。但在抗体、抗原作用中，抗体特异结合基态抗原分子，而由于催化性抗体是用底物过渡态的类似物作抗原制备而得，其与底物作用主要是选择性地与底物过渡态抗原结合形成稳定的催化性抗体-底物过渡态抗原复合物，针对的位点是底物抗原中的酶活性中心，要求有更高的特异性。

（2）反应的可逆性 催化性抗体和底物的作用与抗体、抗原作用一样都是可逆的，但抗原、抗体作用形成免疫复合物后需在一定理、化条件下，抗与体抗原才会分离，而催化性抗体与过渡态抗原结合，完成反应过程后，可从底物抗原中自动游离参与新一轮的反应。

（3）反应的量效关系 当抗体与抗原比例最合适时，抗体、抗原反应最充分，复合物最多，反应最明显也最为快速，无论是抗体或抗原过剩都不利于反应。而当其他条件相同时，底物抗原的浓度又足以使所有催化性抗体都能结合为催化性抗体-底物过渡态抗原复合物时，则催化性抗体浓度越大，催化性抗体-底物抗原反应速度也越快，体现了催化抗体的催化特性。

（4）发生反应的过程 从反应过程来看，催化性抗体和底物作用与抗体、抗原作用都可分为结合阶段与反应阶段。在结合阶段两者没有什么区别，但反应阶段抗原、抗体作用后产生凝聚、沉淀等分子形态学变化，但不改变抗原分子结构；而催化性抗体与底物抗原结合后，将引起底物分子内结构的改变，而有利于反应的进行。

三、抗体酶催化作用的机制

用不同方法制备的催化性抗体作用机制不尽相同。如化学突变法制备的催化性抗体直接作用于底物抗原。再如制备的醛缩酶催化抗体，其催化机制类似于天然酶，与半抗原结合后，分步攻击第一底物抗原和第二底物抗原，形成新的碳-碳化合键。有的催化性抗体与天然的蛋白水解酶类似，具有相似的催化活性位点，而有的催化性抗体中有 Ser-His 位点，类似于丝氨酸蛋白酶中的催化位点 Ser-His-Asp。但过渡态理论也是催化性抗体催化作用遵循的原则，具体内容详见生物化学等有关专著。

催化性抗体催化作用的机制如下。

（1）水解作用 水解反应是催化性抗体催化作用研究最早的反应类型之一，定向断裂肽键的能力也是催化性抗体研究的重要目的，因为这类催化剂在控制生物体系中有很大的潜在应用价值。

（2）基团转移 一般而言，基团转移反应的催化作用有两种类型：抗体同时结合供体和受体的直接基团转移及通过先形成共价结合的抗体-供体中间体的间接基团转移。例如，用磷酸酯半抗原诱导产生的催化性抗体，其催化的双分子转酰基反应为"乒乓"反应机制。此催化性抗体先催化底物水解生成乙醛，并形成抗体-酰基复合物中间体，然后此复合物中酰基转移给受体，完成酰基转移形成产物。

（3）连续反应 催化性抗体领域一个引人注目的方面是设计没有酶的对应物及专一性和多用性超过现有的大分子组合体的催化体系。由诱导的催化性抗体催化，经过中间物，形成产物。在这些反应中，抗体可以选择性催化不同反应。

第三节 抗体酶的制备原则

抗体多样性的特点为研制催化性抗体提供了充分可能。但抗原能诱导出具有酶活性的抗体是真正实现抗体向酶转变的关键。抗体只有具备了酶的结构特征，才可能具有催化活性。因此，就必须在抗原的结构上进行改造，以使其诱导的抗体具有酶的结构。而改造抗原的根据，或者说抗原设计的原则，就是酶的催化机制。所以催化性抗体的设计主要是以过渡态理论与免疫学原理为依据。因为酶与底物和抗体与抗原的结合均具有高亲和力和空间结构及电荷分布上的互补特性。但两种结合的对象不同；而抗体则只与低能的结构结合。因而在正常情况下抗体不具备催化活性。按上述原理，如果利用某一反应过渡态的模拟物作为免疫原，就会得到催化该反应的抗体。若这一过渡态模拟物在结构上是稳定的，便能利用化学手段加以合成。

一、催化性抗体制备的基本方法

由于酶与其催化的活性化合物之间具有结构互补的性质，即酶分子与"反应过渡态"化合物互补，从分子识别角度来看，这种互补关系类似于抗体、抗原间的互补作用。所以催化性抗体最初的生产手段是按以下步骤进行的：首先合成稳定的反应过渡态类似物，将此类似物作为半抗原与载体蛋白相连，再免疫动物制备单克隆抗体，由它诱导产生的抗体，可以按预定方向取得催化活性。该方法中最重要的是半抗原的分子设计与合成。

现将制备催化性抗体的几种主要方法简介如下。

（1）单克隆抗体技术 该法较为常用，是经体内免疫后再进行细胞融合制备催化性抗体的经典方法。首先选择或合成与过渡态立体结构相似的模拟物作半抗原，偶联适当的载体后免疫动物，从产生的约 10^4 种抗体分子中，可筛选到约 $25\sim90$ 种能结合半抗原的单克隆抗体，再从中筛检催化性抗体。该制备方法的关键是要有合适而稳定的过渡态模拟物作半抗原，以产生与过渡态高度亲和的催化性抗体。Smith 等已制备出双功能模拟物，既模拟过渡态又模拟底物初态。Tsumuraga 等用多种半抗原分次免疫，获得了亲和力及催化活性均有所提高的催化性抗体。

（2）抗体基因组合文库法 由免疫学理论可知，对独特的分子抗原，动物可有 $5000\sim9000$ 个不同的 B 细胞产生抗体，而通过细胞融合产生的单克隆抗体一般只有上百个。随着基因工程技术的不断发展，人们引入组合文库的方法，以期绕过杂交瘤技术，并扩大待筛检抗体的容量（达 $10^5\sim10^8$ 种抗体）。抗体的轻链基因和重链基因随机组合，重组入大肠杆菌表达载体。这样随机组合的抗体种类可达 $10^5\sim10^8$ 种，形成抗体组合文库。假设库容量为 4×10^6，筛选阳性克隆的频率为 1/4500，约有 900 个克隆可用于活性检测。引入链交替法（chain shuffling），还能进一步扩大库容量。抗体 Fab 段或轻链、重链可变区连接而成的单链抗体均可在大肠杆菌中表达。根据表达载体不同，可用不同的筛选方法。若轻、重链基因融合前导肽序列，重组 λ 噬菌体，表达产物在周质（periplasm）完成折叠和组装，分泌至培养上清，用硝酸纤维素膜可俘获抗体。

（3）多克隆催化抗体　最初获得的催化性抗体都是单克隆抗体，因为早期产生多克隆催化抗体的努力几乎都没有成功。目前催化各种反应的多克隆催化性抗体的报道正在增加，并且发现了催化水解反应的人自身抗体。多克隆催化产生抗体有以下优点：①相对于单克隆抗体造价较低，并且制备相对简单、快速；②作为催化剂在技术领域有广泛的应用前景；③可用此评估包括诱导血清中催化活性的可能的治疗策略；④通过分析一系列结构相关的半抗原并比较由它们所得出的催化性抗体的催化活性来辅助设计半抗原。并且在试图获得单克隆催化性抗体之前，最好通过产生多克隆催化性抗体来确定半抗原的设计和合成的可行性。

（4）自身催化性抗体　目前已发现的具有催化活性的自身抗体有以下几种。

① 水解 VIP 的自身抗体：最早发现具有催化活性的自身抗体是 1989 年从部分正常人和支气管哮喘病人血清中分离出来的 VIP 抗体，属 IgG 类型。VIP 即血管活性肠肽（vasoactive intestinal peptide），由 28 个氨基酸残基组成，在体内具有广泛的生物作用。VIP 自身抗体可将 VIP 水解成两个片段，反应动力学完全符合米氏方程。这一发现赋予自身抗体以全新的功能。

② 能切割 DNA 的自身抗体：在系统性红斑狼疮病人血清中发现了具有 DNA 切割活性的自身抗体，有 IgG，也有 IgM。通过琼脂糖凝胶电泳观察到，这种抗体可使质粒 pUC18 的超螺旋松解。进一步分析表明，这是一种依赖于二价离子的多位点切割的活性抗体。将有切割 DNA 活性的自身抗体与大肠杆菌 DNA 酶 I 和人血清 DNA 酶进行比较，发现该抗体的催化效率比人血清 DNA 酶高一个数量级，但比 DNA 酶 I 低两个数量级。用这三者对同一段大鼠 DNA 进行酶切图谱分析，他们还发现 DNA 抗体具有与其他两种酶完全不同的切割样式，说明其切割并不是随机的。

③ 具有乙酰胆碱酯酶活性的抗独特型抗体：根据免疫网络学说，抗独特型抗体的结合位点具有与初级抗原表位（epitope）相似的结构。由此推论：如果某一抗体针对某一酶的活性部位，那么，以该抗体免疫动物，将可产生与该酶活性部位有相似结构（即所谓"内影像"）的抗独特型抗体；结构决定功能，该抗独特型抗体应该可以模拟该酶的活性。这无疑是一条制备催化性抗体的新途径。

（5）其他制备方法　除上述几种主要的产生催化性抗体的方法以外，最近又发展了几种新的制备方法：①化学诱变法，将合成的或天然的具有催化活性的基团通过化学修饰法（半合成抗体法）引入到抗体分子中；②蛋白质工程技术，通过蛋白质工程技术使抗体结合部位的氨基酸残基产生定向改变，既可以直接产生酶活性，也可以对初步具有酶活性的抗体进行进一步改造，构建高活性抗体；③相似分子诱导法，在反应过渡态类似物难以合成的条件下，采用化学结构相似的分子如酶的抑制分子做半抗原，也可筛选到催化性抗体，因为免疫系统对一个半抗原可以产生一些结构大致相同，但却存在细微差别的抗体，因此用含有与半抗原类似结构的化合物筛选单克隆抗体，也会找到所需要的有特殊识别功能及催化作用的催化性抗体；④共价抗原免疫法，这是在亲和标记抑制剂基础上发展起来的新的催化性抗体制备方法。

二、催化性抗体的筛选方法

在制备抗体后，催化性抗体的筛选是很重要的，常见的筛选方法有：①ELISA 法，用

ELISA 法筛选对半抗原有亲和力的单克隆抗体，然后大量培养，分析单克隆抗体的酶学活性；②酶学活性检测法，直接用反应底物检测细胞培养液中抗体的酶活性，此法比上述方法更简单，但需要抗体具有可观测的酶活力；③短过渡态类似物法，以过渡态类似物中含有的必需基团的基本结构单元作为筛选单克隆抗体的标准，这是一种快速鉴定与过渡态结合的抗体的方法，对该化合物亲和力越强的抗体，其催化效率越高；④基因筛选法，应用基因探针，对基因抗体库进行分析和筛选。

第四节 抗体酶存在的主要问题与展望

一、存在的主要问题

催化性抗体研制和应用的主要问题是反应过渡态的确定。目前，许多反应过程还不清楚，从而无法设计过渡态稳定类似物。因此，对种种反应历程的研究成为催化性抗体发展的"障碍"，同时，由于对酶催化机制的许多方面尚未充分了解。对于分子量甚小、结构变化细微的半抗原，尤其在抗体的催化机制与天然酶不同的情况下，必须建立敏感、特殊的抗体及酶活性检测方法，否则就会出现抗体诱导不出或酶活性检测不到的假象。与天然酶相比，抗体与底物结合后缺乏结构的动态变化，阻碍了产物的释放，这是目前催化性抗体活性普遍较低的根本原因。另外，催化性抗体的亲和力及催化活性难以超过 $10^{-9}\,mol/L$，催化效率至多为 $10^6 \sim 10^7$ 倍，而天然酶催化活性可达 $10^{-24}\,mol/L$，则其催化效率可达到无酶时的 10^{17} 倍，这种差异可能是作用机制不同造成的，天然酶可以适应底物在反应中形成的一系列转变状态，有更大的韧性，因而催化效率更高。提高催化性抗体亲和力的关键是制备出高效的具有多作用位点的半抗原模拟物，或者通过其他合成方法获得高效的催化性抗体。抗体具有高度特异性的结合作用，抗体对底物的选择性比一般酶高，它能够区分结构上的细微差异。针对某一过渡态类似物产生出的抗体仅适用于少数几个化合物，因而抗体催化的底物范围很窄，这也在一定程度上限制了催化性抗体的使用。但有时，某些化合物之间的结构差异如此之小，以致用酶不能实现选择性转化，这时就可以利用抗体高度特异性结合作用来完成选择性转化。以上问题将随着酶学研究的日益深入，催化性抗体活性检测方法的不断改进，以及通过基因工程手段实现对抗体蛋白的定向改造而得到解决。

二、抗体酶应用的展望

催化性抗体自 1986 年首次报道以来，该领域的研究已经取得了长足的进展，已有很多反应可用催化性抗体来催化，有些催化性抗体的催化反应效率很高，甚至还创立了新的化学反应，产生意想不到的产物。催化性抗体和自然界中存在的酶有很大不同，酶的专一性是经过几百万年的进化而来的，而催化性抗体只有几个星期的时间。酶只能优化现有的反应，而催化性抗体还能创造新的反应。催化性抗体的出现，既扩增了酶的界限，又延伸了抗体的应用范围。可以依靠这种技术创造出全新的催化性抗体酶类，广泛应用于多种学科部门，催化性抗体催化的反应有酯键水解、酰胺键形成和水解、脱羧反应、β-消除反应、亚胺键形成、内酯化反应、Claisen 重排、Diels-Alder 反应、变构反应、氧化还原反应、光裂解和聚合反应等。利用该技术提供催化化学反应的精细微环境是一个新的创举，展示了它在生物、化学、医学方面的应用前景。

1. 催化性抗体在基础研究中的应用

随着人们对催化性抗体研究的深入，加深了人们对酶作用机制一些假设（如邻近效应、定向效应、熵阱模型、张力模型等）的理解。例如催化酰胺形成和水解的催化性抗体，可用于肽和蛋白质的合成和分解，可能弥补有时天然酶解时酶切位点不能人为控制的缺点，用于发展"限制性酶"，以水解断裂糖或蛋白质的特定键，从而选择性水解病毒、癌细胞或其他生理学靶子表面的蛋白质或糖。总之，通过种种策略，制备催化性抗体为研究催化机制（如过渡态稳定、邻近效应、一般酸碱催化和亲电亲核催化等）提供了良好的工具，使基础理论的研究有了越来越广阔的前景。

2. 催化性抗体在医学领域中的应用

制备具有高催化效率及位点特异性的蛋白裂解酶提供了一条治疗、预防疾病的新途径。

（1）治疗血栓病 如针对脑血栓形成蛋白质的催化性抗体，可以特异性水解血管中的血栓，如果在该催化性抗体上附着有显示剂，则可同时显示血栓存在的部位，这对于血栓病以及发病率日趋增高的冠心病，有重要的诊断和治疗意义。

（2）治疗癌症 癌症化疗中遇到的最大问题是化疗药物缺乏专一性而导致的高毒性、半衰期短以及实际到达肿瘤细胞的化疗药物浓度很低。目前正在发展抗体介导的前体癌症药物治疗（antibody directed enzyme prodrug therapy，简称 ADEPT），即将能水解前体药物而转变成肿瘤细胞毒药物的酶和肿瘤专一性结合的抗体相偶联，这样酶就可通过和肿瘤结合的抗体而存于细胞表面，静脉给药时，即能激活前体药物，提高肿瘤局部药物浓度，提高对肿瘤的杀伤力，达到治疗肿瘤疾病的目的。相似的道理，催化性抗体也可以和与肿瘤专一性结合的抗体相偶联形成双特异性抗体（bispecific antibodies）从而激活前体药物，达到杀伤肿瘤细胞的目的。

（3）制备抗体疫苗 利用催化性抗体技术得到的疫苗，称为抗体疫苗。目前的疫苗（抗原疫苗）通常是用抗原、模拟病原体或其部分（如亚单位或多肽）作为免疫原，以期获得保护性抗体。而抗体疫苗则用病原体关键性蛋白质过渡态模拟物免疫动物，达到预防及治疗的目的。因为这种水解作用是高特异性的，对宿主蛋白质作用的机会很少，因此，抗体疫苗比抗原疫苗特异性强，副作用小，且节省宿主蛋白质。

（4）研制生物传感器 由于催化性抗体具有抗体与酶的双重特性，将其用于生物传感器的分子识别元件的构建十分理想，如果以催化抗体作分子识别元件，构成的生物传感器将具有免疫传感器和酶传感器双重功能特性。因为待测物既是催化抗体的配体，又是它的底物，所以可以直接检测。并且，由于催化抗体的分子识别位点与配体底物结合后能够不断再生，使催化抗体能被用于构成一种可逆性免疫传感器，能重复使用，并可用于连续监测分析物的浓度变化。另外，催化性抗体比酶更稳定，使以催化性抗体作分子识别元件的生物传感器具有更长的使用寿命。

小　结

催化性抗体是运用化学、免疫学、分子生物学、分子遗传学等技术人工制备的与天然酶具有相似酶活性的抗体。抗体酶的优越性在于它突破了酶催化反应不能普遍化的限制，扩大了酶的催化范围，甚至可以产生自然界中不存在的新酶即超自然酶，这对于酶的催化反应机制研究及实验应用都有重要意义。抗体酶的制备方法有诱导法、抗体库法、抗独特型抗体酶、抗体结合部位修饰法。最近的研究表明，在一些病人和正常人体内存在的自身抗体中，也可以找到具有催化活性的抗体，这一进展给抗体酶的研究注入了新的观点。可以相信，随着生物学与化学的迅速发展，抗体酶必将更加广泛地应用于化工、医药和生物的各个领域。

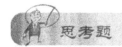 思考题

    1. 什么是模拟抗体酶?

    2. 与天然酶的催化特性相比,抗体酶的催化有什么特点?

第十六章

基 因 免 疫

第一节 概 述

基因免疫（genetic immunity），又称核酸疫苗免疫（polynucleotide vaccine）或 DNA 免疫（DNA immunization），是 20 世纪 90 年代初期建立和发展起来的一门新的免疫学理论和技术。

基因疫苗是继病原体疫苗、亚单位疫苗之后的第三代疫苗。基因疫苗的接种方法有很多，如肌内注射、基因枪轰击，以及一般的动物体内注射方法。由于基因疫苗有很多优点，如诱导 CTL 细胞产生、制备简单、免疫力特异持久、容易保存等，所以受到广泛重视。有关基因免疫的国际会议召开了多次（表 16-1），基因疫苗的研究进展很快，已成为当前疫苗研究的重点，它标志着疫苗第三次革命即将到来。基因疫苗的发展前景乐观，对感染性疾病的预防和肿瘤的免疫治疗将起到十分重要的作用。目前，在病毒、细菌、寄生虫和肿瘤免疫治疗方面都有不少基因疫苗在动物体内进行了实验研究。其中有个别基因疫苗如疟原虫、艾滋病病毒、流感病毒、结核杆菌等已经进入Ⅰ期或Ⅱ期临床试验阶段。

表 16-1　有关基因免疫的国际会议一览表

会议时间	地 点	会 议 主 题	主 办 单 位
1994 年 5 月	瑞士日内瓦	核酸疫苗	
1995 年 2 月	美国马利兰州，Bethesda(NIH)	基因疫苗和核酸疫苗战略	WHO
1995 年 4 月	美国弗吉尼亚州 Lington 市	DNA 疫苗：疫苗学的新时代	
1996 年 2 月	美国马利兰州 NIH Natcher 中心	核酸疫苗预防传染性疾病和控制核酸疫苗	

一、基因免疫系统的建立

基因免疫是指将编码某一特定蛋白质抗原的基因片段扩增出来，然后与一载体相连接而构建的真核表达载体，再将其直接导入动物机体内，通过宿主细胞的转录系统，表达抗原蛋白，从而诱导宿主产生特异性体液免疫及以 CTL 为代表的细胞免疫应答，以达到预防和治疗疾病的目的。这种能诱导动物机体产生免疫应答的重组体，就是核酸疫苗，或称基因疫苗（genetic vaccine）、裸 DNA 疫苗（naked DNA vaccine）等。

实验发现质粒 DNA 可在体内肌细胞中以环状、非整合、非复制状态存在达 1 个月之久，而转基因产物的活性在体内可检测到达 2 个月之久。这一发现打破了人们以往认为的外源 DNA 为体内细胞摄取需要其他成分辅助的观点，表面裸 DNA 可直接为体内细胞摄取并表达转基因产物，从而为以裸 DNA 或 RNA 为基础的免疫奠定了基础。1992 年，Tang 等首次证实编码抗原基因的质粒 DNA 注入小鼠体内不仅可表达相应的转基因产物，同时还可诱生基因产物特异的抗体应答。将 CMV 启动子表达的人生长激素（hGH）基因以基因枪注射的方式注入小鼠耳皮内，3～6 周在小鼠体内可测到高水平的抗 hGH 特异性抗体应答。这一研究可认为是基因免疫的先驱工作。基因免疫免去了繁琐的蛋白纯化步骤和免疫佐剂的辅助，更重要的是，基因在体内的表达及诱生免疫应答的过程，模拟了自然状态下机体感染外源病原体后，其在体内表达抗原及诱生免疫的过程。

二、基因免疫的优势

一种理想的疫苗应具备安全、价廉、性质稳定，最好单次注射即能诱生抗多种病原体的保护性免疫等特点。迄今，还未有一种已应用于人体的疫苗能同时具备上述优点。当前的疫苗可分成两大类，即复制型疫苗和非复制型病毒疫苗（表 16-2）。复制型疫苗主要包括减毒疫苗和可表达靶抗原的复制型重组疫苗；而非复制型疫苗则包括灭活疫苗、纯化抗原蛋白亚单位疫苗、基因重组表达（真核或原核）的蛋白疫苗、合成肽类疫苗和抗独特型抗体疫苗等。

表 16-2　疫苗的主要类型

复制型疫苗	非复制型疫苗
减毒疫苗	灭活疫苗
可表达靶抗原的复制型重组疫苗	纯化抗原蛋白亚单位疫苗
	基因重组表达的蛋白疫苗
	合成肽类疫苗
	抗独特型抗体疫苗

减毒活疫苗是指通过各种手段降低病原体的毒力，并以降低毒力后的病原体做疫苗。复制型重组疫苗又称载体疫苗（vector vaccine），是将保护型的靶抗原编码基因通过细胞内重组或体外 DNA 操作等方式插入无毒、弱毒活或减毒的病毒（痘苗病毒、腺病毒等）或细菌（伤寒杆菌疫苗株、BCG 等）中。这些病毒或细菌被作为载体携带靶抗原编码基因，感染机体后可表达这些靶抗原，诱生免疫应答。

灭活疫苗为毒性经灭活后使其丧失感染性，但仍保留免疫原性。这类疫苗株不能在体内复制或繁殖。纯化抗原蛋白亚单位疫苗是以病原体中一种或几种蛋白质为靶抗原，诱生中和性抗体，这样避免了灭活疫苗中含有的许多疫苗非必需成分，从而在大剂量接种后不会引起全身发热及接种局部炎症反应。重组亚单位疫苗系用重组 DNA 技术，将编码靶抗原的基因插入表达载体中，在大肠杆菌、酵母菌、哺乳动物细胞或昆虫细胞中表达这些抗原，经纯化后获得的亚单位蛋白结构。合成肽疫苗是用固相合成法合成可诱生特异性免疫反应的多肽片段（抗原表位），用作疫苗的靶抗原成分。抗独特型疫苗（anti-idiotype vaccine）根据抗原和抗独特型均能与独特型结合的特点，认为抗独特型含有与抗原相似的氨基酸序列或空间构型（即内在影像），所以抗独特型也可作疫苗。

对活疫苗和死疫苗而言，疫苗的根本特征"活"或"死"决定了其诱生免疫应答的类型。一般而言，死疫苗不能有效地进行 MHC-Ⅰ类抗原加工呈递；而活疫苗虽然可有效地进行 MHC-Ⅰ类抗原呈递，诱生细胞免疫，但其使用常受到个体条件的限制，如怀孕的妇女、新生儿、免疫缺陷者、老人等。此外，活疫苗中常含有一些潜在致病性的生物活性成分，且这类活疫苗储存和运输的成本都较为昂贵。死疫苗虽然较活疫苗安全，但对多数细胞内复制的病原体而言，死疫苗诱生细胞免疫的能力常不足以有效地清除感染。

基因免疫的优点在于：①用位于适当的真核表达转录和翻译调控元件下的基因直接免疫

机体，可在体内合成与自然感染状态下表达的蛋白质具有相同构象和翻译加工方式的蛋白抗原；②内源合成的蛋白质可有效地被 MHC-Ⅰ类分子呈递，模拟病原体繁殖后在体内表达抗原，诱生 CTL 的过程；③转基因在体内细胞表达的产物可在细胞裂解或凋亡时被释放至细胞外，或与凋亡细胞一同为 APC 摄取，被 MHC-Ⅱ分子呈递，诱生体液和细胞免疫应答；④基因免疫最常采用的质粒 DNA 不在体内复制，较活疫苗更为安全；⑤DNA的制备、储存极为方便和廉价，也更易进行基因水平上的操作和改造，从而更有利于制备多抗原基因疫苗；⑥基因免疫可能在一些特殊领域里有常规疫苗所不具备的应用价值，如新生儿免疫。表16-3 将基因免疫与其他传统免疫方式或疫苗的特点作一比较。

表 16-3　基因免疫的优点

项　目	疫　苗　类　型			
	减毒活疫苗	复制型重组疫苗	死疫苗或亚单位疫苗	DNA 疫苗
1. 内源合成的抗原与 MHC-Ⅰ分子结合诱生 CD8$^+$CTL	是	是	否	是
2. 与 MHC-Ⅱ类分子结合诱生 CD4$^+$Th 细胞免疫	是	是	是	是
3. 是否可覆盖所有的病原体	是	少数	是(亚单位疫苗为否)	是(可能)
4. 低水平抗载体应答的存在是否允许同一载体被反复使用	—	?		是
5. 在孕妇和免疫功能低下者中是否安全	否	否	可能是	可能是
6. 恢复毒力的危险性	是	是	否	否
7. 被有害成分污染的危险性	是	是	否	否
8. 制备和纯化是否简便	否	否	否	是
9. 热稳定	否	否	否	是
10. 是否价廉	否	否	否	是

三、基因免疫的主要生物学特征

（1）基因免疫的动力学　基因免疫产生抗体的动力学与蛋白抗原免疫不同，其潜伏期较长，接种后一般要 2～3 周才有抗体产生，而抗体产生后却可在比较长的时间内维持较高的水平，在小鼠甚至可持续终生。但也有例外，如以 HIV Env 疫苗质粒免疫动物后，免疫反应较短，在高峰期间只能维持 2～4 周，而蛋白抗原免疫的潜伏期一般为数天，抗体水平到达高峰后下降速度较快。

（2）基因免疫诱导的应答水平　非毒性蛋白的基因疫苗免疫应答水平与其表达水平成正比，而毒性蛋白的表达水平却不能太高，否则免疫应答水平可能反而下降。在小鼠，免疫应答水平与其年龄成负相关，是年龄越大，疫苗质粒接种后的表达水平越低。

（3）基因免疫诱导的免疫应答类型与接种途径的关系　基因疫苗肌肉接种免疫反应以 Th1 型反应为主，所产生的抗体主要是 IgG2a，而基因枪接种以皮内 Th2 型反应为主，所产生的抗体主要是 IgG1。

（4）基因免疫抑制特异性 IgE 的产生　Raz（1996）等以 pCMV-lacZ 免疫小鼠，发现质粒免疫可抑制动物产生 IgE。他们先给小鼠免疫纯化的 β-gal，结果可诱发 IgE 的产生。然后，以 pCMV-lacZ 进行第二次免疫，结果 IgE 的水平降低 66%～75%，这种抑制作用具有特异性。因为以 pCMV-OVA 替代 pCMV-lacZ 进行第二次免疫，并不出现这种抑制作用。因此，作者认为以编码过敏原的表达质粒进行免疫有可能用于过敏性疾病的治疗。

（5）基因免疫可使无反应性动物产生免疫应答　如以 HBsAg 表达质粒免疫 HBsAg 转

基因鼠，亦可诱导动物产生特异性免疫应答，而在一般情况下，HBsAg 转基因鼠对 HBsAg 是不产生免疫应答的。

（6）基因疫苗与一些细胞因子的表达质粒共同免疫，可使免疫应答类型发生改变　如与 IL-12 和 IFN-γ 表达质粒共同免疫，基因疫苗的免疫应答类型主要是 Th1，而 Th2 反应受到 抑制。相反，IL-4 表达质粒可显著增强 Th2 反应，而 Th1 反应受到抑制。另外，基因疫苗 接种新生动物可诱导出较强的免疫应答，不受或较少受母源抗体的影响。基因疫苗质粒既是 抗原信息的携带者，同时又具有佐剂作用。

四、基因免疫的最新进展

（1）mRNA 基因免疫　由于 RNA 不如 DNA 那样稳定，而且缺乏能够有效结合各种组 织或器官的细胞内 RNA 转移机制，所以极大限制了 RNA 转基因表达。从临床角度来说， RNA 疫苗比 DNA 更理想，因为 RNA 分子在正常生理条件下是过渡性的，明显不会与染色 体 DNA 直接结合，因此消除或大大降低了转基因细胞内插入突变的可能性。Qiu 等人成功 地制备出了 RNA 疫苗。他们采用基因枪轰击法将 RNA 转移到不同的哺乳动物体细胞中， 并表达基因产物，诱导出持续、强烈的抗体反应，抗体滴度可高达 1：25600。尽管与 DNA 相比，RNA 接种效果低很多，但强化轰击可弥补这一不足。

（2）表达库免疫（expression library immunization，ELI）　基因疫苗尽管前景良好，但 有一个问题是：无法知道病原体的哪个（些）基因应当包括进基因免疫载体中。特别是对基 因组较大的病原体。对细菌和寄生虫来说这个问题就更为突出。解决这个难题的出路就是表 达库免疫。其方法是：先消化切割基因组 DNA，使之成为保护性基因。再将酶切片段分别 与真核表达载体连接。用全部或部分基因库给许多动物免疫接种，从而了解基因组或病原体 的多个表达蛋白中哪一部分可以产生有效的免疫保护作用。ELI 是很好的基因疫苗筛选工 具，能够系统、客观地发现合适的疫苗。Barry 等已经用肺炎支原体建立了 ELI，尽管他们 使用的是部分表达库，仍能够对这种病原体产生有效的保护作用。他们认为，ELI 是一种可 以对付任何病原的通用接种方法。

（3）基因免疫毒素（genetic immunotoxin）概念的提出　宿主的抗体反应是免疫毒素用 于治疗癌症和其他疾病的一个主要障碍。Chen 等将抗体-DNA 结合蛋白与毒素表达载体相 结合，制成基因免疫毒素。再把毒素表达质粒转移到靶细胞中，从而选择性地杀伤靶细胞。 此种新的毒素与重组蛋白免疫毒素相比，其明显的优势是其免疫原性降低，而细胞毒性提 高，在肿瘤治疗方面应用潜力很大。他们已在 HIV 感染细胞中进行了基因免疫毒素杀伤 试验。

（4）基因免疫互联网主页开通　法国国家科学研究中心主任 Robert Whalen，为鼓励全 世界有关人员开展核酸疫苗研究，于 1995 年 12 月在互联网上设立了一个站点，专门定期提 供有关基因疫苗的几乎全部信息，如论文、综述、会议信息、相关科学家 E-mail 地址、基 因免疫的程序、常用的质粒、求职信息、常见问题回答。这个网址为：http：//www. gen-web. com/dnavax/dnavax. html.

（5）基因黏膜免疫（mucosal immunization with naked DNA or RNA）　黏膜免疫是抵 御黏膜感染的第一道屏障，对于阻止病原体的淋巴组织和全身扩散具有重要作用。性传播疾 病，包括 AIDS 是从生殖道黏膜传播的，Wang 等在阴道黏膜接种 HIV-1 包膜区基因可使阴 道产生免疫球蛋白，它能够与 HIV-1 包膜特异性地结合，并可中和 HIV-1 的感染性。如果 同时进行全身接种，就会产生有效的黏膜和全身免疫。而鼻腔内共接种 IL-12 和 GM-CSF 则能诱导很强的黏膜和细胞免疫，血清、粪便和阴道内 IgA 明显升高。从颊黏膜和鼻黏膜接种编码麻疹病毒血凝素的 DNA 质粒也产生了 HA 特异的 CTL。

五、基因疫苗免疫的安全性问题

人们对这一问题考虑得最多的有两方面：一是动物在接种 DNA 疫苗后，外源基因是否可能整合入宿主细胞的染色体，然后导致细胞转化，发生癌变；二是 DNA 疫苗是否会诱发产生抗 DNA 抗体并导致动物发生自身免疫性疾病。

Nichols 对外源基因进入细胞后是否与宿主细胞的染色体基因组发生整合进行了大量的研究，但并未发现有整合的证据。笔者认为，外源基因进入细胞后，存在整合入染色体基因组的可能性，但不同性质的基因整合后发生的生物学效应差异很大，有的容易导致转化，如逆转录病毒、DNA 肿瘤病毒，有的则不易发生转化。作为基因疫苗，DNA 分子中有表达高免疫原性蛋白的外源基因。如果被整合入细胞染色体基因组并导致细胞转化，则这样的细胞不可能长期存活下去，因为转化细胞带有可被 ICC 识别的抗原，而被宿主的免疫系统消灭。肿瘤之所以存在，其中一个重要因素是肿瘤细胞的抗原性弱，不易被 ICC 所识别，因此，从这方面讲，DNA 疫苗应该是安全的。

至今，绝大多数研究表明 DNA 疫苗不可能诱发抗 DNA 抗体。因为疫苗质粒是双链DNA，而双链 DNA 一般不会诱导抗自身抗体产生，即使人们有目的地诱导动物产生抗双链DNA 抗体也是一件不容易的事。Mor 等的研究表明，在接种 DNA 疫苗后，小鼠体内分泌抗 DNA 自身抗体的 B 细胞数量增多 3 倍，而血清中的抗 DNA 自身抗体滴度只短暂升高，但这与自身免疫性疾病无关。他们用易患狼疮（一种自身免疫性疾病）的 NZB×NZW 杂交小鼠所作的研究表明，接种 DNA 疫苗并不能激发小鼠的这种疾病，亦不会改变该病的发病过程。因此，Mor 等认为 DNA 疫苗既不会引发也不会加重全身性自身免疫性疾病的发生。

目前正在研制中的 DNA 疫苗见表 16-4。

表 16-4　研制中的 DNA 疫苗

疫　苗	抗　原	研 究 阶 段	疫　苗	抗　原	研 究 阶 段
HIV	gp160	临床前	前列腺癌	前列腺特异抗原	开发中
乙肝	几种大蛋白质	开发中	疟疾	蛋白质抗原	开发中
性病	外壳蛋白	开发中	流感	核蛋白	开发中
结核	菌体抗原	开发中	狂犬病毒	糖蛋白	研究中

第二节　基因免疫中目的基因的来源

基因免疫的基本思想是在真核表达调控元件的调控下，在体内直接表达目的基因，诱生特异性免疫应答。用于基因免疫的目的基因有多种，其来源也不尽相同。有的为完整的抗原编码基因；有的为抗原表位编码基因，或者是表达文库基因。根据基因免疫中的目的抗原编码基因的来源不同，可将基因免疫分为完整抗原基因免疫、以抗原表位为基础的基因免疫和表达文库（expression library）基因免疫。

一、完整抗原编码基因的基因免疫

目前，多数基因免疫采用完整的蛋白抗原编码基因作为目的基因的来源。一般而言，已知的病原微生物中抗原性较强的蛋白抗原均可作为基因免疫的靶抗原［如流感病毒血凝素（HA）、神经氨酸酶（NP）、HIV 包膜蛋白 gp160 等］。

完整抗原基因免疫的常用 DNA 表达载体的基本组成包括：一个强的真核表达调控元件（通常为 HCMV 即刻早期启动子 IE 和增强子）、几个单一酶切点的多克隆位点（MCS）、一个多聚腺苷 poly（A）加尾终止信号、一个原核复制起始位点启动质粒 DNA 在大肠杆菌中增殖及抗生素抗性选择标志。与重组疫苗或亚单位疫苗显著不同的是：完整抗原基因免疫后在体内可有效地模拟活疫苗的作用。转基因在宿主细胞中可合成与天然抗原有类似空间构象及糖基化方式的蛋白，并与细胞内 MHC-Ⅰ 和 MHC-Ⅱ 类分子结合，呈递于 APC 表面，从而诱生有效的细胞免疫应答和可识别构象依赖性抗原表位的抗体。完整抗原基因免疫对一些由于基因重组或蛋白切割位点变异而导致高度变异的病毒，如流感病毒、HIV 等有优势。由于这类病毒高度变异的特点，传统的蛋白疫苗，如重组疫苗、亚单位疫苗或减毒疫苗等仅能对同株或有限的几株病毒起保护作用，且很少有交叉保护作用。因此每出现一种新的交叉株，都要发展一种新的疫苗；而基因疫苗的优势在于可利用病毒基因中保守蛋白的序列来诱生针对这些蛋白抗原表位（如流感病毒 NP）的强大的免疫应答（如 CTL），从而在多种不同病毒株或亚株间诱生有效的交叉保护免疫（表 16-5）。

表 16-5 基因免疫中主要应用的抗原及动物模型

抗 原	免疫动物	注射途径及方法
人生长激素	小鼠	基因枪皮内注射
α1-抗胰蛋白酶	小鼠	基因枪皮内注射
人癌胚抗原	小鼠	肌内注射
BHV 糖蛋白	小鼠、牛	肌内注射
HBV 包膜蛋白	小鼠	肌内注射
流感病毒 NP	小鼠	肌内注射
流感病毒 HA	小鼠、鸡	皮内、肌内、静脉、皮下、脾脏注射及联合注射
HIV-1gp160	小鼠、猴	肌内注射
HIV-1gp120	小鼠、猴	肌内注射
狂犬病病毒糖蛋白	小鼠	肌内注射
疟原虫孢子蛋白	小鼠	肌内注射
MHC-Ⅰ 类抗原	小鼠	肌内注射
MHC-Ⅰ 类糖蛋白	小鼠	肿瘤组织局部注射
人生长激素	小鼠	肌内注射

二、以抗原表位为基础的基因免疫

抗原表位是抗原分子中为免疫细胞识别、与免疫细胞表面抗原受体结合、诱生特异性免疫应答的最基本结构和功能单位。以抗原表位为基础的基因免疫，其优点在于：①可以不同功能的 T 细胞、B 细胞抗原表位组成复合免疫分子，从而有目的地诱生各类不同的免疫应答；②避免了天然蛋白中抑制性抗原表位或抑制性成分引起的免疫抑制现象；③避免了天然大分子蛋白抗原免疫后引起不必要的免疫应答，如 HIV 免疫中过强的抗体反应反而可能导致感染性增强；④通过基因免疫的方式可避免某些抗原表位多肽，尤其是 CTL 表位的抗原性变异而导致的免疫逃避。

1. 单抗原表位的基因免疫

Ciemik 等将突变的 p53 蛋白的 CTL 表位（128～145）和 HIVgp160 中的 CTL 表位分

别在真核细胞表达载体中融合，以基因枪免疫的方式注射 BALB/c 小鼠，结果诱生出保护性 CTL 应答。他们发现与 E3 引导序列融合表达的表位，基因诱生免疫应答的作用大大强于单用抗原表位的基因免疫。免疫保护实验证实只有 E3 序列与表位基因融合表达的基因免疫，才能产生有效的保护作用。这一以抗原表位为基础的细胞内靶向性基因免疫对于某些内源性突变抗原有特殊应用价值，如癌变基因和抑癌基因。以抗原表位基因为免疫原则可增强诱生特异性免疫应答的精确性。

2. 复合抗原表位的基因免疫

Thomoson 等将流感病毒 NP（147～155、50～58、366～374）、流感病毒非结构蛋白（152～160）、疟原虫孢子蛋白（249～257）、鼠巨细胞病毒 PP89（168～176）、LCMV 核蛋白（118～126）、腺病毒 5E1A（234～243）、卵清蛋白（257～264）等共 10 个 CTL 表位串联表达于真核细胞表达质粒 DNA 中，肌内免疫小鼠后在体内分别诱生出各自独特的 MHC 限制的 CTL 应答。免疫记忆可持续 1 年以上。以 GM-CSF 基因融合表达可增强 CTL 应答。

3. 以免疫球蛋白基因为载体的表位基因免疫

上述表位基因串联的方式适用于 CTL 表位，因 CTL 表位常为线性表位；但不适用于 B 细胞表位，因其为构象依赖性表位。由于免疫球蛋白分子的互补决定区 CDR 具有外显和空间限构的特点，将外源 B 细胞抗原表位直接克隆表达于 CDR 中，可利用 CDR 限定的空间构型保证表位的构型正确及免疫原性的稳定，并利用 CDR 结构外显的特性，使表位的可接近性（accessibility）好，提高表位被吞噬及呈递的效率。此外，以免疫球蛋白基因自身的启动子、增强子可取代常规基因免疫中的外源表达调控元件，将抗原基因特异靶向于免疫活性细胞——B 细胞。

三、表达文库基因免疫

在以完整的抗原编码基因和以抗原表位为基础的基因免疫中，所有的目的抗原均须事先选定。为克服这一缺陷，Johnston 等建立了一种全新的基因免疫技术——表达文库基因免疫（expression library immunization，ELI）。这一技术允许免疫系统自我选择。其基本指导思想是将目的抗原的编码基因随机克隆于载体。将含有成千上万个 DNA 片段的质粒 DNA 直接免疫动物，再以相应的病原体感染这些动物，观察是否有保护作用。如有，则可将这成千上万种混合的质粒 DNA 分组，再免疫，做保护性感染实验。有保护后再分组直至选出单一保护性 DNA 片段（图 16-1）。用该技术，Johnston 等已在 4000 多种结核杆菌 DNA 片段中克隆和发现了重要的保护性抗原片段。

ELI 的特殊应用价值在于：①对于某些抗原成分不明确的病原体，传统的蛋白免疫或基因免疫的应用受到限制，可利用 ELI 使机体的免疫系统自行筛选有效的抗原基因产物；②可自免疫表达有效的表达文库的 sibs 中分离出有保护作用的组分，制备成特异性基因疫苗或重组蛋白疫苗；③对于某些大分子病原体或肿瘤细胞基因

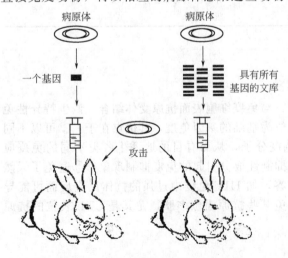

图 16-1 常规基因免疫和 ELI 的比较

也有应用潜能。

第三节 基因免疫的注射途径和接种方法

　　基因免疫常用的注射途径和方法是将以生理盐水溶解的裸质粒 DNA 肌内注射和基因枪皮内注射，此外，也有应用阳离子脂质体或类脂复合物包装的 DNA 颗粒进行皮下、静脉、黏膜、腹腔注射。

一、注射途径

　　(1) 肌肉免疫　已知肌细胞摄取外源裸 DNA 和表达转基因产物的效率和持久性是其他组织细胞的 100～1000 倍。Wolff 等以 PCR 和 Southern 杂交证实质粒 DNA 可在骨骼肌中存在达 1 年以上。肌细胞参与基因免疫诱生免疫应答的具体机制目前尚不清楚。肌细胞不是传统意义上的 APC，只表达 MHC-Ⅰ类分子，不表达 MHC-Ⅱ类分子，且不表达共同刺激分子。有人认为肌细胞摄取局部注射的质粒 DNA 后被激活，激活的肌细胞表达转基因产物，这些内源性合成的蛋白抗原，可由 MHC-Ⅰ类分子直接呈递于肌细胞表面。与此同时，在注射局部存在的免疫细胞如树突状细胞、巨噬细胞等，通过递呈其细胞表面表达的共同刺激分子，与呈递抗原的肌细胞共同激活 T 细胞、B 细胞，诱生免疫应答。另一方面，激活的肌细胞寿命短暂，很快凋亡，释放出细胞内的转基因产物，为 APC 摄取；或者含外源基因产物的凋亡肌细胞整个为 APC 吞噬，经加工，MHC-Ⅱ类分子呈递，诱生体液免疫和细胞免疫应答。此外，外源抗原也可以类似的方式为 MHC-Ⅰ类分子呈递，诱生 CTL。

　　迄今，已在多种动物体内证实肌肉基因免疫是诱生特异性体液和细胞免疫的有效途径。肌肉免疫常选择股肌、腓肠肌和胫前肌。

　　(2) 皮内免疫　一般多采用基因枪将金颗粒包裹的 DNA 注射至表皮细胞内。皮肤作为基因免疫的靶组织其优势是显而易见的。皮肤组织中含有诱生体液和细胞免疫的全部组分，主要包括分泌 IL-1、IL-3、GM-CSF、TNF-α、IL-12 的骨髓来源的、表达 MHC-Ⅰ、MHC-Ⅱ类分子的专职 APC，如 LG 细胞、树突细胞和巨噬细胞样吞噬细胞。

　　(3) 脾脏免疫　是以免疫球蛋白基因为载体的基因免疫采用的一种特殊的免疫方式。先将外源抗原基因整合到表达免疫球蛋白 H 链基因的质粒 DNA 中，然后直接注射到小鼠的脾脏中，即直接靶向至 B 细胞，表达含外源抗原的免疫球蛋白-抗原化抗体。B 细胞同时担负了外源基因的摄取、抗原的表达，经 MHC-Ⅰ类或 MHC-Ⅱ类分子共同呈递三重功能。

　　(4) 其他胃肠外免疫　包括静脉、皮下、腹腔、黏膜免疫等在传统的蛋白免疫中常采用的途径。

二、接种方法

　　(1) 基因枪免疫　基因枪细胞内注射最大的优势在于给予极少量的 DNA（几十纳克至几纳克）即足以诱生与 10～100μg 裸 DNA 肌肉免疫效果相当的免疫应答。

　　(2) 裸 DNA 免疫　以生理盐水溶解质粒 DNA，直接注入体内，主要注射到肌肉组织中，是基因免疫中最多采用的一种免疫方式。其优点在于操作简便，无须特殊技术和 DNA 载体。

　　(3) 脂质体类 DNA 包装颗粒介导的基因免疫　其基本组成是由带阳离子的类脂 GAP、

DOSPA、DOTAP 等磷脂酰胆碱，辅以中性类脂 DOPE 组成。阳离子脂质体一方面通过中和 DNA 表面的负电荷，有利于 DNA 分子接近靶细胞，并通过与细胞表面的磷脂分子融合，介导 DNA 分子进入细胞内；另一方面，DNA-脂质复合体表面所带的正电荷使之避免与溶酶体结合而被核酸酶降解。此外，脂质体还具有帮助 DNA 进入淋巴系统，定居于区域淋巴结中的免疫佐剂效应，从而提高了 DNA 为免疫细胞摄取的效率。中性类脂则起着增强脂质体稳定性、降低毒性、提高转染的作用。

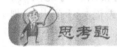 **小 结**

　　基因免疫的概念与实践诞生于 20 世纪 90 年代初，发展势头迅猛，世界许多实验室纷纷投入这一新开辟的领域，希望研制出廉价而有效的抗病毒、抗肿瘤等重大疾病的疫苗。基因疫苗以其良好持久的免疫反应性、制备简单、易于保存等传统疫苗难以比拟的优点而受到普遍重视，目前已成为分子生物学研究的重点方向之一。不仅对很多病原体的基因疫苗进行了实验研究，而且还有个别疫苗已经进入 Ⅰ、Ⅱ 期临床试验阶段。同时，在实验方法上也有新的探索，如 mRNA 免疫、表达库免疫、基因免疫毒素的研究、黏膜基因免疫等，使基因疫苗的研究有了一定的深度和广度。

思考题

1. 近年来疫苗研究的主要进展有哪些？
2. 什么是基因免疫？基因免疫有哪些优势？
3. 基因免疫的主要生物学特征是什么？

第十七章

酶免疫技术

第一节　酶免疫技术的分类

　　酶免疫技术是以酶标记的抗体或抗原为主要试剂的方法，是标记免疫技术的一种。近年来标记免疫技术飞速发展，应用不同标记物，根据不同原理、不同技术建立起来的检测方法层出不穷，而方法的创建者往往给同类的方法以不同的名称。因此确知某一方法属于哪一类型，对该方法的正确理解有着重要意义。本节先叙述各种免疫标记技术的要点，然后介绍酶免疫技术的分类，这样可以对酶免疫技术和其他非酶标记免疫技术的各种类型有一个总的概念。

一、标记免疫技术

　　免疫技术是利用抗原、抗体反应进行检测的方法，即应用制备好的特异性抗原或抗体作为试剂，来检测标本中的相应抗体或抗原。它的特点是具有高度的特异性和敏感性。如将试剂抗原或试剂抗体用可以微量检测的标记物（例如放射性核素、荧光素、酶等）进行标记，则在与标本中的相应抗体或抗原反应后，可以不必测定抗原-抗体复合物本身，而测定复合物中的标记物，通过标记物的放大作用，进一步提高了免疫技术的敏感性。这种标记免疫技术一般分为两类，一类用于组织切片或其他标本中抗原或抗体的定位，另一类用于液体标本中抗原或抗体的测定。前者属于免疫组化技术（immunohistochemical technique）范畴，后者则称为免疫测定（immunoassay）。

　　首先被用作标记免疫技术中的标记物是荧光素。1941 年 Coons 建立的荧光抗体技术（fluorescent antibody technique）使组织和细胞中抗原物质的定位成为可能。放射性核素作为标记物在免疫技术中的应用又开创了特异性的超微量测定。1956 年 Yalow 和 Berson 建立的放射免疫测定（radioimmunoassay，RIA）很快普遍应用于体液中的激素、微量蛋白及药物的测定。酶用作免疫技术标记物是从抗原定位开始的。1966 年 Nakene 和 Pierce 利用酶使底物显色的作用得到与荧光抗体技术相似的结果。20 世纪 70 年代初，酶标抗体技术开始应用于免疫测定，其后得到迅速发展。

　　免疫荧光技术、放射免疫技术和酶免疫技术，即经典的三大标记技术（表 17-1）。又可根据标记物是否为放射性物质分为放射性免疫测定和非放射性免疫测定两大类。后者消除了

表 17-1　酶免疫技术、免疫荧光和放射免疫技术的比较

项　　目	定　性	定　量	定　位	抗原分析
免疫荧光技术	＋	－	＋	－
酶免疫技术	＋	＋	＋	＋
放射免疫技术	＋	＋	＋	－

应用放射性物质在测定中带来的不便，受到使用者的欢迎，新的方法不断出现。化学发光免疫技术和金免疫技术等得到很大的发展。这些方法已普遍应用于临床检测验。

二、酶免疫技术的分类

酶免疫技术一般分成酶免疫组化技术和酶免疫测定两大类。酶免疫组化技术与荧光抗体技术相似，酶标记抗体与组织切片上的抗原起反应，然后与酶底物作用，形成有色沉淀物，可以在普通光学显微镜下观察。如酶作用的产物电子密度发生一定的改变，则可用电子显微镜观察，称为酶免疫电镜技术。

酶免疫测定根据抗原、抗体反应后是否需要分离结合的或游离的酶标记物而分为均相（homogenous）和异相（heterogenous）两种类型，实际上所有的标记免疫测定均可分成这两类。如以标记抗体检测标本中的抗原为例，按照简单的形式是在试剂抗体过量的情况下进行，其反应式如下：

$$Ab^* + Ag \longrightarrow Ab^*Ag + Ab^*$$

Ab^*Ag 代表结合的标记物，Ab^* 为游离的标记物。如在抗原反应后，先把 Ab^*Ag 与 Ab^* 分离，然后测定 Ab^*Ag 或 Ab^* 中的标记物的量，从而推算出标本中的抗原量，这种方法称为异相法。如在抗原抗体反应后 Ab^*Ag 中的标记物 $*$ 失去其特性，例如酶失去其活力，荧光物质不显荧光，则不需要进行 Ab^*Ag 与 Ab^* 的分离，可以直接测定游离的 Ab^* 量，从而推算出标本中的 Ag 含量，这种方法称为均相法。

在异相法中，抗原和抗体如在液体中反应，分离游离和结合的标记物的方法有很多种。与放射免疫测定相类似的液相异相酶免疫测定，在某些激素等定量测定中也有应用。但常用的酶免疫测定法为固相酶免疫测定。其特点是将抗原或抗体制成固相制剂，这样在与标本中抗体或抗原反应后，只需经过固相的洗涤，就可以达到抗原-抗体复合物与其他物质的分离，大大简化了操作步骤。这种被称为 ELISA 的检测技术成为目前临床检验中应用较广的免疫测定方法。

综上所述，酶免疫技术的分类可概括见图 17-1。

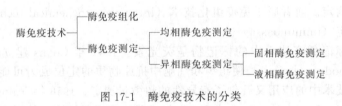

图 17-1　酶免疫技术的分类

第二节　均相酶免疫测定

一、酶扩大免疫测定技术

酶扩大免疫测定技术是最早取得实际应用的均相酶免疫测定方法，是由美国 Syva 公司研究成功并定名的。此法主要检测小分子抗原或半抗原，在药物测定中有较多应用。酶扩大免疫测定技术（enzyme-multiplied immunoassay technique，EMIT）试剂盒的商标取名为 EMIT。

EMIT 的基本原理是半抗原与酶结合成酶标半抗原，保留半抗原和酶的活性［图 17-2 (b)］。当酶标半抗原与抗体结合后，所标的酶与抗体密切接触，使酶的活性中心受影响而

活性被抑制 [图 17-2(a)]。EMIT 试剂盒中的主要试剂为：①抗体；②酶标半抗原；③酶的底物。检测对象为标本中的半抗原。当试剂①、②与标本混合后，标本中的半抗原与酶标的半抗原竞争性地与试剂中的抗体相结合。如标本中的半抗原量少，与抗体结合的酶标半抗原的比例增高，游离的具有酶活力的酶标半抗原的量就减少。因此在反应后酶活力大小和标本中的半抗原呈一定的比例，从酶活力的测定结果就可推算出标本中半抗原的量。

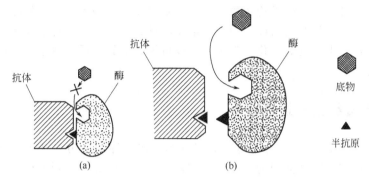

图 17-2 EMIT 原理示意图

二、克隆酶供体免疫测定

利用重组 DNA 技术制备 β-半糖苷酶的两个片段：大片段称为酶受体（enzyme acceptor，EA），小片段称为酶供体（enzyme donor，ED）。两个片段本身均不具酶活性，但在合适的条件下结合在一起就具有酶活性。利用这两相片段的特性建立的均相酶免疫测定称为克隆酶供体免疫测定（cloned enzyme donor immunoassay，CEDIA）。CEDIA 的反应模式为竞争法，测定原理为：标本中的抗原和 ED 标记的抗原与特异性抗体竞争结合，形成两种抗原-抗体复合物。ED 标记的抗原与抗体结合后由于空间位阻，不再能与 EA 结合。反应平衡后，剩余的 ED 标记抗原与 EA 结合，形成具有活性的酶（图 17-3）。加入底物测定酶活力，酶活力的大小与标本中抗原含量成正比。CEDIA 主要用于药物和小分子物质的测定。

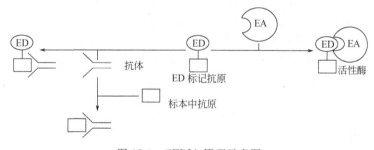

图 17-3 CEDIA 原理示意图

第三节 ELISA 的原理和类型

一、ELISA 基本原理

1971 年 Engvall 和 Perlmann 发表了酶联免疫吸附剂测定（enzyme linked immunosorbent assay，ELISA）用于 IgG 定量测定的文章，使得 1966 年开始用于抗原定位

的酶标抗体技术发展成液体标本中微量物质的测定方法。这一方法的基本原理是：①使抗原或抗体结合到某种固相载体表面，并保持其免疫活性。②使抗原或抗体与某种酶连接成酶标抗原或抗体，这种酶标抗原或抗体既保留其免疫活性，又保留酶的活性。在测定时，把受检标本（测定其中的抗体或抗原）和酶标抗原或抗体按不同的步骤与固相载体表面的抗原或抗体起反应。用洗涤的方法使固相载体上形成的抗原-抗体复合物与其他物质分开，最后结合在固相载体上的酶量与标本中受检物质的量成一定的比例。加入酶反应的底物后，底物被酶催化变为有色产物，产物的量与标本中受检物质的量直接相关，故可根据颜色反应的深浅进行定性或定量分析。由于酶的催化频率很高，故可极大地放大反应效果，从而使测定方法达到很高的敏感度。

二、ELISA 方法类型和操作步骤

ELISA 可用于测定抗原，也可用于测定抗体。在这种测定方法中有 3 种必要的试剂：①固相的抗原或抗体；②酶标记的抗原或抗体；③酶作用的底物。根据试剂的来源和标本的性状以及检测的具备条件，可设计出各种不同类型的检测方法。

（一）双抗体夹心法

双抗体夹心法（图 17-4）是检测抗原最常用的方法，操作步骤如下。

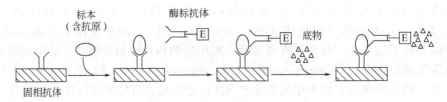

图 17-4　双抗体夹心法测抗原示意图

① 将特异性抗体与固相载体连接，形成固相抗体；洗涤除去未结合的抗体及杂质。

② 加受检标本：使之与固相抗体接触反应一段时间，让标本中的抗原与固相载体上的抗体结合，形成固相抗原复合物。洗涤除去其他未结合的物质。

③ 加酶标抗体：使固相免疫复合物上的抗原与酶标抗体结合。彻底洗涤未结合的酶标抗体。此时固相载体上带有的酶量与标本中受检物质的量成正相关。

④ 加底物：夹心式复合物中的酶催化底物成为有色产物。根据颜色反应的程度对该抗原进行定性或定量。

根据同样原理，将大分子抗原分别制备固相抗原和酶标抗原结合物，即可用双抗原夹心法测定标本中的抗体。

（二）双位点一步法

在双抗体夹心法测定抗原时，如应用针对抗原分子上两个不同抗原决定簇的单克隆抗体分别作为固相抗体和酶标抗体，则在测定时可使标本的加入和酶标抗体的加入两步并作一步（图 17-5）。这种双位点一步法不但简化了操作，缩短了反应时间，如应用高亲和力的单克隆抗体，测定的敏感性和特异性也显著提高。单克隆抗体的应用使测定抗原的 ELISA 提高到新水平。

在一步法测定中，应注意钩状效应（hook effect），类同于沉淀反应中抗原过剩的后带（postzone）现象。当标本中待测抗原浓度相当高时，过量抗原分别和固相抗体及酶标抗体

结合，而不再形成夹心复合物，所得结果将低于实际含量。钩状效应严重时甚至可出现假阴性结果。

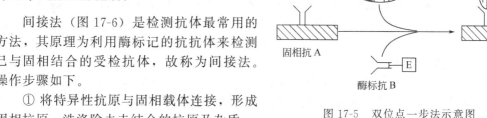

图 17-5　双位点一步法示意图

（三）间接法测抗体

间接法（图 17-6）是检测抗体最常用的方法，其原理为利用酶标记的抗抗体来检测已与固相结合的受检抗体，故称为间接法。操作步骤如下。

① 将特异性抗原与固相载体连接，形成固相抗原；洗涤除去未结合的抗原及杂质。

② 加稀释的受检血清：其中的特异抗体与抗原结合，形成固相抗原-抗体复合物。经洗涤后，固相载体上只留下特异性抗体。其他免疫球蛋白及血清中的杂质由于不能与固相抗原结合，在洗涤过程中被洗去。

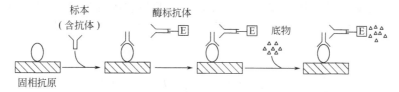

图 17-6　间接法测抗体示意图

③ 加酶标抗抗体：与固相复合物中的抗体结合，从而使该抗体间接地标记上酶。洗涤后，固相载体上的酶量就代表特异性抗体的量。例如欲测人对某种疾病的抗体，可用酶标羊抗人 IgG 抗体。

④ 加底物显色：颜色深度代表标本中受检抗体的量。

本法只要更换不同的固相抗原，可以用一种酶标抗抗体检测各种与抗原相应的抗体。

（四）竞争法

竞争法（图 17-7）可用于测定抗原，也可用于测定抗体。以测定抗原为例，受检抗原和

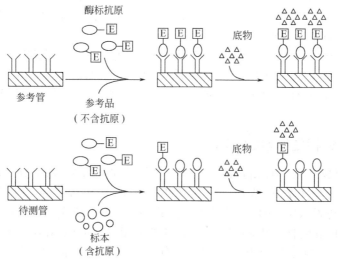

图 17-7　竞争法测抗原示意图

酶标抗原竞争与固相抗体结合，因此结合于固相的酶标抗原量与受检抗原的量呈反比。操作步骤如下。

① 将特异抗体与固相载体连接，形成固相抗体；洗涤。

② 待测管中加受检标本和一定量酶标抗原的混合溶液，使之与固相抗体反应。如受检标本中无抗原，则酶标抗原能顺利地与固相抗体结合。如受检标本中含有抗原，则与酶标抗原以同样的机会与固相抗体结合，竞争性地占去了酶标抗原与固相载体结合的机会，使酶标抗原与固相载体的结合量减少。参考管中只加酶标抗原，保温后，酶标抗原与固相抗体的结合可达最充分的量。洗涤。

③ 加底物显色：参考管中由于结合的酶标抗原最多，故颜色最深。参考管颜色深度与待测管颜色深度之差，代表受检标本抗原的量。待测管颜色越淡，表示标本中抗原含量越多。

（五）捕获法测 IgM 抗体

血清中针对某些抗原的特异性 IgM 常和特异性 IgG 同时存在，后者会干扰 IgM 抗体的测定。因此测定 IgM 抗体多用捕获法（图 17-8），先将所有血清 IgM（包括异性 IgM 和非特异性 IgM）固定在固相上，在去除 IgG 后再测定特异性 IgM。操作步骤如下。

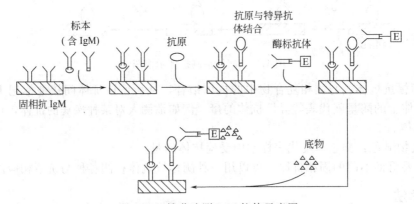

图 17-8　捕获法测 IgM 抗体示意图

① 将抗人 IgM 抗体连接在固相载体上，形成固相抗人 IgM；洗涤。

② 加入稀释的血清标本：保温反应后血清中的 IgM 抗体被固相抗体捕获；洗涤除去其他免疫球蛋白和血清中的杂质成分。

③ 加入特异性抗原试剂：它只与固相上的特异性 IgM 结合；洗涤。

④ 加入针对特异性的酶标抗体：使之与结合在固相上的抗原反应结合；洗涤。

⑤ 加底物显色：如有颜色显示，则表示血清标本中的特异性 IgM 抗体存在，为阳性反应。

（六）应用亲和素和生物素的 ELISA

亲和素是一种糖蛋白，可由蛋清中提取。分子质量 60kD，每个分子由 4 个亚基组成，可以和 4 个生物素分子紧密结合。现在使用更多的是从链霉菌中提取的链霉亲和素（strepavidin）。生物素（biotin）又称维生素 H，相对分子质量 244.31，存在于蛋黄中。用化学方法制成的衍生物，生物素-羟基琥珀亚胺酯（biotin-hydroxysuccinimide，BNHS）可与蛋白质、糖类和酶等多种类型的大、小分子形成生物素化的产物。亲和素与生物素的结合，虽不属免疫反应，但特异性强，亲和力大，两者一经结合就极为稳定。由于 1

个亲和素分子有 4 个生物素分子的结合位置，可以连接更多的生物素化的分子，形成一种类似晶格的复合体。因此把亲和素和生物素与 ELISA 偶联起来，就可大提高 ELISA 的敏感度。

亲和素-生物素系统在 ELISA 中的应用有多种形式，可用于间接包被，亦可用于终反应放大。可以在固相上先预包被亲和素，原用吸附法包被固相的抗体或抗原与生物素结合，通过亲和素-生物素反应而使生物素化的抗体或抗原相化。这种包被法不仅可增加吸附的抗体或抗原量，而且使其结合点充分暴露。另外，在常规 ELISA 中的酶标抗体也可用生物素化的抗体替代，然后连接亲和素-酶结合物，以放大反应信号。桥联法 ABC-ELISA（avidinbiotincomplex-ELISA）夹心法测抗原的过程见图 17-9。

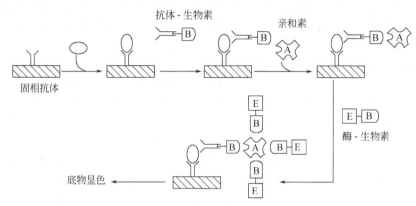

图 17-9　桥联法 ABC-ELISA 夹心法测抗原示意图

第四节　ELISA 的技术要点

ELISA 的技术要点包括 3 个方面：试剂的制备、反应条件的选择和操作的标准化。

一、试剂的制备

ELISA 的主要试剂为固相的抗原或抗体、酶标记的抗原或抗体和与标记酶直接关联的酶反应底物。以下叙述这些试剂的原料和制备方法。

（一）固相载体

可作 ELISA 中载体的物质很多，最常用的是聚苯乙烯。聚苯乙烯具有较强的吸附蛋白质的性能，抗体或蛋白质抗原吸附其上后保留原来的免疫活性。聚苯乙烯为塑料，可制成各种形式。在 ELISA 测定过程中，它作为载体和容器，不参与化学反应。加之它的价格低廉，所以被普遍采用。

ELISA 载体的形状主要有三种：小试管、小珠和微量反应板。小试管的特点是还能兼作反应的容器，最后放入分光光度计中比色。小珠一般为直径 0.6cm 的圆球，表面经磨砂处理后吸附面积大大增加。如用特殊的洗涤器，在洗涤过程中使圆珠滚动淋洗，效果更好。最常用的载体为微量反应板，专用于 ELISA 测定的产品也称为 ELISA 板，国际通用的标准板形是 8×12 的 96 孔式。为便于进行少量标本的检测，有制成 8 联或 12 联孔条的，放入座架后，大小与标准 ELISA 板相同。ELISA 板的特点是可以同时进行大量标本的检测，并可在特定的比色计上迅速读出结果。现在已有多种自动化仪器用于微量反应板型的 ELISA 检测，包括加样、洗涤、保温、比色等步骤，对操作的标准化极为有利。

良好的 ELISA 板应该是吸附性能好、空白值低、孔底透明度高、各板之间和同一板各孔之间性能相近。聚苯乙烯 ELISA 板由于配料的不同和制作工艺的差别，各种产品的质量差异很大。因此每一批号的聚苯乙烯制品在使用前须检查其性能。常用的检查方法为：以一定浓度的人 IgG（一般为 10ng/ml）包被 ELISA 板各孔后，每孔内加入适当稀释的酶标抗人 IgG 抗体，保温后洗涤，加底物显色，终止酶反应后分别测每孔溶液的吸光度。控制反应条件，使各读数在 0.8 左右。计算所有读数的平均值。所有单个读数与平均读数之差应小于 10%。

与聚苯乙烯类似的塑料为聚氯乙烯。作为 ELISA 固相载体，聚氯乙烯板的特点为质软板薄，可切割，价廉，但光洁度不如聚苯乙烯板。聚氯乙烯对蛋白质的吸附性能比聚苯乙烯高，但空白值有时也略高。

为比较不同固相在某一 ELISA 测定中的优劣，可用以下方法加以检验：用其他免疫学测定方法选出一个典型的阳性标本和一个典型的阴性标本。将它们分别进行一系列稀释后，在不同的固相载体上按预定的 ELISA 操作步骤进行测定，然后比较测定结果。在哪一种载体上阳性结果与阴性结果差别最大，这种载体就是这一 ELISA 测定的最合适的固相载体。

除塑料制品外，固相酶免疫测定的载体还有两种材料：一是微孔滤膜，如硝酸纤维素膜、尼龙膜等，这类测定形式将在本章"第五节　膜载体的酶免疫测定"中介绍。另一种载体是以含铁的磁性微粒制作的，反应时固相微粒悬浮在溶液中，具有液相反应的速率，反应结束后用磁铁吸引作为分离的手段，洗涤也十分方便，但需配备特殊的仪器。

（二）抗原和抗体

在 ELISA 的进行过程中，抗原和抗体的质量是实验是否成功的关键因素。本法要求所用抗原纯度高，抗体效价高、亲和力强。

ELISA 所用抗原有三个来源：天然抗原、重组抗原和合成多肽抗原。天然抗原取材于动物组织或体液、微生物培养物等，一般含有多种抗原成分，需经纯化，提取出特定的抗原成分后才可应用，因此也称提纯抗原（purified antigen）。重组抗原（recombinant antigen）和多肽抗原（peptide antigen）均为人工合成品，使用安全，而且纯度高，干扰物质少。因此虽然制备合成抗原有较高的技术难度且要求较为昂贵的仪器设备和试剂，其应用仍十分普遍，特别是对那些天然抗原不易得到的试验，更显出其独到之处。

用于 ELISA 的抗体有多克隆的和单克隆的。抗血清成分复杂，应从中提取 IgG 才可用于包被固相或酶标记。含单克隆抗体的小鼠腹水中的特异性抗体含量较高，有时可适当稀释后直接进行包被。制备酶结合物用的抗体的质量往往要求有较高的纯度。经硫酸铵盐析纯化的 IgG 可进一步用各种分子筛层析提纯。也可用亲和层析法提纯特异性 IgG，如用酶消化IgG 后提取的 Fab 片段，则效果更好。

（三）免疫吸附剂

固相的抗原或抗体称为免疫吸附剂。将抗原或抗体固相化的过程称为包被（coating）。由于载体的不同，包被的方法也不同。如以聚苯乙烯 ELISA 板为载体，通常将抗原或抗体溶于缓冲液（最常用的为 pH9.6 的碳酸缓冲液）中，加于 ELISA 板孔中在 4℃过夜，经清洗后即可应用。如果包被液中的蛋白质浓度过低，固相载体表面有能被此蛋白质完全覆盖，其后加入的血清标本和酶结合物中的蛋白质也会部分地吸附于固相载体表面，最后产生非特异性显色而导致本底偏高。在这种情况下，如在包被后再用 1‰～5‰牛血清白蛋白包被一次，可以消除这种干扰。这一过程称为封闭（blocking）。包被好的 ELISA 板在低温可放置一段时间而不失去其免疫活性。

（四）酶和底物

ELISA 中所用的酶要求纯度高、催化反应的转化率高、专一性强、性质稳定、来源丰富、价格不贵，且制备成的酶标抗体或抗原性质稳定，继续保留着它的活性部分和催化能力。最好在受检标本中不存在与标记酶相同的酶。另外它的相应底物应易于制备和保存，价格低廉，有色产物易于测定，光吸收高。ELISA 中最常用的酶为辣根过氧化物酶（HRP）和从牛肠黏膜或大肠杆菌提取的碱性磷酸酶（AP）。

HRP 在蔬菜作物辣根中含量很高，纯化方法也不复杂。它是一种糖蛋白，含糖量约 18%；分子质量为 44kD；是一种复合酶，是由主酶（酶蛋白）和辅基（亚铁血红素）结合而成的一种卟啉蛋白质。主酶为无色糖蛋白，在 275nm 波长处有最高吸收峰；辅基是深棕色的含铁卟啉环，在 403nm 波长处有最高吸收峰。HRP 催化下列反应：

$$DH_2 + H_2O_2 \xrightleftharpoons{HRP} D + 2H_2O$$

上式中 DH_2 为供氢体，H_2O_2 为受氢体。常用的 ELISA 的供氢体见表 17-2。HRP 对受氢体的专一性很高，除 H_2O_2 外，仅作用于小分子醇的过氧化物和尿素的过氧化物。后者为固体，作为试剂较 H_2O_2 方便。许多化合物可作为 HRP 的供氢体，在 ELISA 中常用的供氢体底物为邻苯二胺（orthopenylenediamine，OPD）、四甲基联苯胺（3′,3′,5′,5′-tetramethylbenzidine，TMB）和 ABTS［2′,2′-azino-bis(3-ethyl-benzthiazolinesulfonate-6)］。

表 17-2 ELISA 的供氢体

供氢体	反应颜色	波长/nm	终止剂	终止颜色	测定波长/nm
联大茴香胺（OD）	橘红	512	5mol/L HCl	黄	400
邻苯二胺（OPD）	黄	444	2mol/L H_2SO_4	橘黄	492
邻苯甲苯胺（OT）	蓝	636	2mol/L H_2SO_4	黄	442
5-氨基水杨酸	褐	475	1mol/L NaOH	褐	449

OPD 为在 ELISA 中应用最多的底物，灵敏度高、比色方便。其缺点是配成应用液后稳定性差，而且具有致变异性。TMB 无此缺点。TMB 经酶作用后由无色变为蓝色，目测对比鲜明；加酸停止酶反应后变黄色，可在比色计中定量；因此应用日见增多。ABTS 虽然灵敏度不如 OPD 和 TMB，但空白值很低。HRP 催化 OPD 的反应如下：

HRP 的纯度用 RZ（Reinheit Zahl，意为纯度数）表示，是 403nm 的吸光度与 280nm 的吸光度之比，高纯度的 HRP 的 RZ≥3.0。应注意的是酶变性后，RZ 可不变而活力降低，故重用酶制剂时更重要的指标为活力。酶活力以单位表示：1min 将 1μmol 的底物转化为产物的酶量为 1 个单位。

在 ELISA 中另一常用的酶为碱性磷酸酶（alkaline phosphatase，AKP 或 AP）。从大肠

杆菌提取的 AKP 分子质量为 80kD，酶作用的最适 pH 为 8.0；用小牛肠黏膜提取的 AKP 分子质量为 100kD，最适 pH 为 9.6。一般采用对硝基苯磷酸酯（p -nitrophenylphosphate，p -NPP）作为底物。它可制成片状试剂，使用方便。产物为黄色的对硝基酚，在 405nm 有吸收峰。用 NaOH 终止酶反应后，黄色可稳定一段时间。反应式如下：

$$O_2N-\langle\ \rangle-O-PO_3H_2 \xrightarrow[H_2O]{AP} O_2N-\langle\ \rangle-OH + H_3PO_4$$
$$\text{黄色}$$

在 ELISA 中应用 AKP 系统，其敏感性一般高于应用 HRP 系统，空白值也较低。但由于 AKP 较难得到高纯度制剂，稳定性较 HRP 低，价格较 HRP 高，制备酶结合物时得率较 HRP 低等原因，国内在 ELISA 中一般均采用 HRP。

除 HRP 和 AKP 以外，在商品 ELISA 试剂中应用的酶尚有葡萄糖氧化酶、β-半乳糖苷酶和脲酶等。β-半乳糖苷酶的底物常用 4-甲基伞基-β-D-半乳糖苷（4-mehtyumbelliferyl-β-D-galactoside），经酶水解后产生荧光物质 4-甲基伞酮（4-mehtylumbelliferone），可用荧光计检测。荧光的放大作用大大提高了方法的敏感度。AKP 也可应用可产生荧光的伞基磷酸酯作底物。其缺点是需要荧光计测定，而且如用固相载体直接作为测定容器，此载体不可发出荧光。脲酶的特点是酶作用后反应液发生 pH 改变，可使指示剂变色；另外，在人体内没有内源酶。

（五）结合物

酶标记的抗原或抗体称为结合物（conjugate）。抗原由于化学结构不同，可用不同的方法与酶结合。如为蛋白质抗原，基本上可参考抗体酶标记的方法。制备抗体酶结合物的方法通常有以下几种。

（1）戊二醛交联法　戊二醛是一种双功能团试剂，可以使酶与蛋白质或其他抗原的氨基通过它而偶联。戊二醛交联可用一步法（如连接 AP），也可用二步法（如连接 HRP）。举例如下。

2～5mg 纯抗体与 5mgAP 混合于 0.1mol/L pH6.8 的磷酸缓冲液 1ml 中，4℃下 0.1mol/L pH6.8 的磷酸缓冲液透析平衡。磁力搅拌下，缓慢加入 1％戊二醛 0.05ml，在室温下放置 2h。在 4℃下对 0.05mol/L pH8.0 Tris 缓冲液透析平衡，即得酶标抗体。

辣根过氧化物酶可溶解于 50％饱和度硫酸铵中。用上法交联后可用 50％饱和度硫酸铵沉淀酶标抗体，弃去上清中的游离酶。

戊二醛一步法操作简便、有效，而且重复性好。缺点是交联时分子间的比例不严格，大小也不一，影响效果。

制备 HRP 抗体结合物也可用二步法，即先将 HRP 与戊二醛作用，透析除去戊二醛，在 pH9.5 缓冲液中再与抗体作用而形成酶标抗体。此法的效率可高于一步法 10 倍左右。

（2）过碘酸盐氧化法　本法只用于 HRP 的交联。该酶含 18％碳水化合物，过碘酸盐将其分子表面的多糖氧化为醛基。用硼氢化钠（NaBH$_4$）中和多余的过碘酸。酶上的醛根很活泼，可与蛋白质结合，形成按摩尔比例结合的酶标结合物。有人认为此法为辣根过氧化物酶交联最有效的方法。但也有人认为由于所用试剂较为剧烈，各批实验结果不易重复。

按以上方法制备的结合物一般混有未结合的酶和抗体。理论上结合物中混有游离酶不影响 ELISA 中最后的酶活性测定，因经过洗涤，非特异性吸附于固相上的游离酶已被洗去。但游离的抗体则会与酶标抗体竞争相应的固相抗原，因而减低结合到固相上的酶标抗体量。因此制备的结合物应予以纯化。纯化的方法较多，分离大分子混合物的方法均可应用。硫酸铵盐析法操作简便，但效果不如用 SephadexG-200 凝胶过滤的好。

二、最适工作浓度的选择

在建立某一 ELISA 测定中，应对包被抗原或抗体的浓度和酶标抗原或抗体的浓度予以选择，以达到最合适的测定条件和节省测定费用。下面以间接法测抗体和夹心法测抗原为例，介绍最适工作浓度的选择方法。

（一）间接法测抗体

1. 酶标抗抗体工作浓度的选择

① 用 100ng/ml 人 IgG 进行包被，洗涤。

② 将酶标抗人 IgG 用稀释液作一系列稀释后分别加入已包被的孔中，保温、洗涤。

③ 加底物显色。加酸终止反应后，读取吸光度（A），绘制曲线见图 17-10。读取 A 值在 1.0 时的酶标抗体稀释度，作为酶标抗体的工作浓度。该酶标抗人 IgG 的工作浓度应为 1/800。

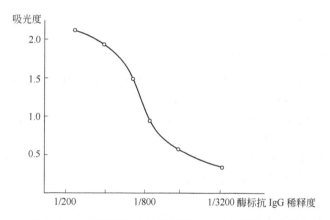

图 17-10　间接 ELISA 法酶标抗 IgG 工作浓度的选择

2. 棋盘滴定法选择包被抗原工作浓度

① 用包被液将抗原作一系列稀释后进行包被，洗涤。

② 将强阳性参考血清、弱阳性参考血清和阴性参考血清用稀释液作 1∶100 稀释，加样，保温，洗涤。

③ 加按工作浓度稀释的酶标抗人 IgG 抗体，保温，洗涤。

④ 加底物显色。加酸终止反应后读取 A 值。

⑤ 选择强阳性参考血清的 A 值为 0.8 左右、阴性参考血清的 A 值小于 0.1 的包被抗原的稀释度作为工作浓度。表 17-3 为本例的测定结果，表中数字为 A 值。从表中可见 1∶200 为最舒适的工作浓度。

表 17-3　间接 ELISA 法包被抗原工作浓度的选择

各类血清	抗原稀释度				
	1∶50	1∶100	1∶200	1∶400	1∶800
强阳性	1.20	1.04	0.84	0.68	0.42
弱阳性	0.64	0.41	0.30	0.22	0.19
阴性	0.23	0.13	0.08	0.66	0.05
稀释液	0.09	0.02	0.02	0.02	0.04

（二）夹心法测抗原

在夹心法 ELISA 中可用棋盘滴定法同时选择包被抗体和酶标抗体的工作浓度，举例如下（表 17-4）。

表 17-4　夹心 ELISA 包被抗体和酶标抗体工作浓度的选择

包被抗体的浓度及酶标抗体稀释度	参 考 抗 原		
	强阳性（25ng/ml）	弱阳性（1.5ng/ml）	阴性（10μg/ml）
10μg/ml			
1:1000	1.17	0.15	0.09
1:5000	0.46	0.03	0
1:25000	0.12	0	0
1μg/ml			
1:1000	>2	0.25	0.10
1:5000	0.91	0.12	0.01
1:25000	0.25	0.01	0
0.1μg/ml			
1:1000	0.42	0.13	0.13
1:5000	0.11	0.03	0.02
1:25000	0.03	0	0

① 抗体免疫球蛋白用包被缓冲液稀释至蛋白浓度为 $10μg/ml$、$1μg/ml$ 和 $0.1μg/ml$，分别在 ELISA 板上进行包被，每一浓度包括 3 个纵行，洗涤。

② 在一个横行各包被孔中加入强阳性抗原液，另一横行加入弱阳性抗原液，第三横行加入阴性对照液，保温，洗涤。

③ 将酶标抗体用稀释液稀释成 3 个浓度，例如 1:1000、1:5000 和 1:25000。分别加入每一包被浓度的一个纵行中，保温，洗涤。

④ 加底物显色。加酸终止反应后，读取 A 值。

⑤ 以强阳性抗原的 A 值在 0.8 左右、阴性参考的 A 值小于 0.1 的条件作最适条件，据此选择包被抗体和酶标抗体的工作浓度。从表 17-4 可看出包被抗体浓度可选用 $1μg/ml$，酶标抗体的稀释度可选为 1:5000。为了进一步节省试剂，可以此浓度为基点，缩小间距再做进一步的棋盘滴定。

三、测定方法的标准化

要使 ELISA 测定得到准确的结果，不论是定性的还是定量的，必须严格按照规定的方法制备试剂和实施测定。主要试剂的制备要点已如前述，其他一般性试剂，如包被缓冲液、洗涤液、标本稀释液、结合物稀释液、底物工作液和酶反应终止液等，配制时不可掉以轻心。缓冲液可于冰箱中短期保存，使用前应观察是否变质。蒸馏水的质量在 ELISA 中也至关重要，最好使用新鲜重蒸馏的。不合格的蒸馏水可使空白值升高。

测定的实施中，应力求各个步骤操作的标准化，下面以板式 ELISA 为例，介绍有关注意事项。

1. 加样

在 ELISA 中除了包被外，一般需进行 45°加样。在定性测定中有时不强调加样量的准确性，例如规定为加样一滴。此时应该使用相同口径的滴管，保持准确的加样姿势，使每滴液体的体积基本相同。在定量测定中则加样量应力求准确。标本和结合物的稀释液应按规定配制。加样时应将液体加在孔底，避免加在孔壁上部，并注意不可出现气泡。

2. 保温

在 ELISA 中一般有二次抗原、抗体反应，即加标本后和加结合物后，此时反应的温度和时间应按规定的要求，保温容器最好是水浴箱，可使温度迅速平衡。各 ELISA 板不应叠在一起。为避免蒸发，板上应加盖，或将板平放在底部垫有湿纱布的湿盒中。湿盒应该是金属的，传热容易。如用保温箱，空湿盒应预先放在其中，以平衡温度，这在室温较低时更为重要。加入底物后，反应的时间和温度通常不做严格要求。如室温高于 20℃，ELISA 板可避光放在实验台上，以便不时观察，待对照管显色适当时，即可终止酶反应。

3. 洗涤

洗涤在 ELISA 过程中是决定实验成败的关键。洗涤的目的是洗去反应液中没有与固相抗原或抗体结合的物质以及在反应过程中非特异性吸附于固相载体的干扰物质。聚苯乙烯塑料对蛋白质的吸附作用是普遍性的。因此在 ELISA 测定的反应过程中应尽量避免非特异性吸附，而在洗涤时又应把这种非特异性吸附的干扰物质洗涤下来。在标本和结合物的稀释液和洗涤液中加入聚山梨酯（吐温，Tween）一类物质即为达到此目的。聚山梨酯是聚氧乙烯去水山梨醇脂肪酸酯，为非离子型的表面张力物质，常作为助溶剂。根据脂肪酸的种类而对聚山梨酯编号，结合月桂酸的为聚山梨酯 20，在 ELISA 中最为常用。它的洗涤效果好，并具有减少非特异性吸附和增强抗原、抗体结合的作用。

洗涤如不彻底，特别在最后一次，如有酶结合物的非特异性吸附，将使空白值升高。另外，在间接法中如血清标本内的非特异性 IgG 吸附在固相上而未被洗净，也将与酶标抗体作用而产生干扰。

ELISA 板的洗涤一般可采用以下方法：①吸干孔内反应液；②将洗涤液注满板孔；③放置 2min，略做摇动；④吸干孔内液，也可倾去液体后在吸水纸上拍干。洗涤的次数一般为 3～4 次，有时甚至需洗 5～6 次。

4. 比色

如阴性对照颜色极浅，在定性测定中一般可采用目视比色。如用比色计测定结果，准确性决定于 ELISA 板底的平整与透明度和比色计的质量。

第五节 膜载体的酶免疫测定

一、斑点-ELISA

斑点-ELISA（dot-ELISA）的特点是：①以吸附蛋白质能力很强的硝酸纤维素膜为固相载体；②底物经酶反应后形成有色沉淀，使固相膜染色。在实验室中斑点-ELISA 可按下法进行。在硝酸纤维膜上用铅笔划成 4mm×4mm 的小格，在每格中央点加抗原 1～2μl，成为一个小点。干燥后将每格剪下分别放入 ELISA 板孔中，按 ELISA 方法操作，最后加入能形成不溶性有色沉淀的底物，如在膜上出现染色斑点，即为阳性反应（图 17-11）。因硝酸纤维素膜吸附性能强，一般在包被后须再进行封闭。如将硝酸纤维素膜裁剪成膜条，并在同一张膜条上点有多种抗原，将整个膜条与同一份血清反应，则可同时获得对多种疾病的诊断结果。斑点-ELISA 的缺点是操作麻烦，特别是洗涤的操作很不方便。

应用斑点-ELISA 的原理，通过特殊工艺已制备出各种试剂，供临床检验用。一般分

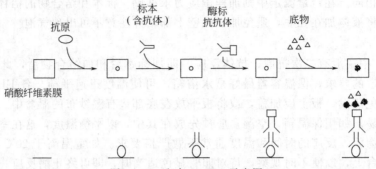

图 17-11 斑点-ELISA 示意图

3 种类型：①将试剂膜粘贴在塑料条片，便于洗涤和观察。②将试剂膜封在小盒内，膜下垫吸水剂，洗涤液通过膜吸入盒内。此即斑点免疫渗滤试验。③将试剂膜固定在小框格中放入特殊的自动分析仪中检测。应用这一系统可做各种蛋白质、激素、药物和抗生素的定量测定。

二、免疫印迹法

免疫印迹法（immunoblotting test，IBT）亦称酶联免疫电转移印斑法（enzyme linked immunoelectrotransfer blot，EITB），因与 Southern 早先建立的检测核酸的印迹方法 Southernblot 相类似，亦被称为 Westernblot。免疫印迹法（图 17-12）分 3 个阶段进行。第一阶段为 SDS-聚丙烯酰胺凝胶电泳（SDS-PAGE）。抗原等蛋白样品经 SDS 处理后带负电荷，在聚丙烯酰胺凝胶中从阴极向阳极泳动，分子量越小，泳动速度就越快。此阶段分离效果肉眼不可见（只有在染色后才显出电泳区带）。第二阶段为电转移。将在凝胶中已经分离的条带转

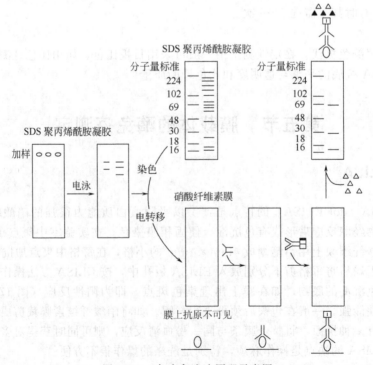

图 17-12 免疫印迹法原理示意图

移至硝酸纤维素膜上，选用低电压（100V）和大电流（1～2A），通电 45min 转移即可完成。此分阶段分离的蛋白质条带肉眼仍不可见。第三阶段为酶免疫定位。将印有蛋白质条带的硝酸纤维素膜（相当于包被了抗原的固相载体）依次与特异性抗体和酶标第二抗体作用后，加入能形成不溶性显色物的酶反应底物，使区带染色。常用的 HRP 底物为 3′,3′-二氨基联苯胺（呈棕色）和 4-氯-1-萘酚（呈蓝紫色）。阳性反应的条带清晰可辨，并可根据 SDA-PAGE 加入的分子量标准，确定各组分的分子量。本法综合了 SDS-PAGE 的高分辨力和 ELISA 法的高特异性和敏感性，是一个有效的分析手段，不仅广泛应用于分析抗原组分及其免疫活性，并可用于疾病的诊断。在艾滋病病毒感染中此法作为确诊试验。抗原经电泳转移在硝酸纤维素膜上后，将膜切成小条，配合酶标抗体及显色底物制成的试剂盒可方便地在实验室中供检测用。根据出现显色线条的位置可判断有无针对病毒的特异性抗体。

三、重组免疫结合试验

重组免疫结合试验（recombinant immunlbinding assay，RIBA）是与免疫印迹法相似的方法，不同之处在于特异性抗原不通过电泳分离转印，而是直接分条加在固相膜上。RIBA 已用于血清抗 HCV 抗体的测定和分析。HCV 抗原成分复杂，包括有特异性的非结构区抗原、结构区抗原、核心抗原和非特异性的 G 抗原。在 ELISA 中一般使用混合抗原包被，检测到的血清抗体是综合性的。RIBA 将各种抗原成分以横线条式分别吸附在硝酸纤维素膜的膜条上，放于特制的长条凹槽反应盘中与标本（一抗）和酶标二抗温育、洗涤，最终加底物显色后，显色条带提示血清中存在有针对这一吸附抗原的特异性抗体。根据条带的粗细和显色深浅，还可粗略估计抗体效价。

RIBA 十分适合于含复杂抗原成分的病原体抗体的分析，除抗 HCV 外，也成功地用于抗 HIV 抗体的测定。

第六节 酶免疫测定的应用

酶免疫测定具有高度的敏感性和特异性，几乎所有的可溶性抗原抗体系统均可用以检测。它的最小可测值达纳克（ng）甚至皮克（pg）水平。与放射免疫分析相比，酶免疫测定的优点是标记试剂比较稳定，且无放射性危害。因此，酶免疫测定的应用日新月异，酶免疫测定的新方法、新技术不断发展。但酶免疫测定在医学检验中的普及应归功于商品试剂盒、自动或半自动检测仪器的问世。酶免疫测定步骤复杂，试剂制备困难。只有用符合要求的试剂和标准化的操作，才能获得满意的结果。

商品 ELISA 试剂盒中应包含包被好的固相载体、酶结合物底物和洗涤液等。先进的试剂盒不仅提供全部试剂成分，而且所有试剂均已配制成应用液，并在各种试剂中加色素，使之呈现不同的颜色。ELISA 操作步骤多，所需试剂也多，这种有色试剂既方便操作又有利于减少操作错误。ELISA 所有仪器除定量测定中必需的出色仪（专用的称为 ELISA 测读仪）外，洗涤板也极有用。洗涤机的使用不仅省时省工，而且也利于操作标准化，对中小型实验室是实用且易于接受的。但应注意，在采用洗板机前，应先对洗板机的性能加以检定，确认各孔的洗涤效果是否彻底，且重复性好。

半自动和自动化 ELISA 分析仪亦趋成熟，并在大中型临床检验实验室中取得应用。自动化 ELISA 分析仪有开放系统（open system）和封闭系统（close system）两类。前者适用于所有的 96 孔板的 ELISA 测定；后者只与特定试剂配套使用。

均相酶免疫测定主要用于药物和小分子物质的检测。ELISA 则应用更为广泛，可用以检测的项目包括以下几个方面。

① 病原体及其抗体。广泛应用于传染病的诊断，包括病毒性肝炎病毒、风疹病毒、疱疹病毒、轮状病毒等；细菌如链球菌、结核分枝杆菌、幽门螺杆菌和布氏杆菌等；寄生虫如弓形虫、阿米巴、疟原虫等。

② 蛋白质。包括各种免疫球蛋白、补体组分、肿瘤标志物（例如甲胎蛋白、癌胚抗原、前列腺特异性抗原等）、各种血浆蛋白质、同工酶（如肌酸激酸 MB）、激素（如 hCG、FSH、TSH）。

③ 非肽类激素。如 T_3、T_4、雌激素、皮质醇等。

④ 药物和毒品。如地高辛、苯巴比妥、庆大霉素、吗啡等。

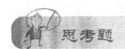 **小 结**

酶免疫技术（immunoenzymatic technique）又称酶免疫测定法（enzyme immunoassay，EIA），是继免疫荧光技术和放射免疫技术之后发展起来的又一种免疫标记技术。它是把抗原、抗体的特异性反应和酶的高效催化作用相结合而建立的。该技术通过化学方法将酶与抗体或抗抗体结合，形成酶标记物，这些酶标记物仍保持免疫学活性和酶的活性，然后将它与相应的抗体或抗原起反应，形成酶标记复合物。结合在免疫复合物上的酶，在遇到相应的底物时，催化底物产生水解、氧化或还原等反应，生成可溶性或不溶性有色物质。然后根据显色的深浅来反映待测样品中抗原或抗体的含量，如生成的有色物质为可溶性，则可用肉眼比色或酶标测定仪测定光密度值（OD）进行定性或定量；如生成的有色物质为不溶性沉淀物，同时又是电子致密物质，则可用光学显微镜或电子显微镜识别和定位。因此，酶免疫技术是一项定位、定性和定量的综合技术。常用的酶是辣根过氧化物酶（horseradish peroxidase，HRP）和碱性磷酸酶（alkaline phosphatase，AKP）。

思考题

1. 酶免疫技术有哪些分类？其基本原理分别是什么？
2. 试述 ELISA 的技术特点、原理和应用。
3. 简述双抗体夹心法测抗原的技术路线与原理。

第十八章

免疫学理论和技术的应用

免疫学理论和技术在预防医学和临床医学中广泛应用，取得了卓著成效。新型疫苗、免疫治疗新方法的研究方兴未艾，有着广阔的应用前景。免疫学的临床应用有两个方面：一是应用免疫学理论阐明多种疾病的发病机制及发展规律；二是应用免疫学的原理来诊断和防治疾病。随着免疫学理论和技术飞速发展和免疫学学科的相互渗透，免疫学诊断、预防和治疗不仅应用于传染病，在非感染性疾病如自身免疫病、肿瘤、组织器官移植及超敏反应性疾病等方面也得到广泛应用。

第一节 免疫学检测

一、抗原或抗体检测

（一）抗原或抗体检测的原理及应用

抗原与相应抗体的特异性结合不但能发生在体内，也可以发生在体外。在一定条件下，抗原和抗体在体外的特异性结合，可出现肉眼可见或借助仪器可观察的现象，根据这些现象是否出现，可判断抗原或抗体是否对应。所以，可用已知的抗原检测未知抗体，也可用已知的抗体检测未知抗原。通过对标本中的抗原或抗体进行定量、定性或定位检测，可协助诊断某些疾病或评估机体的免疫功能状态。随着免疫学技术的不断改进，抗原或抗体检测的敏感度大为提高，有些可测到纳克（ng）甚至皮克（pg）水平。

进行定量检测时，在一定条件下加入已知抗体（或抗原）的浓度一定时，反映产生的免疫复合物的量与待测标本中含有的相应抗原（或抗体）的量成正比，用标准曲线可计算出标本中抗原（或抗体）的含量。当标本中的抗原或抗体含量过高时，常把抗原或抗体一方的浓度固定，将另一方做一系列的稀释，以最高稀释作为效价，效价越高说明标本中所含待检测成分越多。

进行抗原或抗体检测时，以往多采用人或动物的血清作为抗体来源，故体外的抗原或抗体检测也称血清学反应。

（二）抗原-抗体反应的特点

（1）高度的特异性　抗原与抗体能够特异性结合是基于两种分子间结构的互补性与亲和性，这种特性如同钥匙和锁的关系。例如，白喉抗毒素只能与相应的白喉抗毒素相结合，而不能与破伤风外毒素结合。

（2）可逆的表面结合　抗原和抗体的结合是分子表面的结合，除两者的空间结构互补外，主要以氢键、静电引力、范德华力和疏水键等结合。这种结合是可逆的，在一定的条件下两者可以解离，解离后抗原和抗体的性质不变。

（3）适当的浓度和比例　天然抗原分子表面一般有多种抗原决定簇，即有多个抗体结合的部位，为多价结合的部位；单抗分子则因有两个 Fab 段，能结合两个相同抗原决定簇，为 2 价。当抗原与抗体的数量比例恰当时，抗体分子的两个 Fab 段各自结合一抗原分子，相互交叉连接成网格状复合体，在合适的盐浓度下，形成明显的、肉眼可见的凝集物或沉淀物，若两者比例不适当，抗体过剩或抗原过剩，则不出现反应。

（4）反应分两个阶段　第一阶段是抗原和抗体特异性结合阶段，此阶段发生快，数秒钟内即可完成，但不出现可见反应；第二阶段为抗原、抗体反应的可见阶段，此反应发生慢，需数分钟至数小时甚至更长。

（三）抗原-抗体反应的影响因素

（1）电解质　抗原与抗体结合后要出现肉眼可见的反应，必须有电解质参与，实验中常用 0.85% 的 NaCl 浓度作为稀释液，以提供适当浓度的电解质。

（2）温度　在一定的范围内，温度升高可增加抗原与抗体分子碰撞结合的机会，加速可见反应的出现，但超过 56℃ 时蛋白质会变性。37℃ 通常是抗原、抗体反应的最适温度。

（3）酸碱度　适宜的 pH 值是抗原与抗体出现可见反应的重要因素，pH 值过高或过低都会影响抗原及抗体分子的理化性质，从而导致反应的不发生或出现非特异性凝集。一般合适的 pH 值为 6~8。

（四）常用的抗原、抗体检测方法

1. 凝集反应（agglutination）

颗粒性抗原（如细胞、细菌）与相应抗体在一定条件下（电解质、温度、酸碱度）出现肉眼可见的凝集现象称为凝集反应。

（1）直接凝集反应　颗粒性抗原与相应抗体在适当的条件下直接结合出现凝集的现象称为直接凝结反应。常用的方法有玻片法和试管法。

① 玻片凝集：为定性试验，多用已知抗体检测未知抗原。临床上常用此法鉴定细菌或进行细菌分型，也用于 ABO 血型的鉴定。

② 试管凝集：为半定量试验，多用已知抗原检测未知抗体。例如，临床上用于诊断伤寒、副伤寒的肥达试验，诊断斑疹伤寒的外斐试验。

（2）间接凝集反应　将可溶性抗原吸附在与免疫无关载体颗粒（如活性炭颗粒或胶乳颗粒）表面，然后与相应的抗体作用，可出现载体颗粒被动凝集的现象，称间接凝集反应（图 18-1）。

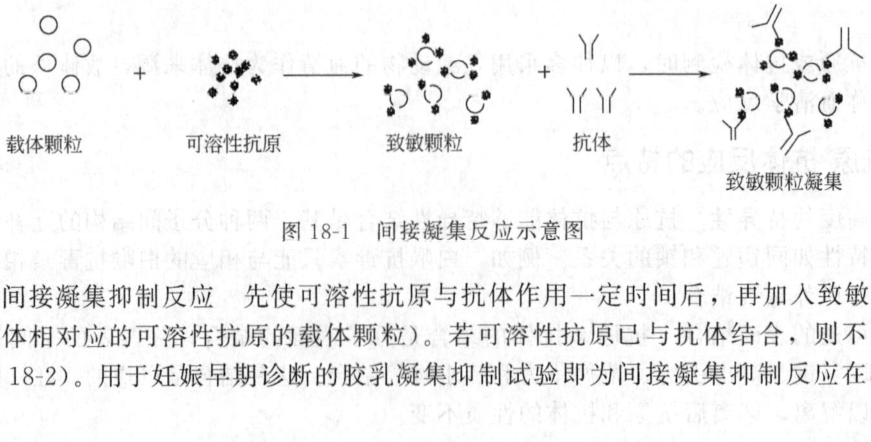

载体颗粒　　可溶性抗原　　致敏颗粒　　抗体　　致敏颗粒凝集

图 18-1　间接凝集反应示意图

（3）间接凝集抑制反应　先使可溶性抗原与抗体作用一定时间后，再加入致敏颗粒（吸附于与抗体相对应的可溶性抗原的载体颗粒）。若可溶性抗原已与抗体结合，则不出现凝集现象（图 18-2）。用于妊娠早期诊断的胶乳凝集抑制试验即为间接凝集抑制反应在临床上的应用。

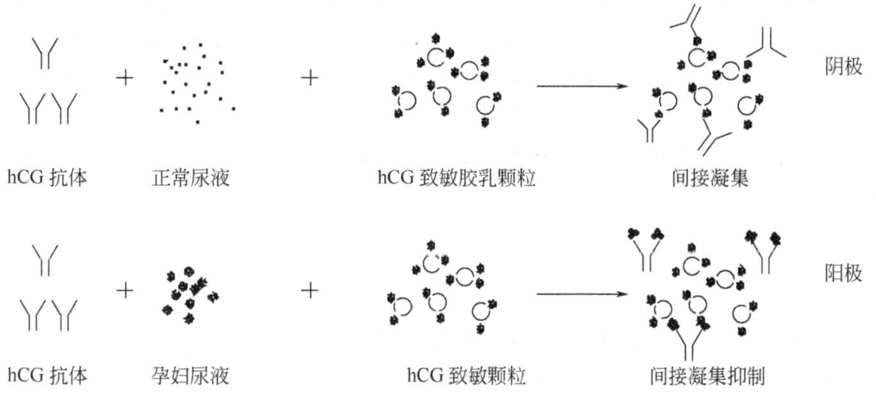

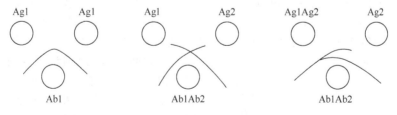

图 18-2　间接凝集抑制试验（妊娠诊断）示意图

（4）协同凝集反应　金黄色葡萄球菌细胞壁成分中的 A 蛋白（SPA）可非特异性地与 IgG 的 Fc 段结合，结合后的 IgG Fab 段仍保持与相应抗原结合的能力。因此，使金黄色葡萄球菌与 IgG 连接，再与相应的抗原结合，在一定条件下可出现肉眼可见的凝集反应，此称协同凝集反应。本试验可检测血液、脑脊液等组织液中存在的微量可溶性抗原，常用于流脑、伤寒、布氏菌病等的早期诊断。例如，用已知脑膜炎球菌 IgG 抗体标记在 SPA 上，然后加入待测的脑脊液或血液，若标本中含有脑膜炎球的可溶性抗原，则可见金黄色葡萄球菌的凝集现象。本法简便、快速，且敏感性强、特异性高。

2. 沉淀反应（precipitation）

可溶性抗原（如血清蛋白）与特异性抗体结合，在一定的条件下形成肉眼可见的沉淀现象，称为沉淀反应。沉淀反应的应用有环状法、絮状法、琼脂扩散法和免疫比浊法。现多用琼脂扩散法和免疫比浊法。

（1）单向琼脂扩散　是一种定量试验。将一定量的抗体与加热融化的琼脂凝胶混合制成琼脂板，在适当位置打孔，将待测抗原加入孔中，置湿盒内使之扩散。因标本中的抗原与琼脂中的抗体对应，因此在比例合适处形成白色沉淀环，沉淀环的直径与抗原含量呈正相关。此法用于测定血清中 IgG、IgM、IgA、C3、C4 的含量。

（2）双向琼脂扩散　是一种定性试验。预先制备琼脂板，根据需要在琼脂板上打孔，将抗原与抗体分别加于孔中，置湿盒内使之扩散，若两者相对应，在比例合适处形成肉眼可见的白色沉淀线（图 18-3）。本法常用于抗原或抗体的定性检测，以及抗原组成或两种抗原相关性的分析。

图 18-3　双向琼脂扩散试验示意图

（3）对流免疫电泳　是双向琼脂扩散与电泳结合的方法，即在电场作用下进行双向免疫扩散。将琼脂凝胶置于电泳槽内，在负极端孔内加抗原，正极端孔内加抗体。在电场中，抗原、抗体定向移动，若两者相对应，在比例合适线形成白色沉淀线。因抗原、抗体相向而行，相对提高两者的浓度，此法的免疫性比双向免疫扩散高 10～16 倍，时间也大大缩短。

（4）免疫电泳　先将待测血清做琼脂凝胶电泳，使血清中的各蛋白组分分成不同的区带，然后与电泳方向平行挖一小槽，加入相应的抗血清，与已分成区带的蛋白质抗原成分做双向琼脂扩散，则在各区带相应位置形成沉淀弧。对照正常血清形成沉淀弧数量、位置和形态，可分析标本中所含抗原成分的性质和相对含量（图 18-4）。此法常用于血清蛋白种类分析，以观察免疫球蛋白异常、增多或缺失，如骨髓瘤及性联低丙种球蛋白血症的诊断。

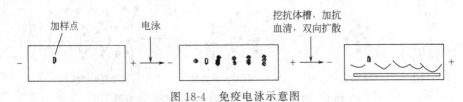

图 18-4　免疫电泳示意图

（5）免疫比浊法　此技术是利用抗原-抗体复合物在液相中形成的浊度测量抗原含量的方法。此抗原与抗体在液相中反应时，迅速结合成可溶性复合物，由于其相对分子质量增大，故出现一定的浊度，并能引起光折射。在抗体浓度固定时，反应液的浊度与抗原成正比，测定浊度变化可计算出标本中的抗原含量。此技术具有快速、敏感性高、稳定性好等特点，可检测体液中的特异性抗体、酶类、激素、肿瘤、凝血因子及微生物等。

3. 免疫标记技术

是指用荧光素、放射性核素、酶、发光剂或电子致密物质（胶体金、铁蛋白）作为示踪剂标记抗体或抗原进行的抗原、抗体反应。此方法将荧光素、放射性核素等的高灵敏性与抗体和抗原结合的高特异性结合在一起，从而具有高灵敏、特异、快速等优点，能定性、定量，甚至定位检测。此法广泛用于各种微量生物活性物质的鉴定与定量检测。

（1）免疫酶标技术　是用酶标记抗原与抗体，通过酶催化相应底物显色，根据颜色的有无或深浅来判断抗原或抗体的有无或含量。

① 酶联免疫吸附试验：是目前应用最广的免疫标记技术，是将抗原或抗体吸附在固相载体表面，加入酶标记的抗原或抗体，洗涤除去未结合的物质，加入酶作用的底物，通过颜色变化来判断抗原或抗体的存在或含量，常用间接法和双抗体夹心法。

② 酶免疫组化技术：酶标记抗体与组织切片上的抗原反应，然后与酶底物作用，形成有色沉淀物，可在光学显微镜下观察。

③ 应用亲和素（抗生物素蛋白）和生物素的 ELISA（BAS-ELISA）：生物素即维生素H，可与蛋白质、糖类和酶等多种类型的大小分子形成生物素化的产物。亲和素是一种糖蛋白，每个分子由 4 个亚基组成，可以与 4 个生物素分子结合。亲和素与生物素的结合，亲和力大、特异性强且极为稳定，如桥联法 ABC-ELISA 夹心法测抗原的过程。

④ 酶联免疫斑点试验：用已知抗体细胞因子的抗体包被固相，加入待检测效应细胞温育一定时间后洗去细胞，如细胞在温育过程中有相应细胞因子产生，加酶标记抗体与底物则显色。本法用于效应细胞分泌的单一细胞因子的测定，可避免生物活化测定法中多种细胞因子相同生物学性的干扰。

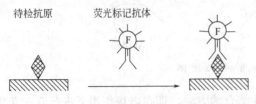

图 18-5　直接免疫荧光法原理示意图

（2）免疫荧光法　是用荧光素标记抗体，制成荧光素标记抗体，与待检测标本中的抗原反应，在荧光显微镜下观察荧光的有无，可对标本中的抗原进行定性及定位。免疫荧光法可用于检测细菌、病毒、螺旋体等抗原与抗体，辅助传染病的诊断，还可用于鉴定免疫细胞的 CD 分子、检测自身免疫病的抗核抗体等。

① 直接荧光法：用荧光素直接标记已知抗体，对固定于玻片的标本进行染色，用缓冲液洗去游离的抗体，干后置荧光显微镜下检查。此法的优点是特异性高，但每检查一种抗原均需制备相应的荧光素标记抗体（图 18-5）。

② 间接荧光法：应用特异性抗体（或待测抗体）为第一抗体，以荧光素标记的抗球蛋白抗体（标记的抗抗体）为第二抗体，可检测抗原或抗体（图 18-6）。

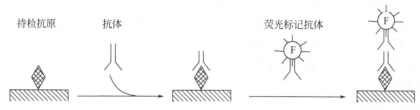

待检抗原　　抗体　　　　　　　　　荧光标记抗体

图 18-6　间接免疫荧光法原理示意图

③ 放射免疫测定：是用放射性核素标记抗原或抗体进行免疫学检测的技术。它将放射性核素显示的高灵敏性和抗原、抗体反应的特异性相结合，使检测的敏感度达到皮克（pg）水平。常用于标记的放射性核素有 ^{125}I 和 ^{131}I，采用的方法有液相法和固相法两种。常用于微量物质的测定，如生长激素、胰岛素、地高辛等药物及免疫球蛋白 IgE 等。

（3）化学发光免疫分析　是用发光物质（如鲁米诺等）标记抗原或抗体进行反应。发光物质在反应剂（如过氧化阴离子）激发下生成激发态中间体，当激发态中间体回到稳定的基态时，发射出光子，用自动发光分析仪能接受光信号，测定光子的产量，以反映待检样品中的抗体或抗原的含量。此法灵敏度高于放射免疫测定法，常用于血清超微量活性物质如 T_3、T_4 的测定。

（4）蛋白质印迹法（Westernblot）　是将凝胶电泳与固相免疫相结合，把电泳分区的蛋白质转移至固相载体，再用酶免疫、放射免疫等技术测定。此法能分离分子大小不同的蛋白质并确定其相对分子质量，常用于检测多种病毒的抗体。例如，用本法检测血清 HIV 抗体为 HIV 感染的确认试验之一。

（5）金标记免疫技术　是以胶体金作为标记物，检测抗体、抗原的一种免疫标记技术。这种金标记抗体或抗原与相应的抗原或抗体反应后，可通过观察颜色等特性对被检对象做出定性、定位分析。

金标记免疫技术以斑点金免疫结合试验最常用。斑点金免疫结合试验是以胶体金为标记物，以硝酸纤维素膜为固相载体，以渗滤或渗移方式检测抗原或抗体。本法在临床上已广泛用于体液载体标本中抗原或抗体的检测。如 hCG、抗 HCV、抗 HIV 的测定。

4. 中和反应

细菌外毒素、病毒、激素和酶与相应抗体结合，可发生毒性、感染性或生物活性消失，此称为中和反应。中和反应的常见的有病毒中和试验和毒素中和试验。

（1）病毒中和试验　是病毒的感染性被特异性抗体所中和的抗原、抗体反应。其方法是将含有特异性抗体的血清与病毒悬液混合，接种于适当细胞或动物体进行培养，根据对细胞、动物的保护效果判定病毒是否被中和，并计算出中和效价。此类试验既可用含有已知中和抗体的血清来鉴定未知病毒，也可以用已知病毒检测患者血清中的中和抗体。临床上用于流行病学调查或病毒性疾病的辅助诊断。

（2）毒素中和试验　是外毒素的毒性被特异性抗体所中和的抗原或抗体反应。例如，测定人血清中抗链球菌溶血素 O 的抗体（ASO 试验），可协助诊断风湿病和肾小球肾炎。

二、细胞免疫的检测

（一）淋巴细胞的分离

检测各群淋巴细胞的数量和功能是观察机体免疫状态的重要手段。淋巴细胞广泛存在于外周免疫器官和外周血，为取材方便，多取外周血分离淋巴细胞。首先用葡聚糖-泛影葡胺密度梯度离心法分离外周血单个核细胞，若需要，再进一步纯化淋巴细胞。最简单的方法为黏附贴壁法，即将已制备的单个核细胞悬液倾注于玻璃或塑料平皿或扁平小瓶中，放入37℃恒温箱中 1h 左右。则单核细胞和粒细胞都贴附于平皿壁上，而未贴壁的非黏性细胞几乎为纯淋巴细胞。

（二）细胞免疫的检测

1. T 细胞计数

（1）E 花环形成试验（erythrocyte rosette test） 人外周血 T 细胞表面有绵羊红细胞的受体，将绵羊红细胞与人外周血淋巴细胞按一定比例混合，在 4℃条件下反应 1～2h，涂片染色观察，形成花环的细胞即为 T 细胞。正常人外周血 E 花环形成细胞占淋巴细胞总数的 60%～80%。

（2）T 细胞特异性抗原检测 T 细胞表面有特有的抗原成分 CD3，可用其相应的单克隆抗体检测。多采用免疫荧光法。

2. 细胞亚群检测

T 细胞的不同亚群各自有其特有的分化抗原，如 $CD4^+$ T 细胞、$CD8^+$ T 细胞，因此，可用相应的单克隆抗体检测。人群平均正常值 $CD4^+$ T 细胞为 50%～80%，$CD8^+$ T 细胞为 20%～30%，$CD4^+$ T 细胞与 $CD8^+$ T 细胞的比值约为 1.5～2.1。

3. T 细胞功能测定

（1）淋巴细胞转化试验 淋巴细胞转化试验是检测 T 细胞功能的体外试验，当 T 细胞与 PHA、ConA 或特异性抗原一起培养时，能转化为淋巴母细胞。根据转化率可判断机体的细胞免疫功能状态。正常人外周血淋巴细胞转化率为 70%左右。转化的淋巴细胞形态特征为：细胞体积增大，胞质丰富，有小空泡；染色质疏松，出现 1～3 个核仁。

（2）T 淋巴细胞功能的体内检测法 如迟发型超敏反应皮肤试验，即使用旧结核菌素（OT）、链激酶-链道酶等作为测试抗原，通过斑贴或皮内注射于已致敏的机体，观察局部炎症反应的发生及其强度。

三、细胞因子的检测

细胞因子的检测是判定机体免疫功能的重要指标，对诊断某些疾病及判断预后具有一定的意义。细胞因子的检测方法主要有以下 3 类方法。

（1）生物活性测定法 是根据细胞因子特定的生物活性而设计的检测法，由于各种细胞因子具有不同的活性，如 IL-2 可促进淋巴细胞增殖，TNF 可杀伤肿瘤细胞，IFN 可保护细胞免受病毒攻击，因此选择某一细胞因子依赖的细胞株检测相应的细胞因子。

（2）ELISA 细胞因子都为蛋白质或多肽，具有较强的免疫原性，因此可以利用抗原、抗体特异性反应的特性，用免疫学技术定量检测细胞因子。几乎所有细胞因子的 ELISA 检测试剂盒都有商品供应。

（3）聚合酶链反应 根据细胞因子的核苷酸序列设计特定细胞因子的引物，利用聚合酶链反应（PCR）测定待检细胞中特异的 mRNA。本方法可用于多种细胞因子的检测。

第二节 免疫预防

人类用免疫的方法预防传染病有着悠久的历史，接种牛痘苗成功地在全球消灭了天花是用免疫预防的方法消灭传染病的最好例证。随着卫生状况的改善和计划免疫的实施，人们在传染病的预防中取得了巨大成就。目前，免疫预防已扩大到传染病以外的其他领域，未来疫苗的内涵及应用将进一步拓展。

特异性免疫的获得方式有自然免疫和人工免疫两种。自然免疫主要指机体感染病原体后建立的特异性免疫，也包括胎儿或新生儿经胎盘或乳汁从母体获得抗体。人工免疫则是人为地使机体获得特异性免疫，是免疫预防的重要手段，包括人工主动免疫和人工被动免疫。

一、疫苗的基本要求

免疫预防（immunoprophylaxis）的主要措施是接种疫苗，习惯上将细菌性制剂、病毒性制剂以及类毒素等人工主动免疫制剂统称为疫苗（vaccine）。当代疫苗的发展趋势是增强免疫效果、简化接种程序、提高预防接种效益。疫苗的基本要求如下。

（1）安全 疫苗都是用于健康人群，特别是儿童的免疫接种，其质量的优劣直接关系到千百万人的健康和生命安全，因此在制作中应特别注意质量管理。灭活疫苗菌（毒）种为致病性强的微生物，应予彻底灭活，并避免无关蛋白和内毒素污染；活疫苗的菌（毒）种要求遗传性状稳定，无回复突变，无致癌性；各种疫苗应尽可能减少接种后的副作用，推崇口服接种或尽量减少注射次数。

（2）有效 疫苗应当具有很强的免疫原性，接种后能在大多数人身体中引起保护性免疫，群体的抗感染能力增强。理想的疫苗接种后能诱导正确的免疫应答类型，发挥免疫保护作用，而且维持时间很长。所以对那些免疫机制不明确的感染性疾病，难以研制有效的疫苗。疫苗能否提供 T 细胞识别的表位，直接影响疫苗的效果。例如，用细菌的多糖成分免疫婴幼儿，18 月龄以下者几乎都不产生抗体，因对多糖应答的 B 细胞尚未成熟。但将细菌多糖连接于白喉类毒素后再免疫，效果十分显著。这是由于白喉类毒素提供了 T 细胞识别的表位，于是将细菌多糖引起的 T 细胞非依赖性抗体应答转变为 T 细胞依赖性抗体应答。模拟自然感染途径接种，除引起体液免疫和细胞免疫外，还可引起黏膜免疫，抵抗经黏膜入侵的病原体。如气雾吸入流感疫苗、麻疹疫苗，口服脊髓灰质炎疫苗、伤寒疫苗、痢疾疫苗等。细胞因子有可能成为新型佐剂，与疫苗共同使用，可以调节免疫应答的类型，增强免疫效果。

（3）实用 疫苗的可接受性十分重要，否则难以达到接种人群的高覆盖率。要求简化接种程序，如口服疫苗、多价疫苗。同时要求疫苗易于保存运输，价格低廉，接种后无明显不良反应。

二、人工主动免疫

人工主动免疫（artificial active immunization）是用疫苗接种机体，使之产生特异性免疫，从而预防感染的措施。国内常将用细菌制作的人工主动免疫用生物制品称为菌苗，而将用病毒、立克次体、螺旋体等制成的称为疫苗。而国际上把细菌性制剂、病毒性制剂以及类毒素统称为疫苗。

（1）灭活疫苗（死疫苗） 灭活疫苗（inactivated vaccine）是选用免疫原性强的病原体，经人工大量培养后，用理、化方法灭活制成。死疫苗主要诱导特异抗体的产生，为维持血清抗体水平，常需多次接种。注射局部和全身的反应较重。由于灭活的病原体不能进入宿主细胞内增殖，难以通过内源性抗原加工递呈，不足以诱导 CD8$^+$ T 细胞成为效应 CTL，免疫效果有一定局限性。

（2）减毒活疫苗 减毒活疫苗（live-attenuated vaccine）是用减毒或无毒力的活病原微生物制成。传统的制备方法是将病原体在培养基或动物细胞中反复传代，使其失去或明显降低毒力，但保留免疫原性。例如，用牛型结核杆菌在人工培养基上多次传代后制成卡介苗，用脊髓灰质炎病毒在猴肾细胞中反复传代后制成活疫苗。活疫苗接种类似隐性感染或轻症感染，病原体在体内有一定的生长繁殖能力，一般只需接种一次。多数活疫苗的免疫效果良好、持久，除诱导机体产生体液免疫外，还可产生细胞免疫，经自然感染途径接种还形成黏膜局部免疫。其不足之处是疫苗在体内有回复突变的危险，但在实践中十分罕见。免疫缺陷者和孕妇一般不宜接受活疫苗接种。

（3）类毒素 类毒素是用细菌的外毒素经 0.3%～0.4% 甲醛处理制成。因其已失去外毒素的毒性，但保留免疫原性，接种后能诱导机体产生抗毒素。

三、人工被动免疫

人工被动免疫（artificial passive immunization）是给人体注射含特异性抗体的免疫血清或细胞因子等制剂，以治疗或紧急预防感染的措施。因这些免疫物质并非由被接种者自己产生，缺乏主动补充的来源，而且维持时间短暂，一般约 2～3 周。

（1）抗毒素 抗毒素（antitoxin）是用细菌外毒素或类毒素免疫动物制备的免疫血清，具有中和外毒素毒性的作用。一般选择健康马匹免疫，待马体内产生高效价抗毒素后，采血分离血清，提取免疫球蛋白制成。该制剂对人来说是异种蛋白，使用时应注意 I 型超敏反应的发生。常用的有破伤风抗毒素、白喉抗毒素等。

（2）人免疫球蛋白制剂 人免疫球蛋白制剂是从大量混合血浆或胎盘血中分离制成的免疫球蛋白浓缩剂。该制剂中所含的抗体即人群中含有的抗体，因不同地区和人群的免疫状况不同，而不完全一样，不同批号制剂所含抗体的种类和效价不尽相同。肌内注射剂主要用于甲型肝炎、丙型肝炎、麻疹、脊髓灰质炎等病毒性疾病的预防。静脉注射用免疫球蛋白（IVIG）须经特殊工艺制备，主要用于原发性和继发性免疫缺陷病的治疗。特异性免疫球蛋白则是由对某种病原微生物具有高效价抗体的血浆制备，用于特定病原微生物感染的预防，如乙型肝炎免疫球蛋白。

（3）细胞因子与单克隆抗体 细胞因子制剂与单抗制剂是近年来研制的新型免疫治剂，可望成为肿瘤、艾滋病等的有效治疗手段。

四、佐剂

佐剂（adjuvant）是一类与抗原合用时能增强抗原免疫效应的物质。其可能的作用机制有二：一是在淋巴细胞接触抗原的局部可浓缩抗原，即储存效应；二是通过诱导细胞因子的产生，调节淋巴细胞的功能。目前在人类疫苗制作中使用的有氢氧化铝、磷酸铝、磷酸钙等无机盐以及结合细菌类毒素的百日咳杆菌。动物试验中使用的有弗氏佐剂、卡介苗、胞壁酰二肽、脂质体等。此外，细胞因子如 IL-2、IL-12、IFN-γ 等也具佐剂活性，一些新型佐剂在试验中十分常用。

（1）ISCOMs 免疫刺激复合物　是一种疫苗的缓释配方。含磷脂、皂素、胆固醇及蛋白质，为 30～40nm 直径的二十面体对称结构，能捕获大量抗原分子并释放给抗原递呈细胞。ISCOMs 促进 MHC 分子的表达，促进 CTL 活性和细胞免疫。

（2）含 CpG 寡核苷酸　CpG 是人工合成的一段含非甲基化 CpG 二核苷酸的核酸序列，能诱导细胞因子的产生，活化 B 细胞、NK 细胞及树突状细胞，对蛋白疫苗和核酸疫苗均有明显佐剂活性。对不同的物种其佐剂活性取决于一段特殊序列，称 CpG 基序。

五、计划免疫

计划免疫（planed immunization）是根据某些特定传染病的疫情监测和人群免疫状况分析，有计划地用疫苗进行免疫接种，预防相应传染病，确保儿童健康成长，最终达到控制甚至消灭相应传染病的目的而采取的重要措施。我国政府非常关心儿童，重视预防保健工作，制定了一系列的政策、法规，控制儿童传染病发生，优先考虑控制和消灭脊髓灰质灰、麻疹、新生儿破伤风等疾病。

目前我国儿童预防接种常用疫苗可分为三类：第一类为卫生部统一规定的儿童计划免疫用疫苗，包括卡介苗、小儿麻痹疫苗、百白破、白破和麻疹活疫苗。第二类为卫生部纳入儿童计划免疫管理的疫苗，如乙型肝炎疫苗。第三类为各省（自治区、直辖市）纳入或拟纳入儿童计划免疫管理的疫苗，如乙脑疫苗、流脑多糖疫苗、风疹疫苗、腮腺炎疫苗、甲型肝炎疫苗等（表 18-1）。我国的计划免疫工作取得了显著成绩，全国已实现了以县为单位的儿童接种率达到 85% 的目标，传染病的发病率大幅度下降。

表 18-1　我国计划免疫程序表

项　目	年　龄	疫　苗　种　类
基础接种		
	出生	卡介苗、乙型肝炎疫苗第 1 针
	1 个月	乙型肝炎疫苗第 2 针
	2 个月	小儿麻痹疫苗初服
	3 个月	小儿麻痹疫苗复服、百白破第 1 针
	4 个月	小儿麻痹疫苗复服、百白破第 2 针
	5 个月	百白破第 3 针
	6 个月	乙型肝炎疫苗第 3 针、流脑多糖疫苗第 1 针（到 6 月龄后 12 月份接种）
	8 个月	麻疹疫苗初种
	1 岁	乙脑疫苗免疫 2 针，间隔 7～10 天（到 1 岁后 5 月份接种）
加强接种	1 岁半	百白破加强 1 针、麻疹疫苗复种、小儿麻痹疫苗加服、流脑多糖疫苗第 2 针（到 1 岁半后 12 月份接种）
	2 岁	乙脑疫苗加强 1 针（到 2 岁后 5 月份接种）
	3 岁	乙脑疫苗加强 1 针（到 3 岁后 5 月份接种）
	4 岁	小儿麻痹疫苗加强 1 次
	5 岁	百白破加强 1 针、麻疹疫苗复种、乙脑疫苗加强 1 针、卡介苗复种

注：卡介苗为结核杆菌活菌苗；小儿麻痹疫苗是脊髓灰质炎病毒三价混合活疫苗；百白破混合制剂含百日咳死菌苗、白喉类毒素和破伤风类毒素；麻疹疫苗是麻疹病毒活疫苗；乙脑疫苗是流行性乙型脑炎病毒死疫苗；流脑多糖疫苗含脑膜炎球菌荚膜多糖；乙型肝炎疫苗为重组乙型肝炎病毒表面抗原。

六、新型疫苗及其发展

近 30 年来，随着免疫学、生物化学、分子生物学以及生物技术的发展，疫苗的研制进入新的阶段。例如，采用人工变异技术制作的营养缺陷变异株疫苗、温度敏感变异株疫苗等；利用基因工程技术在核酸水平上造成病原体毒力有关基因的缺失，避免疫苗株的返祖而恢复毒力的基因缺失疫苗；去除全细胞疫苗中很多与保护性免疫无关的成分而保留有效免疫原的亚单位疫苗。基因工程疫苗是现代生物技术的热点之一，其发展的重点对象是难（或不能）培养、有潜在危险、常规免疫效果差的病原体。尽管迄今为止获准生产的基因工程疫苗仅有少数几种，但它解决的是多年来常规疫苗不能解决的难题，而且在简化免疫程序的多价疫苗制作方面具有显著优势。近年来新发展的疫苗主要有以下几类。

（1）亚单位疫苗　亚单位疫苗（subunit vaccine）是去除病原体中与激发保护性免疫无关的甚至有害的成分，保留有效免疫原成分制作的疫苗。例如，从乙型肝炎病毒表面抗原阳性者的血浆中提取表面抗原制成的乙型肝炎疫苗；无细胞百日咳疫苗则提取百日咳杆菌的丝状血凝素（FHA）等保护性抗原成分制成，其内毒素含量仅为全菌体疫苗的 1/2000，副作用明显减少而保护效果相同；提取细菌的多糖成分制作成脑膜炎球菌、肺炎球菌、B 型流感杆菌的多糖疫苗。

（2）结合疫苗　细菌荚膜多糖具有抗吞噬作用，可保护细菌免受机体吞噬细胞的吞噬。提取细菌荚膜多糖制作的多糖疫苗早已应用。它属于非 T 细胞依赖性抗原，不需 T 细胞辅助而直接刺激 B 细胞产生 IgM 类抗体，不产生记忆细胞，也无 Ig 的类别转换，对婴幼儿的免疫效果很差。近年来发展的结合疫苗（conjugate vaccine）是将细菌荚膜多糖的水解物化学连接于白喉类毒素，为细菌荚膜多糖提供蛋白质载体，使其成为 T 细胞依赖性抗原。结合疫苗能引起 T 细胞、B 细胞的联合识别，B 细胞产生 IgG 类抗体，获得了良好的免疫效果。目前已获准使用的结合疫苗有 B 型流感杆菌疫苗、脑膜炎球菌疫苗和肺炎球菌疫苗等。

（3）合成肽疫苗　合成肽疫苗（synthetic peptide vaccine）又称抗原肽疫苗，是根据有效免疫原的氨基酸序列，设计和合成的免疫原性多肽，以期用具有免疫原性的最小的肽来激发有效的特异性免疫应答。同一种蛋白质抗原的不同位置上有不同免疫细胞识别的表位，如果合成的多肽上既有 B 细胞识别的表位，又有 Th、CTL 识别的表位，它就能诱导特异性体液免疫和细胞免疫。Th 与 CTL 识别的表位与个体的 HLA 单元型密切相关，由于 HLA 分子具有高度多态性，制作单一表位的疫苗很难在群体中每个个体奏效。因此，了解人群 HLA 限制的 T 细胞识别表位的全貌，合成含有这些表位的多肽，才有群体保护作用。目前，在了解人群 HLA 单元型表位的基础上，利用计算机演绎法可预测 T 细胞识别的表位，为合成肽疫苗的研制提供了重要手段。合成肽分子小，免疫原性弱，常需交联载体才能诱导免疫应答。常用的载体是脂质体，它可将合成肽分子运送至 APC 的胞浆中，使其与 MHC-I 类分子结合，诱导特异性 CTL 应答。根据疟原虫子孢子表位制作的疟疾疫苗正在临床试验，细菌毒素、HIV 和肿瘤等的合成肽疫苗也在研制中。

（4）基因工程疫苗

① 重组抗原疫苗：重组抗原疫苗（recombinant antigen vaccine）是利用 DNA 重组技术制备的只含保护性抗原的纯化疫苗。首先需选定病原体编码有效免疫原的基因片段，将该基因片段引入细菌、酵母或能连续传代的哺乳动物细胞基因组内，通过大量繁殖这些细菌或细胞，表达目的基因的产物。最后从细菌或细胞培养物中提取并纯化所需的抗原。重组抗原疫苗不含活的病原体和病毒核酸，安全有效、成本低廉。目前获准使用的有乙型肝炎疫苗（重

组乙型肝炎病毒表面抗原）、口蹄疫疫苗和莱姆病疫苗等。

② 重组载体疫苗：重组载体疫苗（recombinant vector vaccine）是将编码病原体有效免疫原的基因插入载体（减毒的病毒或细菌疫苗株）基因组中，接种后，随疫苗株在体内的增殖，大量所需的抗原得以表达。如果将多种病原体的有关基因插入载体，则成为可表达多种保护性抗原的多价疫苗。目前使用最广的载体是痘苗病毒，用其表达的外源基因很多，已用于甲型和乙型肝炎、麻疹、单纯疱疹等疫苗的研究。利用脊髓灰质炎病毒、伤寒 Ty21a 疫苗株为载体的口服霍乱疫苗和痢疾疫苗也在研制中。

③ DNA 疫苗：用编码病原体有效免疫原的基因与细菌质粒构建的重组体直接免疫机体，转染宿主细胞，使其表达保护性抗原，从而诱导机体产生特异性免疫，此称 DNA 疫苗（DNA vaccine）。1992 年以来，应用该技术已成功地在小鼠、黑猩猩等动物中诱导抗流感病毒、HIV 等多种病原体的特异性免疫，新近已有 HIV、疟疾 DNA 疫苗在志愿者中奏效的报道，很多 DNA 疫苗正在研制中。DNA 疫苗在体内可持续表达，免疫效果好，维持时间长，是疫苗发展的方向之一。

④ 转基因植物疫苗：用转基因方法，将编码有效免疫原的基因导入可食用植物细胞的基因组中，免疫原即可在植物的可食用部分稳定地表达和积累，人类和动物通过摄食达到免疫接种的目的。常用的植物有番茄、马铃薯、香蕉等。如用马铃薯表达乙型肝炎病毒表面抗原并在动物试验中获得成功。这类疫苗尚在初期研制阶段，它具有可口服、易被儿童接受、价廉等优点。

七、疫苗的应用

当代疫苗的发展和应用不仅仅限于传染病领域，已扩展到许多非传染病领域。而且，它不再是单纯的的预防制剂，通过调整机体的免疫功能，成为有前途的治疗性制剂。

（1）抗感染 抗感染仍是未来疫苗的首要任务。尽管疫苗是有效预防传染病的工具，但是传染病仍然是人类健康的严重威胁。不少传染病仍缺乏有效疫苗，如疟疾、结核病、呼吸道感染、腹泻等，发病率和死亡率居高不下。新发现的传染病又不断增多，如艾滋病、丙型肝炎、埃博拉出血热以及新近出现的严重急性呼吸道综合征（SARS）等。由此可见，传染病的控制依然任重而道远。某些病原体感染后，体内产生的免疫应答不能彻底清除病原体，导致持续性感染。例如，乙型肝炎病毒、丙型肝炎病毒、疱疹病毒等。使用治疗性疫苗或细胞因子有可能通过调整免疫系统的功能彻底清除感染。

（2）抗肿瘤 一些病毒的感染与肿瘤的发生密切相关，这些病毒的疫苗可被看作是肿瘤疫苗。例如，EB 病毒疫苗可预防鼻咽癌，人乳头瘤病毒疫苗可预防宫颈癌。非病毒病因的肿瘤疫苗属治疗性疫苗，目前仍在临床试验中。近年来，这些疫苗的研制主要是根据肿瘤免疫的理论，利用基因工程手段，用某些免疫增强基因体外修饰自体肿瘤细胞或树突状细胞，再回输患者体内，以增强肿瘤的免疫原性和机体的抗肿瘤免疫应答，达到治疗肿瘤的目的。

（3）计划生育 避孕疫苗也是近年来活跃的研究领域，目前正在研制中的几种疫苗均有一定的抗生育效果。人绒毛膜促性腺激素（hCG）是维持早期妊娠的激素，用 hCG 免疫人体，产生的抗 hCG 可切断黄体营养而终止妊娠。常用 hCGβ 亚单位与破伤风类毒素连接制成的结合疫苗。卵子透明带的 ZP3 是卵子表面的一种糖蛋白，是精子和卵子结合的位点。抗 ZP3 抗体能阻止精子和卵子结合，达到避孕的目的。此外，还有用精子表面的酶或膜抗原制成精子表面抗原疫苗等。

（4）防止免疫病理损伤 某些慢性感染导致的免疫病理损伤与免疫应答的类型有关，通过调整免疫功能有可能防止或减轻病理损伤。动物实验观察到血吸虫感染以 Th2 应答为主，常伴有肝脏的纤维化和结节形成。联合使用虫卵和 IL-12，诱导 Th1 应答，虽不能保护动物免受感染，但减轻了肝脏的损伤。这一结果提示联合抗原与 IL-12 的免疫接种有减轻免疫损伤的可能性。使用人工合成的变应原肽段可特异性封闭 IgE，阻止肥大细胞脱颗粒，或通过诱导 T 细胞的无应答状态而防止 I 型超敏反应的发生。

第三节　免疫治疗

免疫治疗（immunotherapy）是指利用免疫学原理，针对疾病的发生机制，人为地调整机体的免疫功能，达到治疗目的所采取的措施。传统的免疫治疗分类方法按免疫增强或抑制疗法、主动或被动免疫治疗、特异性或非特异性免疫治疗分类，各类之间又有交叉（表 18-2）。随着近年来生物技术的发展，已能制备多种重组细胞因子或免疫细胞，并用于临床治疗。这些进展更新了免疫治疗的概念。

表 18-2　免疫治疗的分类

名　称	治疗范围或特点
免疫增强疗法	感染、肿瘤、免疫缺陷病
免疫抑制疗法	移植排斥、自身免疫病、超敏反应病、炎症
主动免疫治疗	人为提供具免疫原性的制剂，使机体主动产生特异性免疫力
被动免疫治疗	人为提供免疫应答的效应物质，直接发挥免疫效应
特异性免疫治疗	调整机体免疫功能所用制剂的作用，具有抗原特异性
非特异性免疫治疗	调整机体免疫功能所用制剂的作用，没有抗原特异性

一、分子治疗

分子治疗指给机体输入分子制剂，以调节机体的特异性免疫应答，例如使用抗体、细胞因子以及微生物制剂等。

（一）分子疫苗

合成肽疫苗、重组载体疫苗和 DNA 疫苗可作为肿瘤和感染的治疗性疫苗。例如，人工合成的肿瘤相关抗原多肽能激活特异性 T 细胞，诱导特异性 CTL 的抗瘤效应；用编码肿瘤抗原的重组质粒直接肌内注射，诱导抗肿瘤免疫效应。

（二）抗体

（1）多克隆抗体　用传统方法免疫动物制备的血清制剂。

① 抗感染的免疫血清：抗毒素血清主要用于治疗和紧急预防细菌外毒素所致疾病；人免疫球蛋白制剂主要用于治疗丙种球蛋白缺乏症和预防麻疹、传染性肝炎等。

② 抗淋巴细胞丙种球蛋白：用人 T 细胞免疫动物制备免疫血清，再从免疫血清中分离纯化免疫球蛋白，将其注入人体，在补体的参与下使 T 细胞溶解破坏。该制剂主要用于器官移植受者，阻止移植排斥反应的发生，延长移植物存活时间，也用于治疗某些自身免疫病。

（2）单克隆抗体与基因工程抗体　单克隆抗体在临床的应用，已从体外实验诊断发展到体内影像诊断和治疗。但以往单克隆抗体多为鼠源性，治疗时人体可产生抗鼠源单抗的抗体，影响疗效，甚至发生超敏反应。为此可制备基因工程抗体，达到人源化，以克服鼠源性缺点。如嵌合抗体、人源化抗体、单链抗体等。这些抗体具免疫原性低，或由于分子小，穿透力强，容易进入局部。近来发展的基因工程人抗体，是将小鼠 Ig 编码基因敲除，导入编码人 Ig 基因，此种转基因小鼠，在抗原刺激下，产生人抗体与人体内产生的抗体相同。

① 抗细胞表面分子的单抗：该抗体在体内能识别表达特定表面分子的免疫细胞，在补体的参与下使细胞溶解。例如，抗 CD3 单抗可特异性破坏 T 细胞，临床已用于心、肝、肾移植时发生的急性排斥反应。在骨髓移植时还用于消除供体骨髓中的成熟 T 细胞，防止移植物抗宿主病的发生。

② 抗细胞因子的单抗：TNF 是重要的炎症介质。具有中和活性的抗 TNF 单抗可特异阻断 TNF 与 TNF 受体的结合，减轻炎症反应，临床上已成功用于类风湿性关节炎等慢性炎症性疾病的治疗。

③ 抗体靶向治疗：用特异性的单抗为载体，将抗瘤药物、放射性核素以及毒素等细胞毒性物质靶向性携带至肿瘤病灶局部，可特异性地杀伤肿瘤细胞，而对正常细胞的损伤较轻。常用的放射性核素有 ^{125}I、^{131}I 等，抗瘤药物如甲氨蝶呤、长春新碱等。将毒素与单抗连接常称为免疫毒素（immunotoxin），常用毒素包括植物毒素（如蓖麻毒素、苦瓜毒素等）和细菌毒素（如白喉毒素、铜绿假单胞菌外毒素等）。目前，一些单克隆抗体或基因工程抗体已用于肿瘤、感染、自身免疫病、超敏反应性疾病等的治疗（表 18-3）。

表 18-3　美国 FDA 已批准生产和临床使用的单克隆抗体

名　称	适 应 证
抗 CD20 靶向治疗(Rituximab)	低分化 B 细胞淋巴瘤，非霍奇金淋巴瘤
抗 TNF(Inflixmab)	Crohn 病，类风湿性关节炎
抗呼吸道合胞病毒(Synagis)	治疗小儿呼吸道合胞病毒感染的肺炎
抗 HBsAg(XTL-001)	乙型肝炎病毒感染
抗表皮生长因子受体(HER-2/neu,Herceptin)	乳腺癌
抗 CD33 靶向治疗(Calicheamicin)	急性髓样白血病
抗 CD25(Zenapax,Simulect)	急性肾移植排斥反应
抗 CD3(Othoclone,OKT3)	肾、心、肝的移植排斥反应
抗 IgE(Omalizumab)	支气管哮喘、变应性鼻炎

（三）细胞因子

（1）外源性细胞因子治疗　重组细胞因子已用于肿瘤、感染、造血障碍等疾病的治疗。例如，IFN-α 对毛细胞白血病的疗效显著，对病毒性肝炎、带状疱疹等也有一定的疗效。再如，IFN-β 可延缓多发性硬化症的病情进展，GM-CSF 及 G-CSF 用于治疗各种粒细胞低下，缓解化疗后粒细胞的减少，EPO 对肾性贫血疗效显著等（表 18-4）。

表 18-4　美国 FDA 已批准生产和临床使用的细胞因子或受体

名　称	适 应 证
IFN-α	白血病、病毒性肝炎、恶性肿瘤、艾滋病
IFN-β	多发性硬化症
IFN-γ	慢性肉芽肿、类风湿性关节炎、恶性肿瘤、生殖器疣、过敏性皮炎
G-CSF	自身骨髓移植、化疗后粒细胞减少、白血病、艾滋病、再生障碍性贫血
GM-CSF	自身骨髓移植、化疗后粒细胞减少、艾滋病、再生障碍性贫血
EPO	慢性肾功能衰竭所致贫血、肿瘤或化疗所致贫血、失血后贫血
IL-2	恶性肿瘤、艾滋病、免疫缺陷
IL-11	肿瘤或化疗所致血小板减少症
sTNF RⅡ-Fc	类风湿性关节炎
PDGF	糖尿病所致腿、足溃疡

（2）细胞因子拮抗疗法 该法的原理是通过抑制细胞因子的产生、阻止细胞因子与相应受体结合或阻断结合后的信号转导，阻止细胞因子发挥生物学效应。例如，用 TNF 单抗可治疗类风湿性关节炎；重组Ⅰ型可溶型 TNF 受体（sTNF RⅠ）可减轻类风湿性关节炎的炎症损伤，也可缓解感染性休克；重组可溶型 IL-1 受体可抑制器官移植排斥反应。

（四）微生物抗原疫苗

人类的许多肿瘤与微生物感染有关。例如，EB 病毒与鼻咽癌、人乳头瘤病毒与宫颈癌、乙型肝炎病毒与肝癌、幽门螺杆菌与胃癌等。正常机体受微生物感染后通过免疫系统可阻止感染扩散并清除病原体，当免疫功能受损时，某些微生物可致肿瘤的发生。因此，使用这些微生物疫苗可预防和治疗相应的肿瘤。

二、细胞治疗

细胞治疗指给机体输入细胞制剂，以激活或增强机体的免疫应答，例如使用细胞疫苗、干细胞移植、过继免疫治疗等。

（一）细胞疫苗

（1）肿瘤细胞疫苗 包括灭活瘤苗、异构瘤苗等。灭活瘤苗是用自体或同种肿瘤细胞经射线、抗代谢药物等理、化方法处理，抑制其生长能力，保留其免疫原性制成；异构瘤苗则将肿瘤细胞用过碘乙酸盐或神经氨酸酶处理，以增强瘤细胞的免疫原性。

（2）基因修饰的瘤苗 将肿瘤细胞用基因修饰方法改变其遗传背景，降低致瘤性，增强免疫原性。例如，将编码 HLA 分子、协同刺激分子（如 B7）、细胞因子（如 IL-2、IFN-γ、GM-CSF）的基因转染肿瘤细胞，注入体内的瘤苗将表达这些免疫分子，从而增强抗瘤效应。

（3）抗原递呈细胞疫苗 由于抗原致敏的抗原递呈细胞可特异性激活 T 细胞，用肿瘤抗原或肿瘤抗原多肽等体外刺激抗原递呈细胞后回输患者，可有效激活特异性抗肿瘤免疫应答。树突状细胞是最重要的专职抗原递呈细胞，常被用作此类疫苗研究。例如，抗原致敏的抗原递呈细胞已获准用于皮肤 T 细胞淋巴瘤的治疗。

（二）过继免疫治疗

取自体淋巴细胞经体外激活、增殖后回输患者，直接杀伤肿瘤或激发机体抗肿瘤免疫效应，此为过继免疫治疗。例如，肿瘤浸润淋巴细胞（TIL）是从实体肿瘤组织中分离、体外经 IL-2 诱导培养后的淋巴细胞；细胞因子诱导的杀伤细胞（CIK）则是外周血淋巴细胞体外经 PHA＋IL-2＋IL-1 等多种细胞因子诱导培养后的淋巴细胞。这些细胞能直接杀伤肿瘤细胞，与 IL-2 联合治疗某些晚期肿瘤，有一定疗效。

（三）造血干细胞移植

干细胞是具有多种分化潜能、自我更新能力和高度增殖能力的细胞，在适当条件下可被诱导分化为多种细胞组织。因此，干细胞的研究在基础研究领域和临床应用中具有重要的理论和实践意义。例如，克隆动物、转基因动物的生产、细胞组织和器官的修复与移植等。造血干细胞移植已经成为癌症、造血系统疾病、自身免疫性疾病等的重要治疗手段。移植所用的干细胞来自于 HLA 型别相同的供者，可采集骨髓、外周血或脐血，分离 CD34$^+$ 干/祖细胞。

（1）骨髓 骨髓中的干细胞数量较多，是理想的干细胞来源。异体骨髓移植寻找 HLA 型别相同的供者很难，移植物抗宿主病的发生率高；自体骨髓移植需在治疗前处理患者自身骨髓后再回输，但难以除尽残留的白血病细胞，影响疗效。因此，骨髓已逐渐被其他来源所取代。

（2）外周血 外周血干细胞数量虽不多，但采集方便。同样存在供者选择难的问题，而且供者须使用 G-CSF 等细胞因子以提高干细胞数量，导致发热、骨痛、白细胞升高等副作用的出现。

（3）脐血 脐血干细胞含量与骨髓相近（CD34$^+$细胞达 2.4%），HLA 表达水平较低，移植物抗宿主病的发生率低，来源方便，采集容易，对供者无任何伤害。故脐血被认为是极具潜力的干细胞来源。

三、生物应答调节剂与免疫抑制剂

（一）生物应答调节剂

生物应答调节剂（biological response modifier，BRM）指具有促进或调节免疫功能的制剂，通常对免疫功能正常者无影响，而对免疫功能异常，特别是免疫功能低下者有促进或调节作用。自 1975 年美国国立癌症研究所的研究人员首次提出 BRM 概念以来，BRM 的研究发展迅速，在免疫治疗中占有重要地位，已广泛用于肿瘤、感染、自身免疫病、免疫缺陷病等的治疗。制剂包括治疗性疫苗、单克隆抗体、细胞因子、微生物及其产物、合成性分子等（表 18-5）。

表 18-5 主要生物应答调节剂

种 类	举 例	主 要 作 用
细菌产物	卡介苗、短小棒状杆菌、胞壁酰二肽、二霉菌酸酯海藻糖	活化巨噬细胞、NK 细胞
合成性分子	吡喃共聚物、马来酐二乙烯醚（MEV）、嘧啶、聚肌胞	诱导产生 IFN
细胞因子	IFN-α、IFN-β、IFN-γ、IL-2	活化巨噬细胞、NK 细胞，调节胸腺功能
激素	胸腺素、胸腺生成素	

某些化学合成药物以及中药制剂也具有免疫促进作用。例如，左旋咪唑原为驱虫剂，后来发现其能激活吞噬细胞的吞噬功能，促进 T 细胞产生 IL-2 等细胞因子，增强 NK 细胞的活性；西咪替丁原为组胺拮抗剂，可通过阻止组胺对抑制性 T 细胞的活化作用，而增强机体的免疫功能；中药提取物如黄芪多糖、人参多糖、枸杞子多糖等。

1. 微生物制剂

（1）卡介苗（BCG） BCG 为牛型结核杆菌减毒活疫苗，原本用于结核病的预防。BCG 具有非特异性免疫增强作用。它能活化巨噬细胞，增强其吞噬杀菌能力，促进 IL-1、IL-2、IL-4、TNF 等细胞因子的释放，增强 NK 细胞杀伤活性，使肿瘤细胞坏死并阻止其转移。目前已用于多种肿瘤的治疗。

（2）短小棒状杆菌 短小棒状杆菌能活化巨噬细胞，促进 IL-1、IL-2 等细胞因子的产生，非特异性增强免疫功能，常与化疗药物联合使用治疗肿瘤。

（3）多糖类物质 某些细菌、真菌以及中药的多糖成分可促进淋巴细胞的分裂增殖，促进细胞因子的产生，已作为传染病、肿瘤的辅助治疗药物。例如，革兰阳性菌细胞壁成分脂磷壁酸、食用菌香菇以及灵芝的多糖等。

2. 胸腺肽

是从小牛或猪胸腺提取的可溶性多肽混合物，包括胸腺素、胸腺生成素等，在胸腺内 T

细胞的发育中，有辅助作用。因其无种属特异性和明显的副作用而常用于治疗细胞免疫功能低下的病人，如病毒感染、肿瘤等。

（二）免疫抑制剂

免疫抑制剂能抑制机体的免疫功能，常用于防止移植排斥反应的发生和自身免疫病的治疗。

1. 化学合成药物

（1）糖皮质激素　具有明显的抗炎和免疫抑制作用，对单核-巨噬细胞、T细胞、B细胞都有较强的抑制作用。常用于治疗炎症、超敏反应性疾病和移植中排斥反应。

（2）环磷酰胺　属烷化剂抗肿瘤药物，其主要作用是抑制DNA复制和蛋白质合成，阻止细胞分裂。T细胞、B细胞活化后进入增殖、分化阶段，对烷化剂敏感，故可抑制体液免疫和细胞免疫。环磷酰胺主要用于治疗自身免疫病、移植排斥反应和肿瘤。

（3）硫唑嘌呤　该药属嘌呤类抗代谢药物，主要通过抑制DNA、蛋白质的合成，阻止细胞分裂，对细胞免疫、体液免疫均有抑制作用，常用于防治移植排斥反应。

2. 微生物制剂

（1）环孢菌素A（cyclosporin A，CsA）　CsA是真菌代谢产物的提取物，主要通过阻断T细胞内IL-2基因的转录，抑制IL-2依赖的T细胞活化。用于治疗移植排斥反应有明显效果，也用于治疗自身免疫病。

（2）他克莫司（FK-506）　他克莫司属大环内酯类，为真菌的产物。其作用机制与CsA相近，但作用比CsA强10～100倍。用于抗移植排斥反应有良效。

（3）雷帕霉素（rapamycin）　为真菌代谢产物，可能通过阻断IL-2启动的T细胞增殖而选择性抑制T细胞，用于抗移植排斥反应。

小　结

免疫学应用包括免疫学检测、免疫学预防和免疫学治疗。抗原与抗体的结合具有高度的特异性，据此设计的用于检测抗原、抗体的实验（也称血清学反应）主要有凝集反应、沉淀反应、免疫标记技术等。免疫功能的检测主要有T细胞的数量、亚群及功能检测。用人工免疫的方法可使机体获得特异性免疫，常用的制剂是疫苗。常规疫苗包括灭活疫苗、减毒活疫苗和类毒素。减毒活疫苗一般可引起体液免疫和细胞免疫，甚至诱发黏膜免疫，效果显著优于灭活疫苗。计划免疫能充分发挥疫苗的效果，有效控制传染病的流行。近年来发展的新型疫苗有结合疫苗、合成肽疫苗以及多种基因工程疫苗。免疫治疗是通过调整机体的免疫功能，达到治疗目的所采取的措施。它包括免疫分子和免疫细胞治疗，以及使用生物应答调节剂和免疫抑制剂。

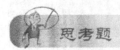 思考题

1. 常用免疫学检测方法有哪些？
2. 试述新型疫苗的发展方向。
3. 简述计划免疫的含义及意义。
4. 免疫分子治疗和免疫细胞治疗各有哪些措施？

附　录

免疫学实验指导

实验一　琼脂扩散试验

可溶性抗原与相应的抗体混合，在电解质存在的条件下，两者比例适合，即可有沉淀物出现，叫沉淀反应（precipitation）。琼脂扩散即是抗原、抗体在凝胶中所呈现的一种沉淀反应。

抗体在含有电解质的琼脂凝胶中相遇时，便出现可见的白色沉淀线。这种沉淀线是一组抗原、抗体的特异性复合物。如果凝胶中有多种不同抗原、抗体存在时，便依各自扩散速度的差异，在适当部位形成独立的沉淀线，因此琼脂扩散试验广泛地用于抗原成分的分析。

一、单向琼脂扩散试验

1. 材料

① 诊断血清（抗体：抗人 IgG 或 IgA 免疫血清）。

② 待检血清（抗原）：人血清。

③ 参考血清：全国统一人血清免疫球蛋白参考血清（批号不同，免疫球蛋白含量不同）。

④ 其他：生理盐水、琼脂粉、微量进样器、打孔器、玻璃板、湿盒等。

2. 方法

① 将适当稀释（事先滴定）的诊断血清与已熔化的 2% 琼脂在 60℃ 水浴预热数分钟后等量混合均匀制成免疫琼脂板。

② 在免疫琼脂板上按一定距离（1.2～1.5cm）打孔，见图 1。

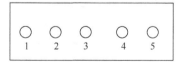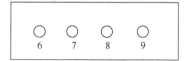

图 1　单向琼脂扩散试验抗原孔位置示意图

1～5 孔加参考血清；6，7 孔加待检血清；8，9 孔备用

③ 向孔内滴加 1:2，1:4，1:8，1:16，1:32 稀释的参考血清及 1:10 稀释的待检血清，每孔 10μl，此时加入的抗原液面应与琼脂板平，不得外溢。

④ 已经加样的免疫琼脂板置湿盒中，37℃ 温箱扩散 24h。

⑤ 测定各孔形成的沉淀环直径（mm），用参考血清各稀释度测定值绘出标准曲线，再由标准曲线查出被检血清中免疫球蛋白的含量。

二、双向琼脂扩散试验

1. 材料

　　① 诊断血清：兔抗人血清。

　　② 待测血清：人血清。

　　③ 阴性对照血清。

　　④ 其他：生理盐水、琼脂粉、载玻片、打孔器、微量进样器等。

2. 方法

　　① 取一清洁载玻片，倾注 3.5～4.0ml 加热熔化的 1% 食盐琼脂制成琼脂板。

　　② 凝固后，用直径 3mm 打孔器，孔间距为 5mm。孔的排列方式如图 2 所示。

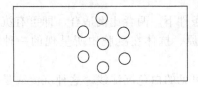

图 2　双向琼脂扩散试验抗原、抗体孔
位置示意图

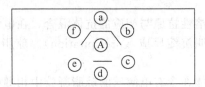

图 3　双向琼脂扩散试验结果示意图
A—已知抗体；a，b—阳性对照；
c～f—被检材料

　　③ 用微量进样器于中央孔加抗体，于周围孔加各种抗原。加样时勿使样品外溢或在边缘残存小气泡，以免影响扩散结果。

　　④ 加样后的琼脂板收入湿盒内，置 37℃ 温箱中扩散 24～48h。

　　⑤ 结果观察：若凝胶中抗原、抗体是特异性的，则形成抗原-抗体复合物，在两孔之间出现一清晰致密白色的沉淀线，为阳性反应。若在 72h 仍未出现沉淀线则为阴性反应。实验时至少要做一阳性对照。出现阳性对照与被检样品的沉淀线发生融合，才能确定待检样品为真正阳性。

　　⑥ 结果分析：琼脂扩散结果受许多因素影响。

　　a. 抗原特异性与沉淀线形状的关系：在相邻两完全相同的抗原与抗体反应时，则可出现两单沉淀线的融合。反之，如相邻抗原完全不同时，则出现沉淀线交叉；两种抗原部分相同时，则出现沉淀线的部分融合。见图 3。

　　b. 抗原浓度与沉淀线形状的关系：两相邻抗原浓度相同，形成对称相融合的沉淀线；如果两抗原浓度不同，则沉淀线不对称，移向低浓度的一边。见图 4。

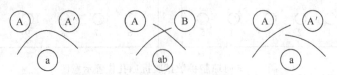

图 4　抗原特异性与沉淀线形状的关系
a，b—抗体；A，A′，B—抗原；
A，B 完全不同；A，A′部分相同

　　c. 温度对沉淀线的影响：在一定范围内，温度高扩散快。通常反应在 0～37℃ 下进行。在双向扩散时，为了减少沉淀线变形并保持其清晰度，可在 37℃ 下形成沉淀线，然后置于室温或冰箱（4℃）中为佳。

d. 琼脂浓度对沉淀线形成速度的影响：一般来说，琼脂浓度越大，沉淀线出现越慢。

e. 参加扩散的抗原与抗体间的距离对沉淀线形成的影响：抗原、抗体相距越远，沉淀线形成的越慢，所以在微量玻片法时，孔间距离以 0.25～0.5cm 为好，距离远影响反应速度。当然孔距过远，沉淀线的密度过大，容易发生融合，有碍对沉淀线数目的确定。

f. 时间对沉淀线的影响：沉淀线形成一般在 1～3 天，14～21 天出现的数目最多。玻片法可在 1～2h 出现，一般观察 72h，放量过久可出现沉淀线重合消失。

实验二 免疫电泳试验

一、常规免疫电泳试验

常规免疫电泳试验是先将抗原物质在琼脂糖凝胶中做电泳分离，然后于凝胶槽中加入抗体血清。使抗原、抗体进行双向扩散，在比例适宜部位形成特的抗原、抗体沉淀弧线。每条沉淀弧线代表一组抗原-抗体复合物，故可用抗原成分分析。且可以根据其迁移率与抗体所出现的特异反应进行鉴定。

1. 材料

① 待检标本（抗原）：正常人血清。

② 抗体：正常人血清的家兔免疫血清。

③ 1.5％离子琼脂（系用巴比妥缓冲液配制的）。

④ 电泳仪。

⑤ 巴比妥缓冲液：巴比妥 1.84g、巴比妥钠 10.3g、蒸馏水 1000ml，pH8.6，离子强度（mol/L）0.05。

⑥ 其他：载玻片、直径 3mm 打孔器、20mm×2mm 血清槽玻璃铸型、微量进样器。

2. 方法

① 取载玻片（7.5cm×2.5cm）加上 3.5ml 1.5％琼脂凝胶，制成 2mm 厚的琼脂板。

② 按图位置，在琼脂板未凝固时，放入抗血清槽玻璃铸型，注意勿使玻璃铸型全部浸入琼脂中，待凝固时再打孔，见图 5。

③ 加待检标本：用微量进样器往孔中加 1～5μl。

④ 电泳：电压 9～7V/cm，泳动 15～20h。

⑤ 电泳后取出抗血清槽铸型，加入抗血清，进行双扩散，一般在 24h 内沉淀弧出全。

⑥ 观察结果：描绘、拍照或进行染色，染色后的标本便于结果分析及保存。

二、对流免疫电泳试验

对流免疫电泳是在琼脂扩散基础上结合电泳技术而建立的一种简便而快速的方法。此方法能在短时间内出现结果，故可用于快速诊断，敏感性比双向扩散技术高 10～15 倍。

血清蛋白在 pH8.6 条件下带负电荷，所以在电场作用下都向正极移动。但由于抗体分子在这样的 pH 条件下只带微弱的负电荷，而且它的分子量又较大（为 γ

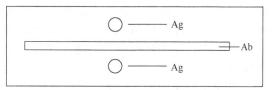

图 5 免疫电泳抗原孔和抗体槽位置示意图

球蛋白）。所以游动慢。更重要的是抗体分子受电渗作用影响较大，也就是说电渗作用大于它本身的迁移率。所谓电渗作用是指在电场中溶液对于一个固定固体的相对移动。琼脂是一种酸性物质，在碱性缓冲液中进行电泳，它带有负电荷，而与琼脂相接触的水溶液就带正电荷，这样液体便向负极移动。抗体分子就是随着带正电荷的液体向负极移动的。而一般的蛋白质（如血清抗原）也受电渗作用的影响，使泳动速度减慢，但它的电泳迁移率远远大于电渗作用。这样抗原体就达到了定向对流，在两者相遇且比例合适时便形成肉眼可见的沉淀线。

1. 材料

　　① 诊断血清：兔抗人免疫血清。

　　② 待检血清：人血清。

　　③ 阴性对照血清。

　　④ pH8.6，离子强度 0.05mol/L 的巴比妥缓冲液配置：巴比妥钠 10.3g、巴比妥 1.84g、蒸馏水 1000ml。

　　⑤ 缓冲琼脂板：将纯化的琼脂用 pH8.6、离子强度 0.025mol/L 的巴比妥缓冲液（用 0.05mol/L 的巴比妥缓冲液稀释 1 倍即可）配成 1.5% 的琼脂，加入 0.01%～0.02% 硫柳汞防腐，保存于冰箱内备用。

　　⑥ 电泳仪。

　　⑦ 其他：生理盐水、打孔器、微量进样器。

2. 方法

　　① 琼脂板的制备根据需要可选用大玻板（6cm×9cm）和（小玻片）两种。大玻板约需琼脂 10ml，小玻片约需 3.5ml，凝固后按图打孔，方法同琼脂扩散试验（图6）。

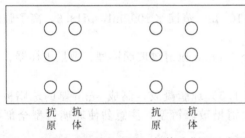

图6　对流免疫电泳抗原孔、抗体孔位置示意图

　　② 加样：左侧孔内加患者血清（原血清及 10 倍稀释血清各占 1 孔），右侧内加抗血清，每片应有阳性对照。

　　③ 电泳：用国产普通电泳仪。其内加 0.05mol/L pH8.6 的巴比妥缓冲液，加至电泳槽高度的 2/3 处，注意两槽内液面尽量水平。将加好样品的玻板置于电泳槽上，抗原端接负极，抗体端接正极，用 2～4 层滤纸浸湿做盐桥，滤纸与琼脂板连接处为 0.5cm。

以板宽度计算电流，以板的长度计算电压。要求电流量为 2～3mA/cm，即大板为 20mA，小板为 10mA。电压为 4～6V/cm。通电 45min～2h 后观察结果。

　　④ 结果观察：在黑色背景上方，用散射光多个角度观察，在对孔之间有白色沉淀线即为阳性对照，应出现明显的白色沉淀线。如果微沉淀条纹不清晰，于 37℃ 保温数小时可增强沉淀条纹的清晰度。

　　⑤ 影响结果的因素

　　a. 抗原、抗体的比例：抗原、抗体比例适合时容易出现沉淀带，反之不易发生。当抗体浓度恒定时，被检血清含甲胎蛋白浓度高时，做 10 倍、20 倍或更高倍数稀释可以提高阳性率。随稀释度的增加，抗原、抗体的比例发生变化，沉淀线由靠近抗血清孔逐步移向两孔中间，并可出现不典型的沉淀线，如弧形、八字须形、斜线形，这些也是阳性，应予注意。

　　b. 几组电泳缓冲液的电泳结果以巴比妥钠-盐酸缓冲液灵敏度最高，巴比妥-巴比妥钠次之，Tris 缓冲液更差。

c. 电压与电流小时电泳时间需要长些；电压、电流增大时，电泳时间可缩短。但电压过高则孔径变形，电流过大抗原、抗体蛋白易变性，干扰实验结果。一般选择每厘米 5ml，电泳时间改为 1.5h。

三、火箭电泳试验

火箭电泳实际是一种定量免疫电泳。其原理为：在电场作用下，抗原在含定量抗体的琼脂介质中泳动，两者比例合适时在较短时间内形成状似火箭或锥形的沉淀线，而此沉淀线的高度常与抗原量成正比，因此本法可以测定样品中抗原的含量。

1. 材料
① 诊断血清（抗体）：抗人 IgG 或 IgA 免疫血清。
② 待检血清（抗原）：人血清。
③ 参考血清。
④ pH8.6、离子强度 0.05mol/L 巴比妥缓冲液配制（见对流免疫电泳试验）。
⑤ 其他：琼脂粉、微量进样器、打孔器、玻璃板、电泳仪。

2. 方法
① 抗体琼脂板的制备。同单向扩散法，但注意稀释液应用 pH8.6、离子强度 0.05mol/L 的巴比妥缓冲液。
② 打孔见图 7(a)。

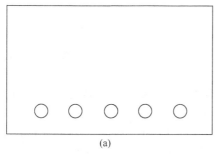 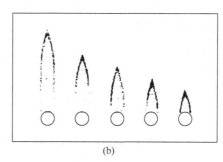

(a) (b)

图 7 火箭电泳抗原孔位置图
(a) 电泳前打孔；(b) 电泳结果

③ 将用缓冲液稀释的适宜浓度的参考血清及适当稀释的抗原（人血清）分别加入各孔中，每孔 10μl 或 20μl，要求加量准确而不外溢。
④ 把加完样的免疫琼脂板放入电泳槽中进行电泳，电压 4～6V/cm，电泳时间 1～5h，直到大部分抗原孔前端出现顶端尖窄而完全闭合的火箭状沉淀线，关闭电源。
⑤ 取下琼脂板，以抗原孔中心为起点，量出各火箭状沉淀线的高度，见图 7(b)。同单向琼脂扩散法绘制标准曲线，查出待检血清中 Ig 含量。

实验三 酶联免疫吸附试验
——ELISA 测定乳汁中孕酮含量

ELISA 是酶联免疫吸附剂测定的简称，它是继免疫荧光和放射免疫技术之后发展起来的一种免疫酶技术。此项技术自 20 世纪 70 年代问世以来，发展十分迅速，目前已被广泛应用于生物学和医学科学的许多领域。ELISA 是以免疫学反应为基础，利用抗原、抗体的特异性反应与酶对底物的高效催化作用的特点，具有生物放大作用，所以反应灵敏，可检出浓度在纳克水平。该技术原理是通过化学的方法将酶与抗体（或抗原）结合，形成酶标记物（或通过免疫学的方法将酶与抗酶结合，形成免疫复合物），再与相应的抗原（或抗体）发生反应，形成酶标记的免疫复合物，此时加入酶底物和显色剂，结合在免疫复合物上的酶，在遇到相应的底物后，形成有色产物，呈现显色反应，液体显色的强弱和酶标记抗原-抗体复合物的量成正比，借此反映出待检测的抗原或抗体的量。

$$抗原+抗体=抗原\text{-}抗体+底物\rightarrow 不显色$$
$$酶标记抗原+抗体=酶标记抗原\text{-}抗体+底物\rightarrow 显色$$

在免疫反应部分，抗原和抗体的亲和力、抗原和半抗原的性质、测定方法的实验条件、酶标记物的性质等因素影响反应的敏感性。在酶学反应部分，酶的浓度、底物的浓度、反应 pH 和温度、酶的抑制剂和激活剂等因素也影响反应的敏感性。

酶联免疫吸附试验中所使用的试剂都比较稳定，按照一定的实验程序进行测定实验结果重复性较好，有很高的准确性。酶联免疫吸附法成本低、操作简便，可同时快速测定多个样品，不需要特殊的仪器、设备。ELISA 法测定技术与其他技术结合发展成为专门的分析方法，如与电泳技术结合的免疫印迹技术，与层析技术结合的层析-ELISA 技术等已成为生物实验室的常规技术。

1. 材料

① 聚苯乙烯酶标板（平板，48、96 孔）。

② 酶联免疫检测仪。

③ 发情奶牛鲜奶。

④ 孕酮抗血清：用 11α 孕酮-牛血清白蛋白（11α-P4-BSA），免疫家兔而得，效价在1：10^4 以上。

⑤ 标准孕酮：用脱激素奶将标准孕酮稀释为一系列不同的浓度，如 $0.125\mu g/ml$、$0.25\mu g/ml$、$0.5\mu g/ml$、$1\mu g/ml$、$2\mu g/ml$、$4\mu g/ml$、$8\mu g/ml$。

⑥ 酶标孕酮：即孕酮-辣根过氧化物酶结合物（P-HRP），稀释大于 $1：10^6$ 以上。

⑦ 包被液：$0.05mol/L$ pH9.6 碳酸缓冲液，4℃ 保存，Na_2CO_3 0.15g、$NaHCO_3$ 0.293g、蒸馏水稀释至 100ml。

⑧ 稀释液：$0.01mol/L$ pH7.4 PBS-Tween-20 于 4℃ 保存，NaCl 8g、KH_2PO_4 0.2g、$Na_2HPO_4 \cdot 12H_2O$ 2.9g，Tween-20 0.5ml，蒸馏水加至 1000ml。

⑨ 洗涤液：同稀释液。

⑩ 邻苯二胺溶液（底物）：临用前配制 $0.1mol/L$ 柠檬酸（2.1g/100ml）、$0.2mol/L$ $Na_2HPO_4 \cdot 12H_2O$（7.163g/100ml）6.4ml、蒸馏水 12.5ml、邻苯二胺 10mg，溶解后，临用前加 30% H_2O_2 40μl。

⑪ 终止液：$2mol/L$ H_2SO_4。

⑫ 脱激素（孕酮）奶：新鲜发情奶牛牛奶通过葡聚糖凝胶包被的活性炭吸附而得。以 5.0g 活性炭和 0.5g 葡聚糖凝胶（G25）溶于 250ml 不含 BSA 的测定缓冲液，磁力搅拌器搅拌 30min，成为用葡聚糖凝胶包被的活性炭（DCC），取 DCC 1 份，加等量奶样，3000r/min 离心 10min，取上清液即为脱激素奶。

2. 方法

（1）制作孕酮抗血清稀释度曲线及孕酮抗血清工作浓度的选择 将孕酮抗血清稀释成不同的浓度，包被同一酶标板的不同孔眼后，测其光密度，选择最适抗血清稀释工作浓度。随着抗血清浓度的下降，光密度也随之下降，一般初选光密度值在 1.0 左右时的稀释度为孕酮抗血清的工作浓度。

（2）制作酶标孕酮稀释曲线及酶标孕酮工作浓度的选择　以初选的抗血清稀释度包被酶标板，将酶标孕酮稀释成不同的浓度，绘出酶标孕酮稀释曲线，选择斜率最大并有一定光密度值的稀释度为工作浓度。

（3）酶联免疫分析的操作步骤　按表 1 程序进行。

① 加孕酮抗体，酶标板第一纵列为空白，加包被液 200μl 作为参比孔，其他各列均加 200μl 最适稀释度的孕酮抗血清，置 4℃ 冰箱过夜。

② 冲洗未吸附的游离抗体，取出包被 28h 以上的酶标板，吸去孔内液体，用冲洗液冲洗 3 次，吸干。

③ 加待检奶样或标准孕酮，在空白孔和 0 标准孔中加 100μl 脱激素（孕酮）奶，其他标准孔中每孔加 100μl 的标准孕酮，样品孔中加 5 倍稀释的脱脂奶样 100μl，每个样品至少 2 个重复。

④ 加酶标孕酮，每孔加以所选最适合浓度的酶标孕酮 100μl。

⑤ 温育酶标板，置 37℃ 恒温箱 3h。

⑥ 冲洗未结合的孕酮，同②。

⑦ 显色反应，每孔加 200μl 新鲜配制的底物溶液，室温放置 45～60min，或 37℃ 恒温箱 30min，让其充分显色。

⑧ 终止反应，每孔加 50μl 的终止液终止酶促反应。

⑨ 检测：用酶标测定仪检测波长 450nm 处的光密度值（OD_{450}）。

包被抗原：用包被液将抗原进行适当稀释，一般为 1～10μg/孔，每孔加 200μl，37℃ 温育 1h 后，4℃ 冰箱放置 16～18h。

⑩ 计算，测得样品的 OD 值或结合率（占 0 管 OD 值的百分比）从标准曲线上直接查到孕酮含量。

表 1　牛乳孕酮酶联免疫测定程序表　　　　　　　　　　　　　　　单位：μl

项　目	空白孔	标准孔浓度/(pg/ml)									样品孔
		0	0.125	0.25	0.5	1.0	2.0	4.0	8.0	16.0	
包被液(4℃)	200										
最适抗血清稀释浓度		200	200	200	200	200	200	200	200	200	200
4℃冰箱28h以上											
用冲洗液冲洗3次,吸干											
脱激素奶	100	100									
标准孕酮			100	100	100	100	100	100	100	100	
5倍稀释奶											100
酶标孕酮	100	100	100	100	100	100	100	100	100	100	100
置37℃恒温箱温育3h											
用冲洗液冲洗3次,吸干											
底物溶液	200	200	200	200	200	200	200	200	200	200	200
终止液	50	50	50	50	50	50	50	50	50	50	50

实验四　淋巴细胞转化试验

正常机体的 T 淋巴细胞在体外培养过程中受到特异性抗原或有丝分裂原刺激。可转化为淋巴母细胞。细胞免疫缺陷、患恶性肿瘤或某些其他疾病时，转化率明显降低。目前最常用植物血凝素（PHA）作为分裂原来检测受试者的淋巴细胞转化率，从而判定其细胞免疫功能，称为 PHA 刺激淋巴细胞转化试验。

1. 材料

① 肝素（每毫升含 100U）。

② 199 培养液（内含 20％灭活小牛血清、青霉素 100U/ml、链霉素 100μg/ml）。

③ PHA（每毫升含 1000μg）。

④ 无菌注射器及针头、试管、吸管。

2. 方法

① 采肝素抗凝血 1～2ml（1ml 血中加肝素 20U）充分混匀。37℃静置 1～2h。红细胞沉淀后，吸取血浆层并捎带些红细胞。移入另一无菌试管中。计算白细胞数，然后 2000r/min 离心 10min。弃上清液。用 199 培养液将沉淀的白细胞配成 1×10^7/ml 细胞悬液。

② 取细胞悬液 0.6ml（6×10^6 细胞）加入含有 2.4ml 199 培养液的培养瓶中。

③ 按每毫升营养液加 30μg PHA 加入 PHA。

④ 37℃孵育 68～72h。培养过程中，每天翻动培养瓶 1～2 次。

⑤ 培养后，振荡培养瓶，将细胞重新悬起，然后移入试管中。

⑥ 1000r/min 离心 5min。

⑦ 尽量弃去上清液，将沉淀物混匀，取一滴放在载玻片上，推成血膜（头、体、尾分明）干燥，用瑞特染液染色，镜检。

⑧ 计算淋巴细胞的转化率：油镜下观察每张玻片的头、体、尾三段，见图 8。每段各一纵列（目的是减少推片中细胞分布不均的误差）。

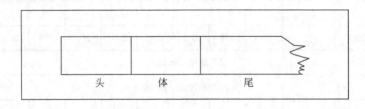

图 8　计算淋巴细胞的转化率

每张玻片记数 200～400 个细胞，计算转化率其中头部 50～100，体部 50～100，尾部 100～200 细胞。淋巴细胞转化标准见表 2。

$$淋巴细胞转化率 = \frac{转化淋巴细胞数}{转化淋巴细胞数 + 未转化淋巴细胞数} \times 100\%$$

一般认为转化率的正常值为 60％～70％。

表 2　淋巴细胞的转化标准

细胞分类	转化的淋巴细胞	未转化的淋巴母细胞	过渡型细胞
胞体直径/μm	10~20	10~16	6~12
胞核			
位置	多数位于一侧,少数位于中央	中央或稍偏	多数位于中央
染色质	细松,呈颗粒状	较粗松	致密团聚
核仁	清晰可见 1~3 个	有或无	无
有丝分裂	有时可见	无	无
胞浆	丰富,核的一侧较宽	稍宽	较少,呈一窄环
量			
嗜碱性	++++	+++~++	+++~++
空泡	常可见	有或无	无
伪足	常可见	有或无	无

实验五　与免疫相关的细胞形态的观察

1. 材料

　　① 显微镜。

　　② 血液涂片（瑞氏染色）。

　　③ 结缔组织切片。

2. 方法

　　使用油镜观察。

　　（1）血涂片的观察

　　① 红细胞：淡红色，为无核的圆形细胞，因红细胞为双凹形，故边缘部分染色较深、中心较浅，直径 7~8μm。

　　② 颗粒白细胞

　　a. 中性粒细胞：体积略大于红细胞，细胞核被染成紫色分叶状，可分 1~5 叶，核叶之间由染色质细丝连接，染色质染成粉色，其中充满细小的、大小均匀的颗粒，被染成紫红色。直径 10~12μm。

　　b. 嗜酸性粒细胞：略大于中性粒细胞，细胞核染成紫色，通常为 2 叶，胞质充满嗜酸性大圆颗粒，被染成鲜红色。直径 10~15μm。

　　c. 嗜碱性粒细胞：体积略小于嗜酸性粒细胞，细胞质中有大小不等、被染成紫色的颗粒，颗粒数目较嗜酸性粒细胞的颗粒少，核为 1~2 叶、染成淡蓝色。直径10~11μm。

　　③ 无颗粒白血球

　　a. 淋巴细胞：涂片中可观察到中、小型两种。小淋巴细胞与红细胞大小相似，圆形。其中含致密的核，染成深紫色。周围仅有一薄层嗜碱性染成淡蓝色的细胞质。中淋巴细胞较大，有较宽层的细胞，核圆形，直径 6~8μm。

　　b. 单核细胞：体积最大，细胞圆形。胞质染成灰蓝色。核呈肾形或马蹄形，染色略浅于淋巴细胞的核。直径 14~20μm。

　　（2）肥大细胞的观察（示教）　胞体较大，呈卵圆形，胞质内充满粗大、均匀的嗜碱性颗粒。其中含肝素、组胺等物质。常成群地分布于血管的周围。

　　（3）浆细胞的观察（示教）　细胞呈圆形或卵圆形，胞质丰富，呈嗜碱性。核圆形，着色深，多偏于细胞的一侧。正常组织浆细胞少，慢性炎症时增多。浆细胞合成和分泌抗体，对免疫有重要意义。

（4）巨噬细胞的观察　又称组织细胞，细胞形态不规则。常伸出短而钝突起，有很强的吞噬能力。

 链接：瑞特染色

> 1. 染色液配制
>
> 称取瑞特染料0.1g溶于60ml甲醇中，过滤。储存在褐色瓶中备用（配置时，要先将瑞特染料置研钵体内边研边滴加甲醇，使染料溶解得更好）。
>
> 2. 瑞特染色法
>
> 取小鼠骨动脉血，涂制玻片。干后用玻璃笔在涂处之两侧划线（限制染液流掉）。于划线内部滴加染液3～4滴，经3～5min后，再滴加等量的蒸馏水，轻轻晃动混合。经5min后，用蒸馏水洗净，待干后用油镜检查。

实验六　豚鼠T淋巴细胞的测定
——兔红细胞玫瑰花环试验

玫瑰花环试验，又称为花结试验。是测定淋巴细胞数量和功能的一种方法。

人类T淋巴细胞、B淋巴细胞表面具有不同的受体。由于人类T淋巴细胞表面具有与绵羊红细胞结合的受体，能与绵羊红细胞非特异性结合，形成E花环。因此，T细胞也成为红细胞花瓣形成细胞。根据E玫瑰花环形成率，可以间接判断机体细胞免疫情况。目前，已广泛应用于临床，作为测定人群免疫状态的一个指标。

1. 材料

① 肝素（100U/ml）。

② 0.5％兔红细胞悬液（用Hanks液配制）。

③ 吸收过的胎牛血清：取经56℃、30min加热灭活后的胎牛血清加半量压积兔红细胞混合后，37℃水浴20min，2000r/min离心10min，取上清液即成。

④ Hanks液。

⑤ 鼠抗凝血。

⑥ 淋巴细胞分层液。

⑦ 无菌注射器、针头、试管、吸管等。

2. 方法

（1）淋巴细胞提取

① 取豚鼠抗凝血2ml，加3ml Hanks液使之稀释。加于3ml淋巴细胞分层液液面之上（沿管壁轻轻加入，勿使两液相混）。

② 2000r/min离心30min，吸淋巴细胞层（图9）到另一试管中，加5倍体积的Hanks液洗1～2次，（1500r/min离心10min）弃上清即成。

（2）吸收过的胎牛血清0.1ml，0.5％兔红细胞

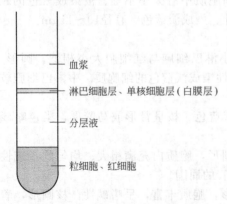

图9　用分层液离心后的血细胞层

血浆

淋巴细胞层、单核细胞层（白膜层）

分层液

粒细胞、红细胞

悬液 0.2ml，放入淋巴细胞中。混合后 37℃水浴 5min。

（3）500r/min 离心 5min，放 4℃冰箱中 2h 后，弃大部分上清液。

（4）染色及观察：轻轻悬浮沉积的细胞。向悬液中滴一滴美蓝液，混合，10min 后取一滴放载玻片上，加盖玻片镜检。

高倍镜或油镜下计数 200 个淋巴细胞，凡结合 3 个或 3 个以上的兔红细胞者为阳性，计算花环形成细胞的百分率。

实验七　T 淋巴细胞、B 淋巴细胞分离试验

淋巴细胞主要分 T 淋巴细胞和 B 淋巴细胞两大亚群，它们具有不同的特性和功能，为此在进行某些免疫学实验时，首先需分离出纯的 T 淋巴细胞和 B 淋巴细胞。本试验的原理为：淋巴细胞与用溴化二氨基异硫氢化物（简称 AET）处理的绵羊红细胞（SRBC）混合后，其中全部 T 淋巴细胞均能吸附 AET-SRBC，形成牢固、稳定而巨大的 E 花环，较正常未处理的 SRBC 形成的 E-花环百分数为高，而且形成快速、不易脱落、重复性好。再经淋巴细胞分层液分离时，AET-E 花环易沉于管底，用低渗液溶解花环周围的 AET-SRBC，便可获得纯 T 淋巴细胞，而 B 淋巴细胞可直接取自分层液的界面。

1. 材料

① 新鲜豚鼠血。

② 兔红细胞（RRBC）。

③ 溴化二氨基异硫氢化物（AET）。

④ 淋巴细胞分层液。

⑤ 其他：Hanks 液、含小牛血清的 199 培养液、无菌生理盐水、3.5%氯化钠溶液、离心机等。

2. 方法

（1）AET-RRBC 制备

① AET 溶液的制备：称取 AET 粉剂 402mg，溶于 10ml 蒸馏水中，使成为 0.143mol/L 溶液，用 4mol/L NaOH 溶液调 pH9.0。该溶液必须新鲜配制，不宜久存。

② AET 处理 RRBC：取洗涤好压积的 RRBC，按 1 份压积 AET-RRBC 加入 4 份新鲜配制的 pH9.0 的 AET 溶液充分混匀，置 37℃水浴 15min，每隔 5min 摇匀 1 次。取出加冷无菌生理盐水至离心管口（1~2cm）1800r/min 离心 5min。连续洗涤 3~5 次，每洗 1 次，必须充分摇匀，以减少 AET-RRBC 黏附成团，并观察有无溶血。若有溶血现象，则用含小牛血清的 199 培养基再洗 1 次，最后配成 10%AET-RRBC 悬液，置 4℃保存，不得超过 5 天。

③ 1%AET-RRBC 的配制：将预先配制并保存于 4℃冰箱的 10%浓度的 AET-RRBC，以含 10%小牛血清的 199 培养液稀释至 1%。

（2）从新鲜豚鼠血液分离单个核细胞　操作见后试验。

（3）AET-E 花环试验　将分离的单个核细胞（2×10^6/ml）与等量 1%AET-RRBC 混合，置 37℃水浴 15min，每隔 5min 摇匀 1 次，分装数管，每管 2~3ml，低速离心（1000r/min）5min 后，移至 4℃冰箱 45min。

（4）T 淋巴细胞和 B 淋巴细胞的分离　将形成 E 花环的细胞悬液，再用淋巴细胞分层液分离，吸取界面云雾状的细胞，其中富含 B 淋巴细胞。沉淀于管底的 E 花环，用 Hanks 液洗 1 次后，加双蒸水 3ml 处理 3min，低渗裂解 E 花环周围的 RRBC，立即加 3.5%氯化钠溶液 1ml，使还原为等渗，低速离心沉淀，即得 T 淋巴细胞。

参考文献

[1] 周光炎主编. 免疫学原理. 上海：上海科学技术出版社，2007.

[2] 王世若，王兴龙，韩文瑜. 现代动物免疫学. 吉林：吉林科学技术出版社，1996.

[3] 龚非力主编. 医学免疫学. 北京：科学出版社，2003.

[4] 余传霖，熊思东. 分子免疫学. 上海：复旦大学出版社，2001.

[5] 张瑞兰. 免疫学基础. 北京：科学出版社，2003.

[6] 赵修竹，补体学. 武汉：湖北科学技术出版社，1998.

[7] 陶义训. 免疫学和免疫学检验. 北京：人民卫生出版社，1989.

[8] 陈慰峰. 医学免疫学. 第三版. 北京：人民卫生出版社，2000.

[9] 金伯泉主编. 细胞和分子免疫学. 第二版. 科学出版社，2001.

[10] 高小明主编. 医学免疫学基础. 北京：北京医科大学出版社，2002.

[11] 顾瑞金主编. 临床变态反应学名词解释. 北京：人民卫生出版社，1987.

[12] 毕爱华主编. 医学免疫学. 北京：人民军医出版社，1996.

[13] 何球藻等主编. 细胞与分子免疫学. 上海：上海科学技术文献出版社，1997.

[14] 巴德年. 当代免疫学技术与应用. 北京：北京医科大学中国协和医科大学联合出版社，1998.

[15] 周光炎主译. 免疫学. 第六版. 北京：人民卫生出版社，2002.

[16] 张玉彬. 生物催化剂的手性合成. 北京：化学工业出版社，2002：442-501.

[17] 杨玉社，胡增建，嵇汝运等. 抗体酶及其应用. 化学通报，1997，10：129-133.

[18] 叶敏. 免疫球蛋白、免疫球蛋白基因和基因工程抗体//周光炎主编. 免疫学原理. 上海：上海科学技术出版社，2000：46-62.

[19] Abbas A K, Janeway C A Jr. Immunology：Improving on nature in the Twenty-first century. Cell, 2000, 100：129-138.

[20] Gretz J E. Lymph-borne chemokines and other low molecular weight molecules reach high endothelial venules via specialized conduits while a functional barrier limits access to the lymphocyte microenvironments in lymph node cortex. J. Exp. Med, 2000, 192：1425-1439.

[21] Ardavin C, et al. Origin and differentiation of dendritic cells. Trends Immunol, 2001, 22：691-700.

[22] Itano A A, Jenkins M J. Antigen presentation to naive CD4 T cells in the lymph node. Nat. Immunol, 2003：737-739.

[23] Cella M. Plasmacytoid dendritic cells activated by influenza virus and CD40L drive a potent Th1 polarization. Nat. Immunol, 2000, 1：305-310.

[24] Tew J G. Follicular dendritic cells and presentation of antigen and costimulatory signals to B cells. Immunol. Rev, 1997, 156：39-52.

[25] Cyster J G. Follicular stromal cells and lymphocyte homing to follicles. Immunol. Rev, 2000, 176：181-193.

[26] Barrington R A. B lymphocyte memory：role of stromal cell complement and FcgR Ⅱ B receptors. J. Exp. Med, 2002, 196：1189-1199.

[27] Martinez-Pomares I, et al. Fc chimeric protein containing the cysteine-rich domain of the murine mannose receptor binds to macrophages from splenic marginal zone and lymph node subcapsular sinus and to germinal centers. J. Exp. Med, 1996, 184：1927-1937.

[28] Abul K Abbas, Jordan S Pober, Andrew H Lichtman. Cellular and Molecular Immunology 5th ed. W. B. Saunders, 2003.

[29] Ivan Roitt, Jonathan Brostoff, David Male. Immunology. 6th ed. Mosby, 2001.

［30］ Richard A Goldsby, Thomas J Kindt, Barbara Osborn. Kuby Immunology. 4th ed. Palgrave Macmillan Ltd. , 2002.

［31］ Abul K Abbas, Jordan S Pober, Andrew H Lichtman. Cellular and Molecular Immunology. 5th ed. W. B. Saunders, 2003.

［32］ Richard A Goldsby, Thomas J Kindt, Barbara Osborn. Kuby Immunology. 4th ed. Palgrave Macmillan Ltd. , 2002.

［33］ Charles A Janeway. Immunobiology. Garland Publishing, 2001.

［34］ Ishitan A, Sageshima N, Dorofeeva N, et al. Protein expression and peptide binding suggest unique and interacting functional roles for HLA-E and G in maternal-plancental immune recognition. Tissue Antigens, 2002, 59: 1.

［35］ Marsh S G E, et al. Nomenclature for factors of the HLA system. Tissue Antigens, 2002, 60: 407.

［36］ Matsuuchi L, Gold M R. New views of BCR structure and organization. Cur Opin Immunol, 2001 (13) : 270-277.

［37］ Shevach E M, Mchugh P S, Piccirillo C A, et al. Control of T cell activation by CD4+ CD25+ suppressor T cells. Immunol Rev, 2001, 182: 59-67.

［38］ Andreas Diefen bach, David H Raule. Innate immune recognition by seimulatory immuno receptors. Curr Opin Immunol, 2003, 15: 37-42.

［39］ Anderson J A. Allgrgic reactions to drugs and biological agents. J. A. M. A, 1992, 268: 2844-2857.

［40］ Richard A G. Immunology. 5th ed. New York: W. H. Freeman and Company, 2003.

［41］ Geijtenbeedk T B. DC-SIGN: a novel HIV receptor on DCs that mediates HIV-1 transmission. Curr Top Microbiol Immunol, 2003, 276: 31-54.

［42］ Rudolph M G, Wilson I A. The specificity of TCR/pMHC interaction. Curr Opin Immunol, 2002, 14: 52.

［43］ Davis S J, Ikemizu S, Evans E J, et al. The nature of molecular recognition by T cells. Nature Immunology, 2003, 4 (3) : 217-224.

［44］ Maverakis E, van den Elzen P, Sercarz E E. Self-reactive T cells and degeneracy of T cells recognition: evolveing concepts——from sequence homology to shape mimicry and TCR flexibility. J Autoimmunity, 2001, 16: 201-209.

［45］ Cohn M. Tritope model of restrictive recognition by the TCR. Trends Immunol, 2003, 24: 127.

［46］ Housset D, Malissen B. What do TCR-pMHC crystal structures teach us about MHC restriction and alloreactivity. Trends Immunol, 2003, 24: 429.

［47］ Reiser J B, Darnault C, Gregoire C, et al. CDR3 loop flexibility contributes to the degeneracy of TCR recognition. Nature Immunol, 2003, 4: 241.

［48］ Avalle B, Friboulet A, Thomas D. Enzymes and abzymes relationships. Journal of Molecular Catalysis B: Enzymatic, 2000, 10: 392-451.

［49］ Pimpaneau B, Goncalves O, Dintinger T, et al. Structural evidence for a programmed general base in the active site of a catalytic antibody. Proc Natl Acad Sci USA, 2000, 97 (18) : 982-989.

［50］ Facio V M. "Naked" DNA transfer technology for genetic vaccination against infectious diseases. Res Virol, 1997, 148: 101.

［51］ Donnelly J J, Ulmer J B, Shiver J W, et al. DNA vaccines. Annu Rev immunol, 1997, 15: 617-648.

［52］ Montgomery D L, Ulmer J B, Donnelly J J, et al. DNA vaccines. Pharmacol Ther, 1997, 74 (2) : 195-205.

［53］ Barry M A, Johnstone S A. Biological features of genetic immunization. Vaccine, 1997; 15 (8) : 788-791.

［54］ Dillman R O. Monoclonal antibodies in the treatment of malignancy: basic concepts and recent developments. Cancer Invest, 2001, 19: 833.

［55］ Reyes-Sandoval. DNA vaccines. Curr Mol Med, 2001, 1: 217.

［56］ Roitt, Brostoff. Male: Immunology. 6th ed. Harcourt Asia Pte Ltd, 2001.